マンガ家が描いた
失語症体験記
—高次脳機能障害の世界—

渡邉　修　解説・監修

福元のぼる
福元　はな　著

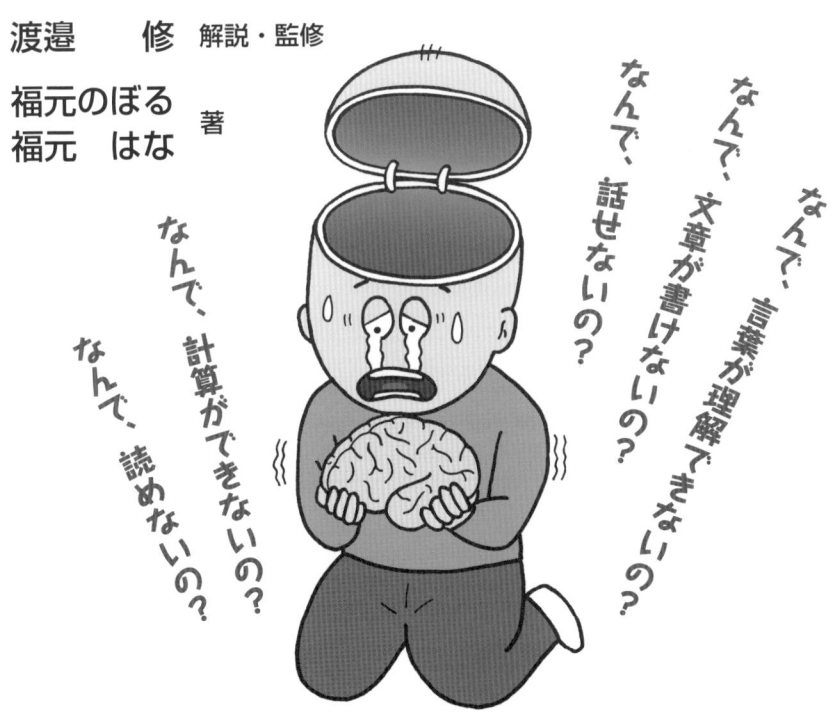

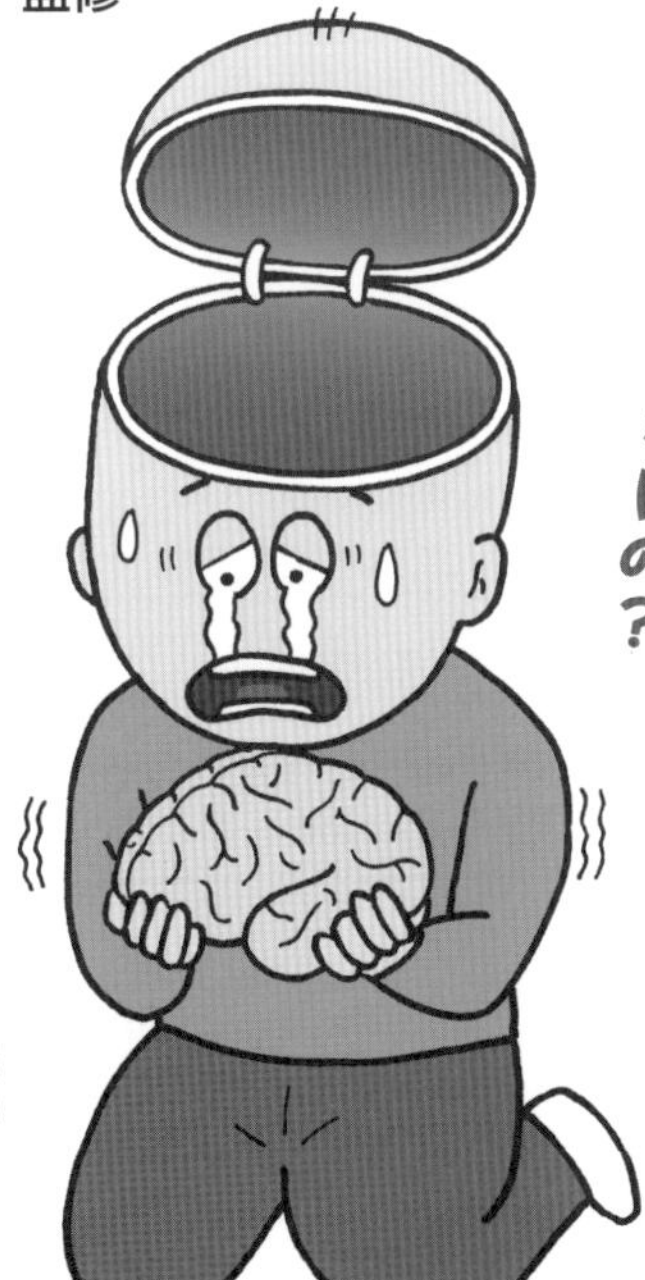

医歯薬出版株式会社

[解説・監修] 渡邉　修　(東京慈恵会医科大学附属第三病院リハビリテーション科)
[著　　者] 福元 のぼる (イラストレーター)
福元 はな

This book was originally published in Japanese
under the title of :

MANGAKA-GA EGAITA SHITSUGOSHŌ TAIKENKI
－KŌJINŌKINŌSYŌGAI-NO SEKAI－
(Aphasia Experience Record by Illustration
—The World of Cognitive Dysfunction—)

Editor :
WATANABE, Shū
Professor, Department of Rehabilitation Medicine,
The Jikei University Daisan Hospital

ISHIYAKU PUBLISHERS, INC.
7-10, Honkomagome 1 chome, Bunkyo-ku,
Tokyo 113-8612, Japan

263-01487

はじめに

もしあなたが、ある日突然、相手の声は聞こえているのに言葉の意味が理解できず、言いたい言葉も出なくなったらどうしますか?

文章が書けなくなり、新聞や本などの内容も正確に理解できなくなったらどうしますか?

パソコンや携帯電話の文字入力ができなくなったり、電車に一人で乗れなくなったらどうしますか?

夫は九年前、脳梗塞が原因で高次脳機能障害を発症し、昨日まで当たり前にできていたことが、突然できなくなりました。

職業はフリーのイラストレーターで当時、自著の出版に従事し、取材から作品制作、文章作成までを一人で意欲的に取り組んでいました。そのため、絵はある程度描けても、その他のことができなくなったことに強い衝撃を受け、落ち込み、心の問題も抱えるようになりました。

そして、六年ほど前から障害の辛さをイラストや漫画で描き始め、私が、その絵に夫との筆談と少ない言葉から、一つひとつ思いを聞き取り文章にしていきました。その作業では、夫婦でも意思の疎通がとれず、度々中断することもありましたが、夫の真意をできるだけ忠実に汲み取り代筆いたしました。

夫は心情面の描写にとても苦心し、また起承転結のある四コマ漫画は、夫だけでは難しく、体験したことを思い出しながら、二人で組み立てました。

発症前後から回復期を経て現在に至るまでの出来事や心の変化などを、渡邉 修先生のご協力のもと、医歯薬出版の編集担当のご助力をいただきながら、まとめることができました。

夫以上に重い高次脳機能障害をおもちの方もいらして、一人ひとり症状も違いますが、情報交換も十分にはできない同病者同士、この本で悩みや辛さをわずかでも分かち合えたら幸いです。また夫の体験を通してこの障害を、一人でも多くの方に知ってもらえたら、そして高次脳機能障害に関わる医療スタッフの方にこの本が何らかのお役に立てれば幸いです。

二〇一〇年四月

福元　はな

目次

解説

本書は、漫画家福元のぼる氏が、二〇〇一年（平成一三年）に思いがけず、脳梗塞により失語症を患い、その後に現れた様々な症状とリハビリテーションの内容を、福元氏の漫画と奥様の言葉で綴った体験記です。私たちは、福元氏のように、不意の病で言語能力の低下した方々と接することはできても、その心のうちを、真に推し量ることは容易ではありません。失語症者は、言語で伝えることが苦手だからです。福元氏の、脳梗塞による脳損傷は、言葉を〝話す〟、そして〝聞いて理解する〟という言語機能の2大要素を損なうには十分な範囲でした。しかし、筆談が可能であった、すなわち文字を見て理解することが可能であったことから、ご自分のコミュニケーションの閉塞状況を文字（漢字のみ）で表現することができました。そして専門職である漫画で、その心のうちを表現することが可能だったのです。これらの点が、本書をまとめ、一人の失語症者の声を、赤裸々に伝えることができた要因だと思います。

失語症は、厚生労働省の定義では〝高次脳機能障害〟から除外されていますが、〝高次脳機能障害〟を、〝大脳が司る知的な認知機能〟とすれば、広い意味での高次脳機能障害ととらえることができます。福元氏は、世間的には、〝脳梗塞により失語症を患った〟という面のみで評価されがちですが、本書に垣間見る症状には、さらに注意障害、半側空間無視、遂行機能障害、記憶障害などの様々な高次脳機能障害が潜在していることに気付かされ、高次脳機能の深淵さに驚嘆いたします。

高次脳機能障害者が抱える様々な高次脳機能障害とそのご苦労は、その方と同居し生活をともにしてこそ、本当に理解されると思います。二人三脚で歩まれてきた奥様の声とともに、漫画で表現された福元氏の心情が読者にお伝えできることを願っております。

本書は、福元氏の筆談で表現された言葉と奥様の思い（※で表示した部分）、そして漫画で構成されております。

高次脳機能障害を有する、一個人の体験記となっておりますので、すべての失語症者に共通する内容ではありません。しかし、高次脳機能障害者の心情を理解し、障害を理解するうえで参考となる点が多く、渡邉がところどころで、医学的および神経心理学的解説（★で表示した部分）を試み、総論的な内容は巻末にまとめました。

なお、福元氏は、もともと利き手は右手でした。日常の様々な場面（書字、描画、ボールを投げる、ハサミ、歯ブラシ、ナイフ、スプーン、ビンの蓋をあけるときの蓋の持ち手）で右手を使っておられたということから、言語を司る部位（言語野）は、ほぼ100％、このたび脳梗塞となった左大脳半球にあったと考えられ、その結果、失語症が発症したと考えられますことを付記いたします。

二〇一〇年四月

渡邉　修

第1章

はじめに

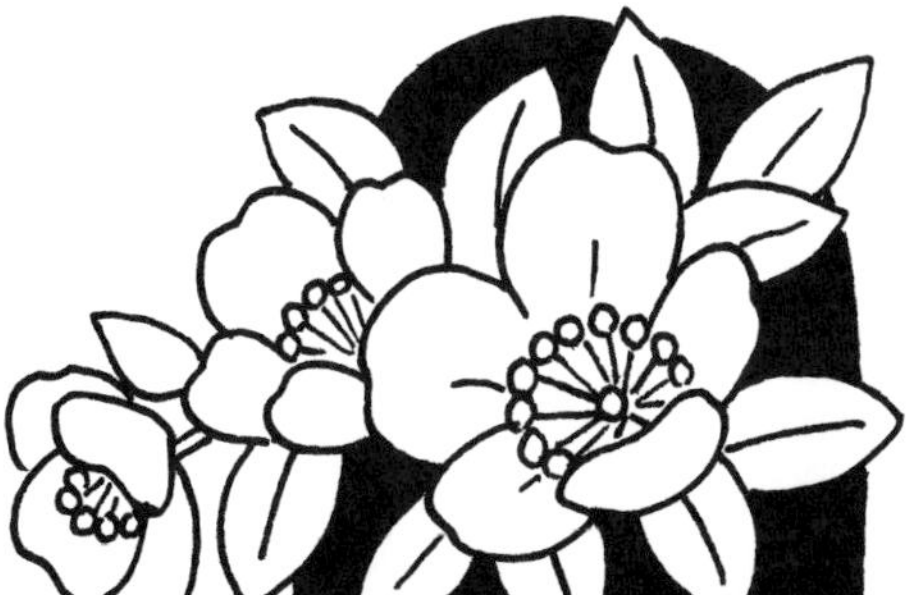

ある日突然、異次元の世界へ

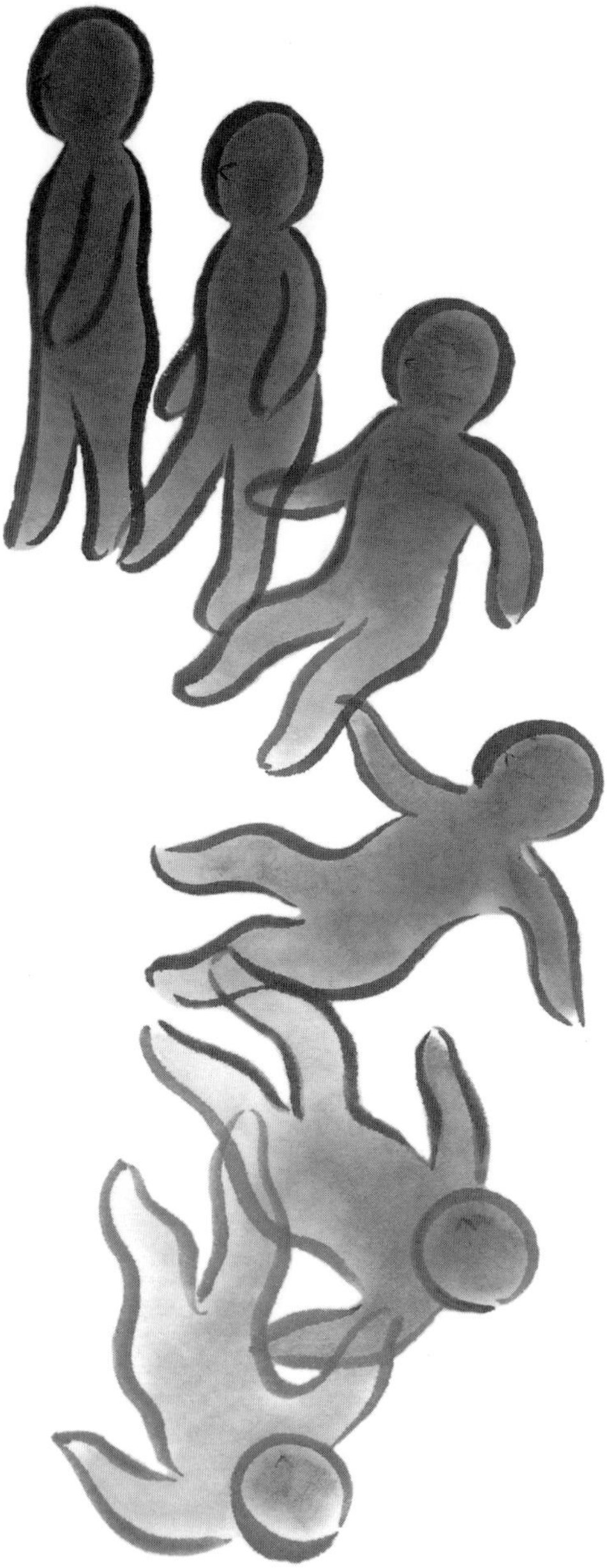

263-01487

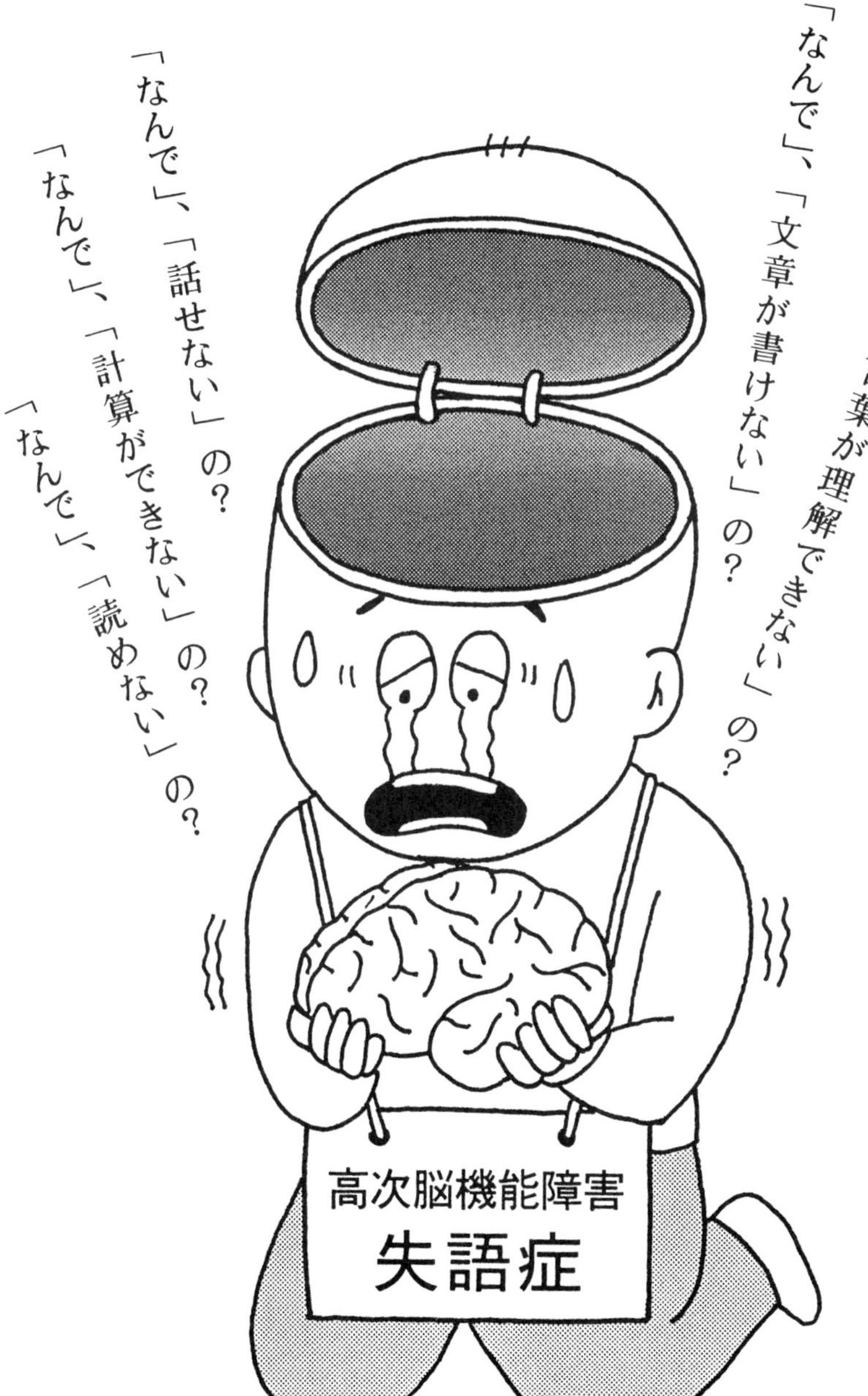

そして当たり前のことが、突然当たり前でなくなりました。
ボクのこの脳は、一体どうなってしまったんだろう？

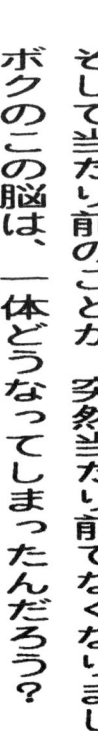

症状の大波・小波

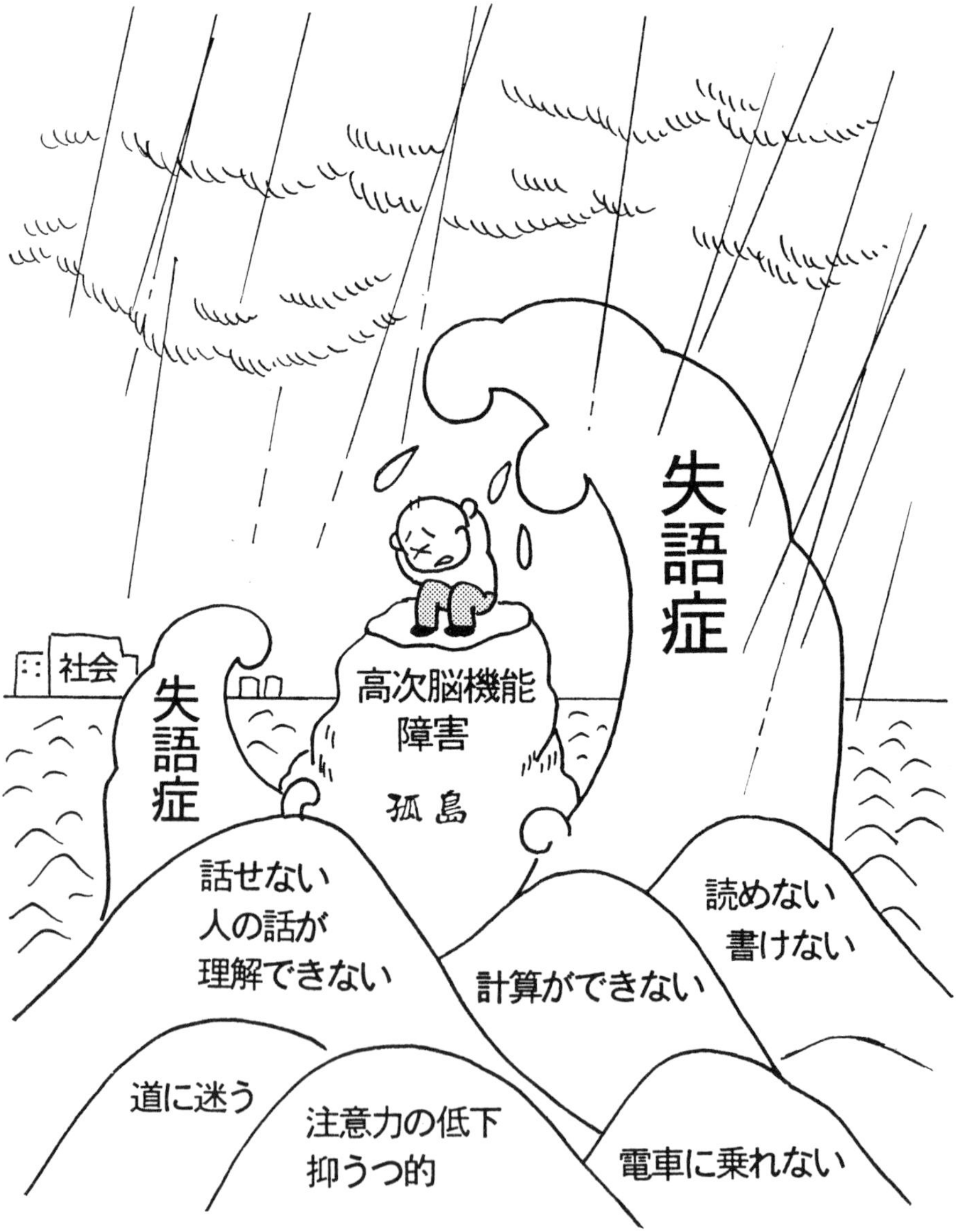
失語症
失語症
社会
高次脳機能
障害
孤島
話せない
人の話が
理解できない
計算ができない
読めない
書けない
道に迷う
注意力の低下
抑うつ的
電車に乗れない

263-01487

症状の中で
特に辛いと感じていること

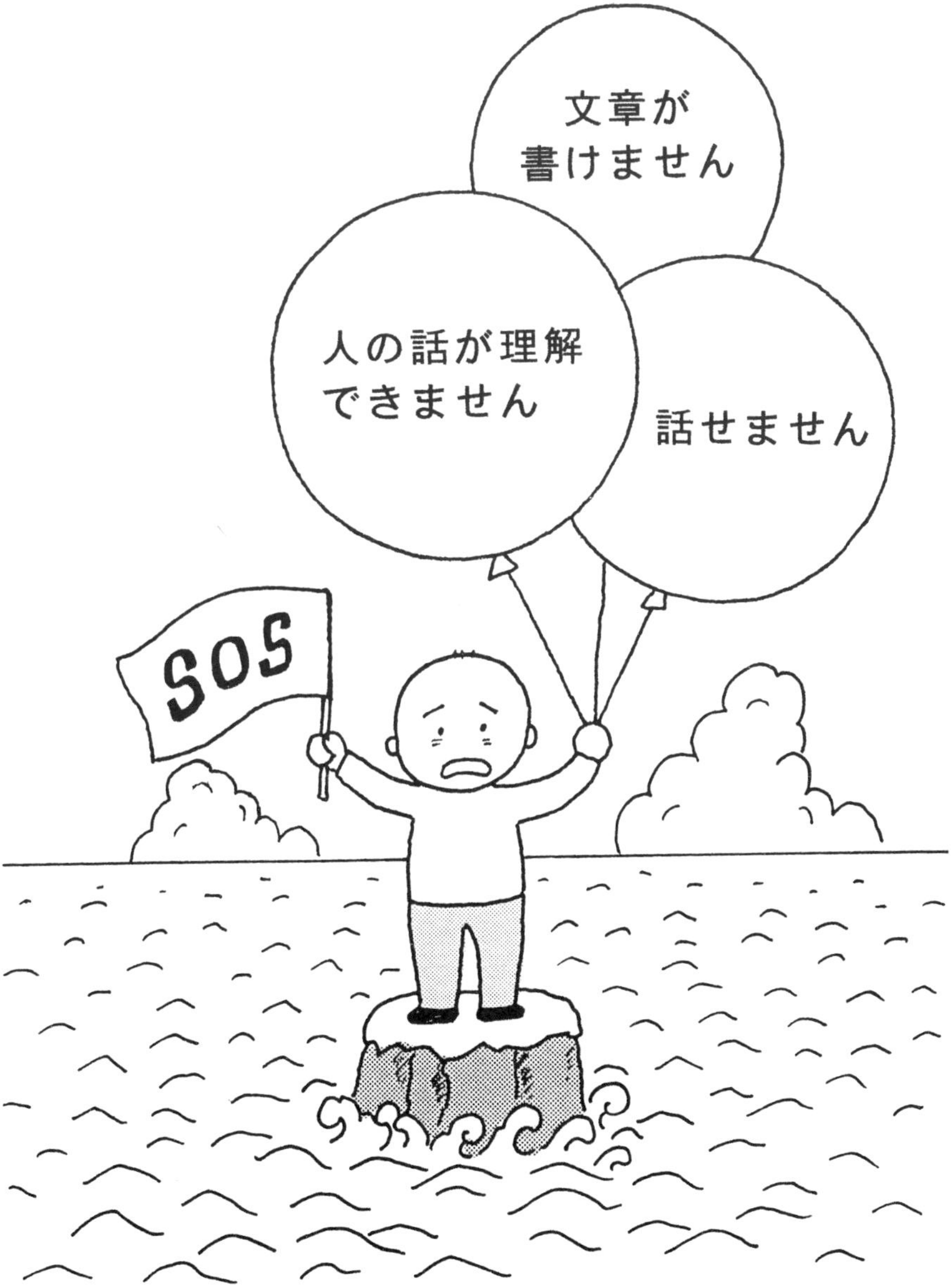
文章が
書けません
人の話が理解
できません
話せません
SOS

第2章

発症から入院・退院まで

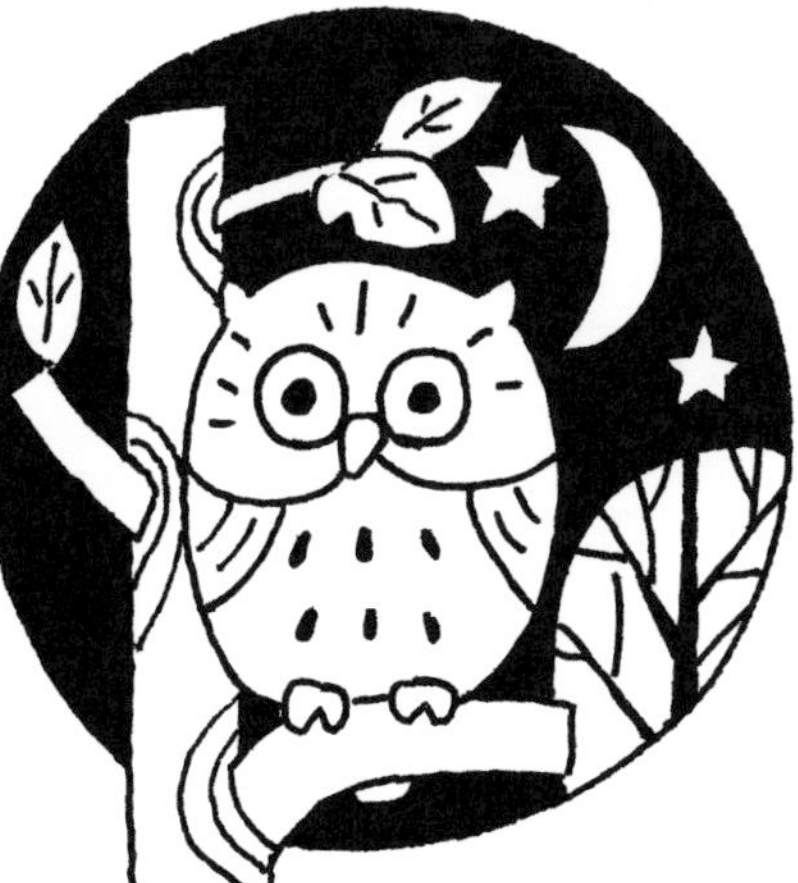

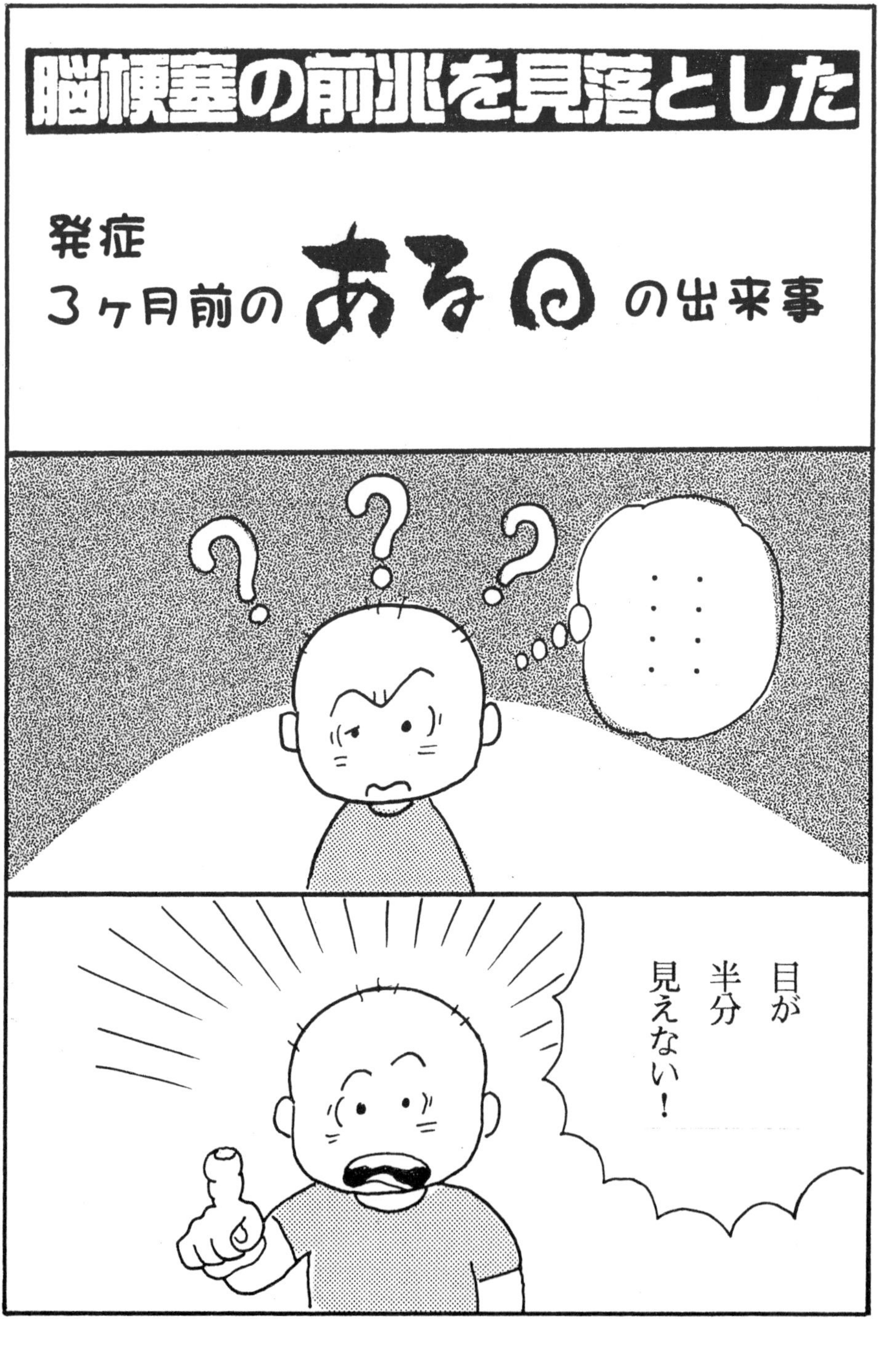
脳梗塞の前兆を見落とした
発症
3ヶ月前のある日の出来事
目が半分見えない！

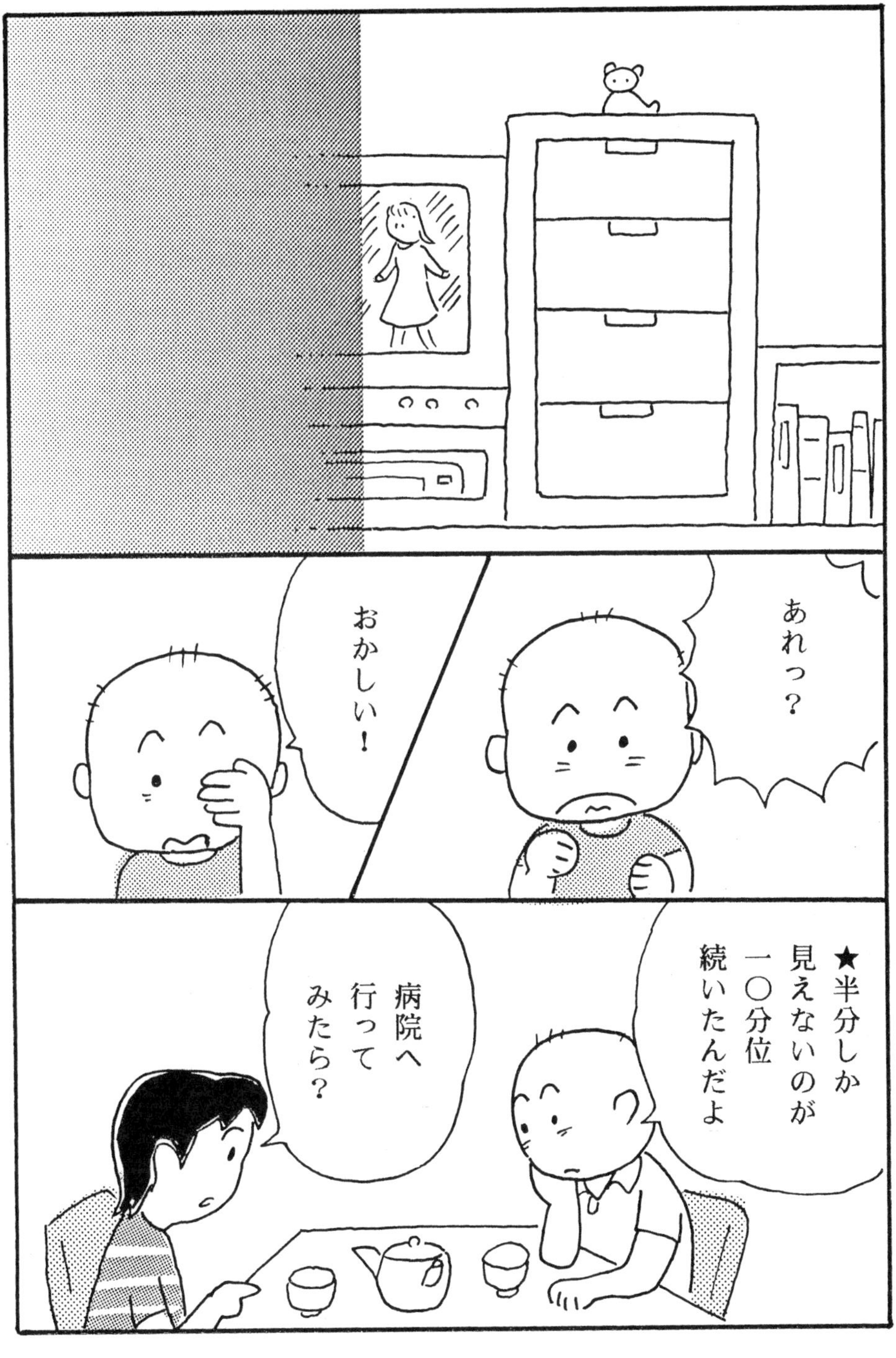
あれっ？
おかしい！
★半分しか見えないのが一〇分位続いたんだよ
病院へ行ってみたら？

●「半分しか見えない」現象について●

★「視野の左側が見えない」という症状は、通常、右後頭葉の障害による左同名半盲という神経症状が最も疑われます。すなわち、右目の左側、左目の左側の視野が見えなくなるのです。しかし、この場合、左の頚動脈（正確には内頚動脈）の分枝の一つである左眼動脈の血流低下で左の網膜の血流が低下した可能性もあります。この場合でも、「左側が見えにくい」と、自覚することがあります。いずれにしても、福元さんの場合、10 分ほどこのような症状がみられ、消失していることから、「一過性脳虚血発作」と考えられます。一過性脳虚血発作とは、一時的に、脳の一部分の血液の流れが減少（虚血といいます）し、各部分の症状が発症しても、24 時間以内に改善する現象を指します。一過性脳虚血発作は、神経症状が発生しても可逆的に治ってしまいますが、その後に脳梗塞が発生することの危険信号ととらえる必要があります。小渕首相は脳梗塞で亡くなりましたが、その数日前に、一時的に発生していた言語障害を放置していました。したがって、福元さんのような視野の障害に限らず、四肢の運動障害、意識障害などの神経症状が出現した場合、治ってしまったからと安心せずに、病院を受診し詳しい検査や治療に踏み切る必要があると思います。

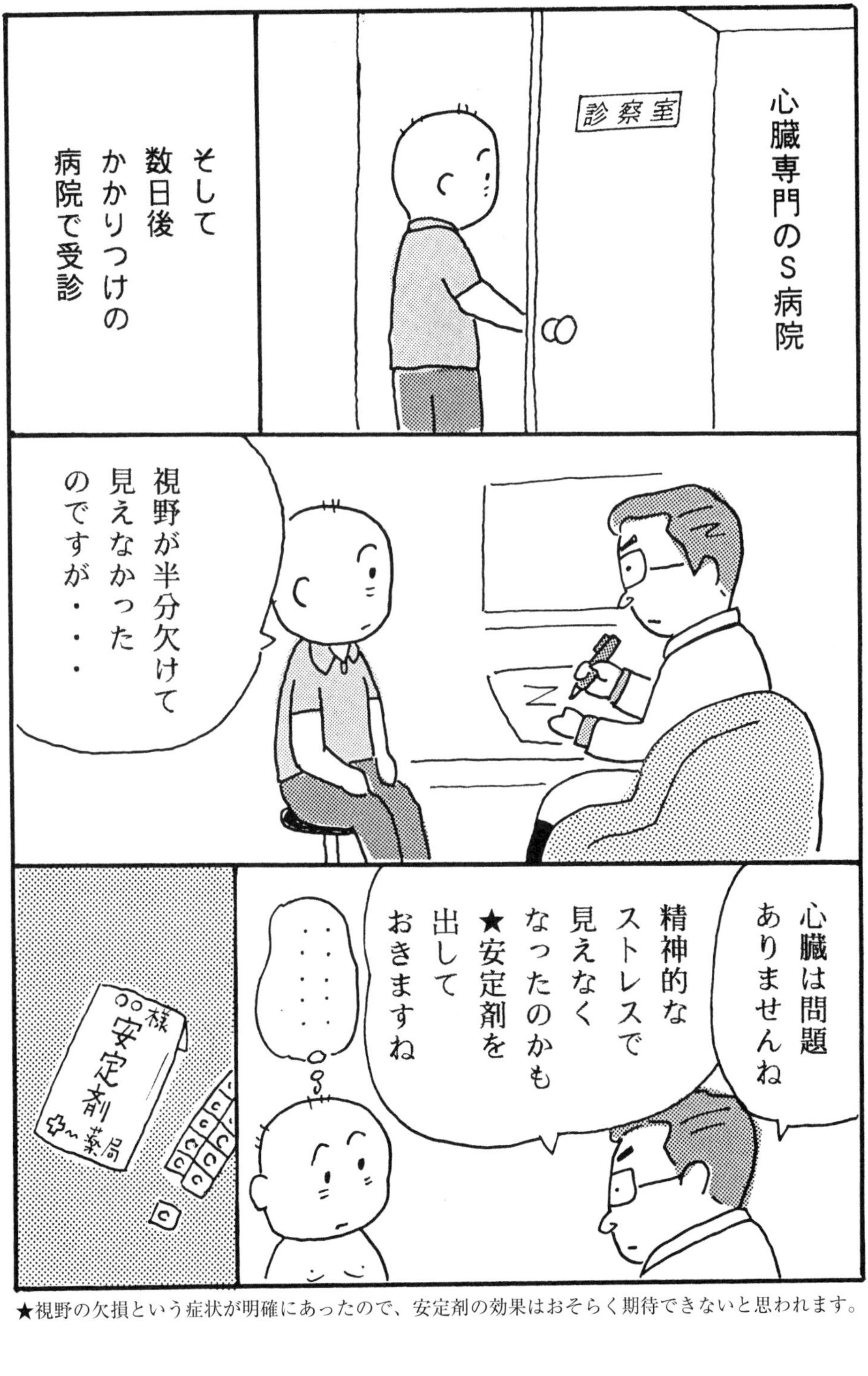
心臓専門のS病院
診察室
そして数日後かかりつけの病院で受診
視野が半分欠けて見えなかったのですが・・・
心臓は問題ありませんね
精神的なストレスで見えなくなったのかも★安定剤を出しておきますね
・・・・・・・・・・・・
○○様
安定剤
薬局

★視野の欠損という症状が明確にあったので、安定剤の効果はおそらく期待できないと思われます。

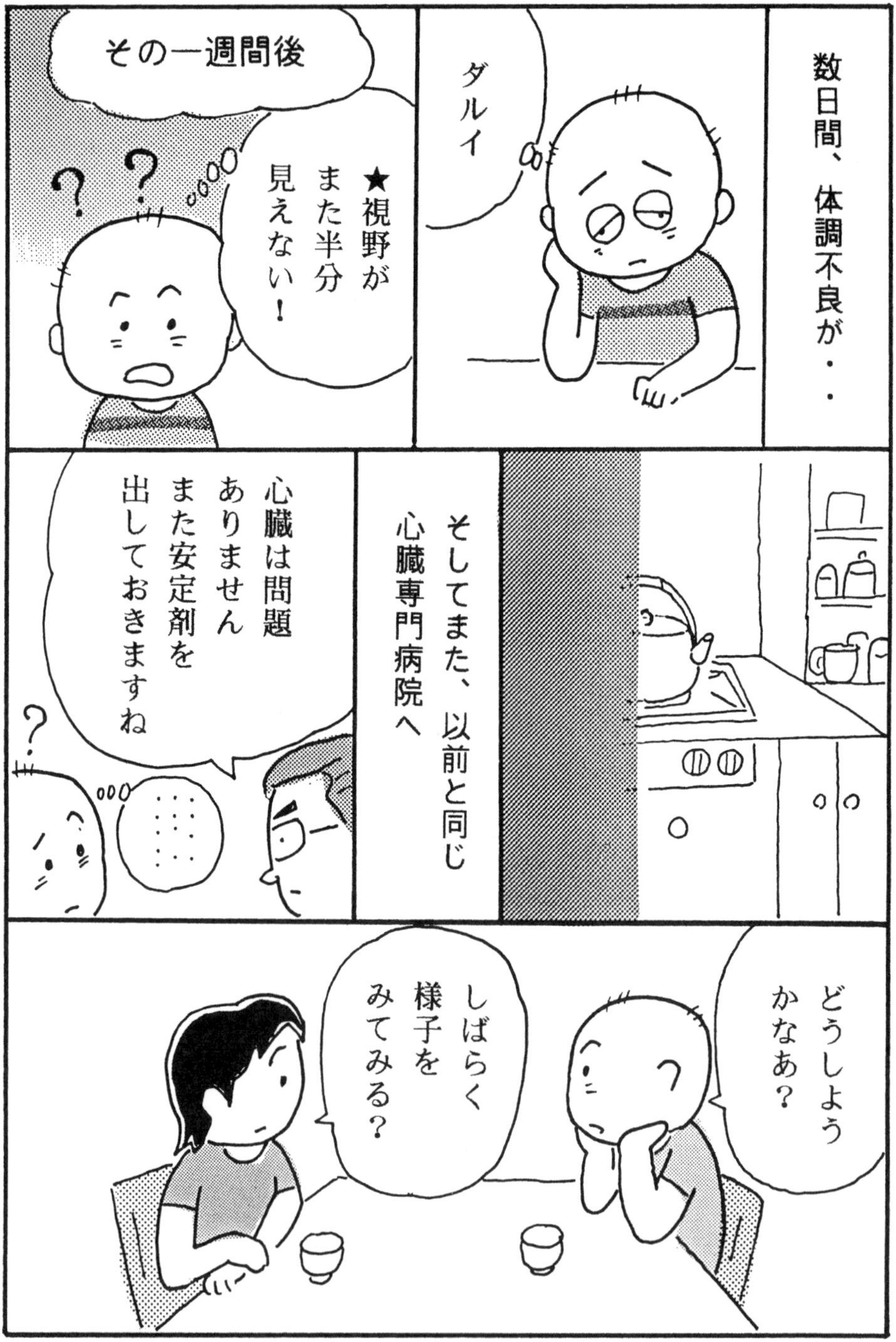

★１回目の症状と同じ症状が出ています。専門的には「再現性がある」といいます。このような場合、一定の部位の血管に狭窄があって、血流が低下しやすくなっている病態を推測させます。

263-01487

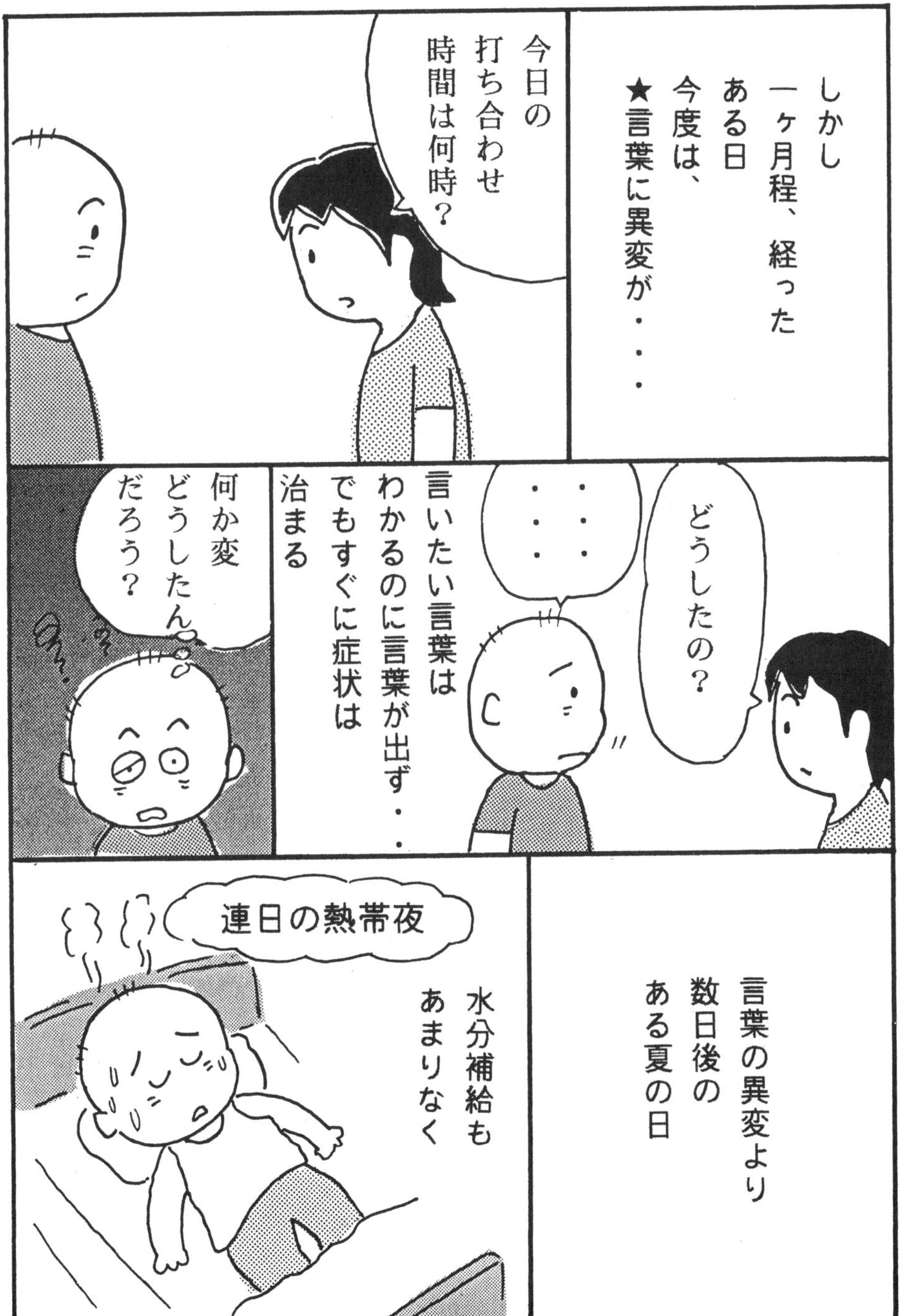

しかし
一ヶ月程、経った
ある日
今度は、
★言葉に異変が・・・
今日の打ち合わせ時間は何時？
どうしたの？
・・・・・・
言いたい言葉はわかるのに言葉が出ず・・・でもすぐに症状は治まる
何か変どうしたんだろう？
言葉の異変より数日後のある夏の日
連日の熱帯夜
水分補給もあまりなく

★脳梗塞の前触れのサインです。言語中枢に血液を供給する血管が閉塞しかかっています。この症状も一時的に治ってしまったので「一過性脳虚血発作」と診断されますが，やはりこの時点で点滴や血流を改善させる薬剤の投与が必要であったと思います。

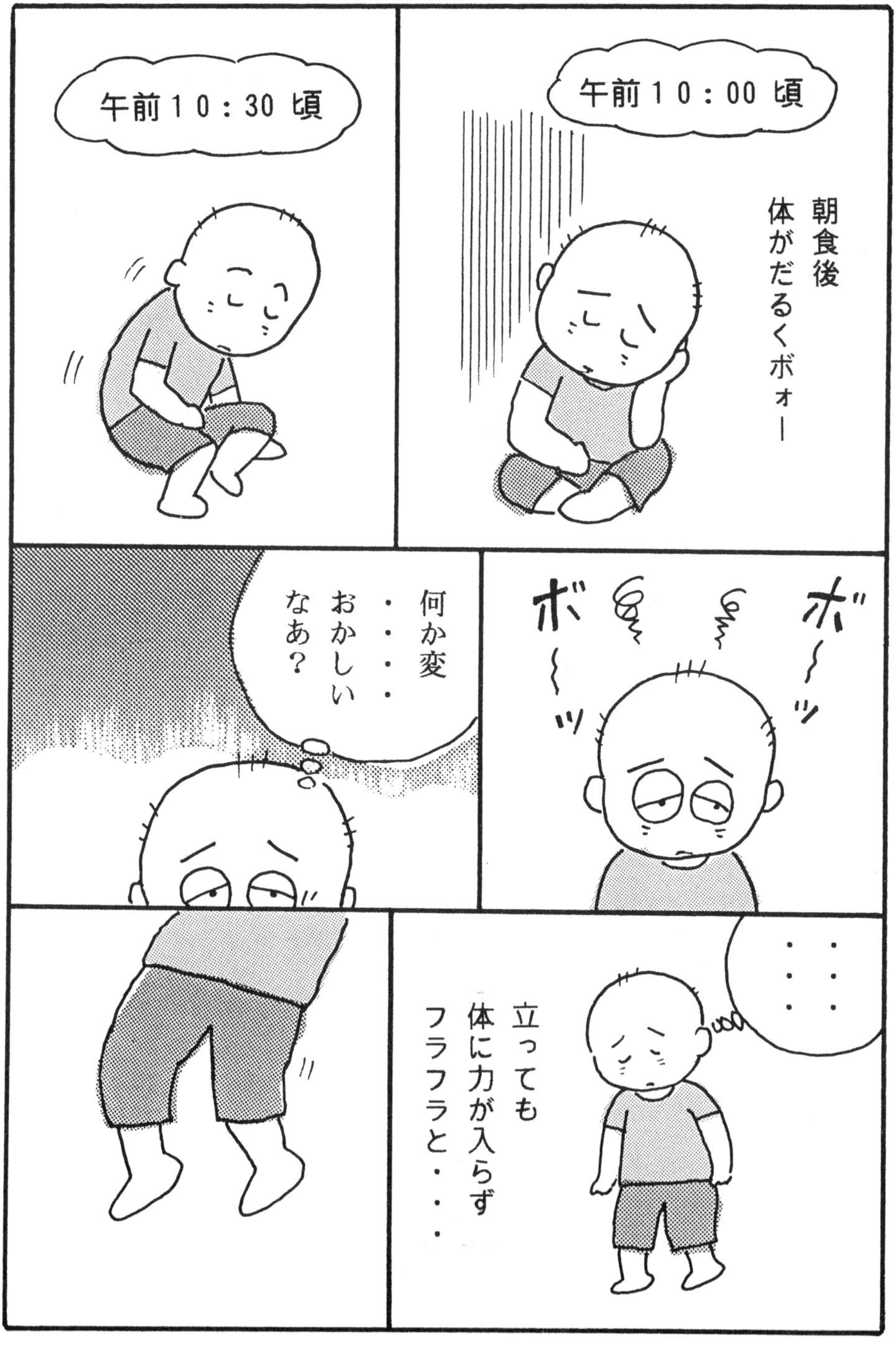
午前10：00頃
朝食後
体がだるくボォー
午前10：30頃
ボ～ッ
ボ～ッ
何か変・・・・
おかしいなあ？
立っても
体に力が入らず
フラフラと・・・
・・・
・・・

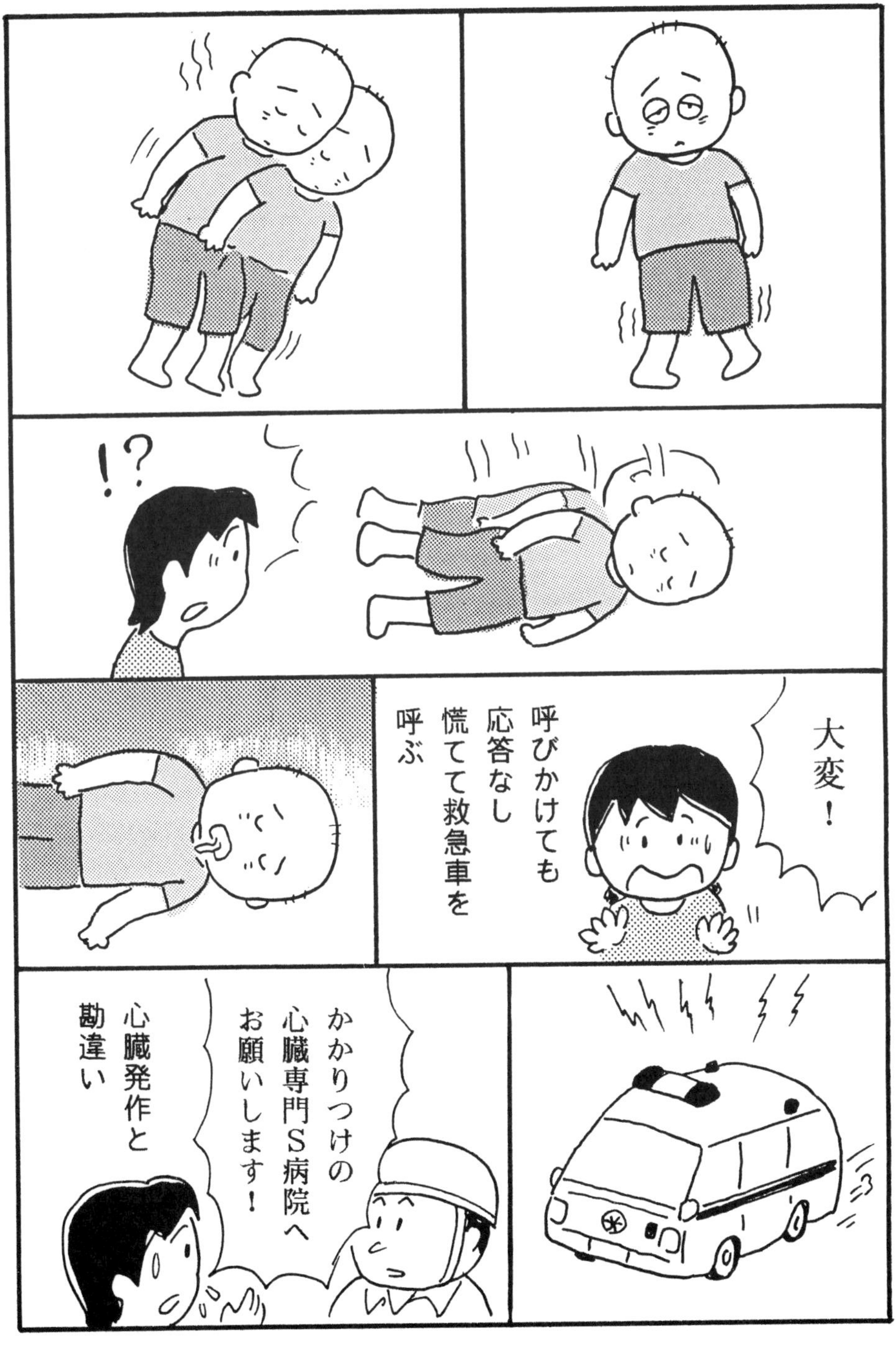
!?
大変！
呼びかけても応答なし慌てて救急車を呼ぶ
かかりつけの心臓専門S病院へお願いします！
心臓発作と勘違い

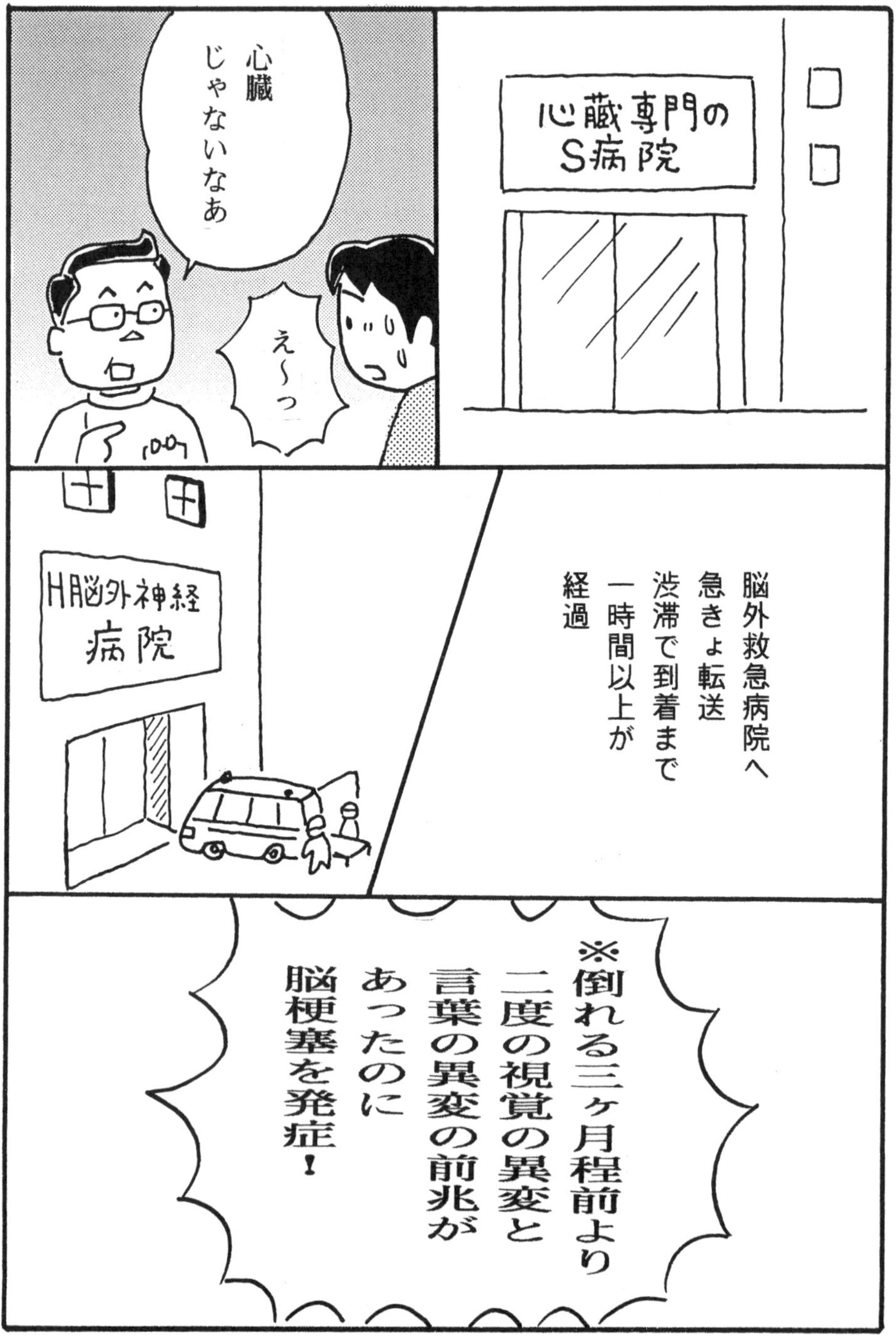
心臓専門の
S病院
心臓
じゃないなあ
え〜っ
脳外救急病院へ
急きょ転送
渋滞で到着まで
一時間以上が
経過
H脳外神経
病院
※倒れる三ヶ月程前より
二度の視覚の異変と
言葉の異変の前兆が
あったのに
脳梗塞を発症！

263-01487

脳外救急病院へ入院

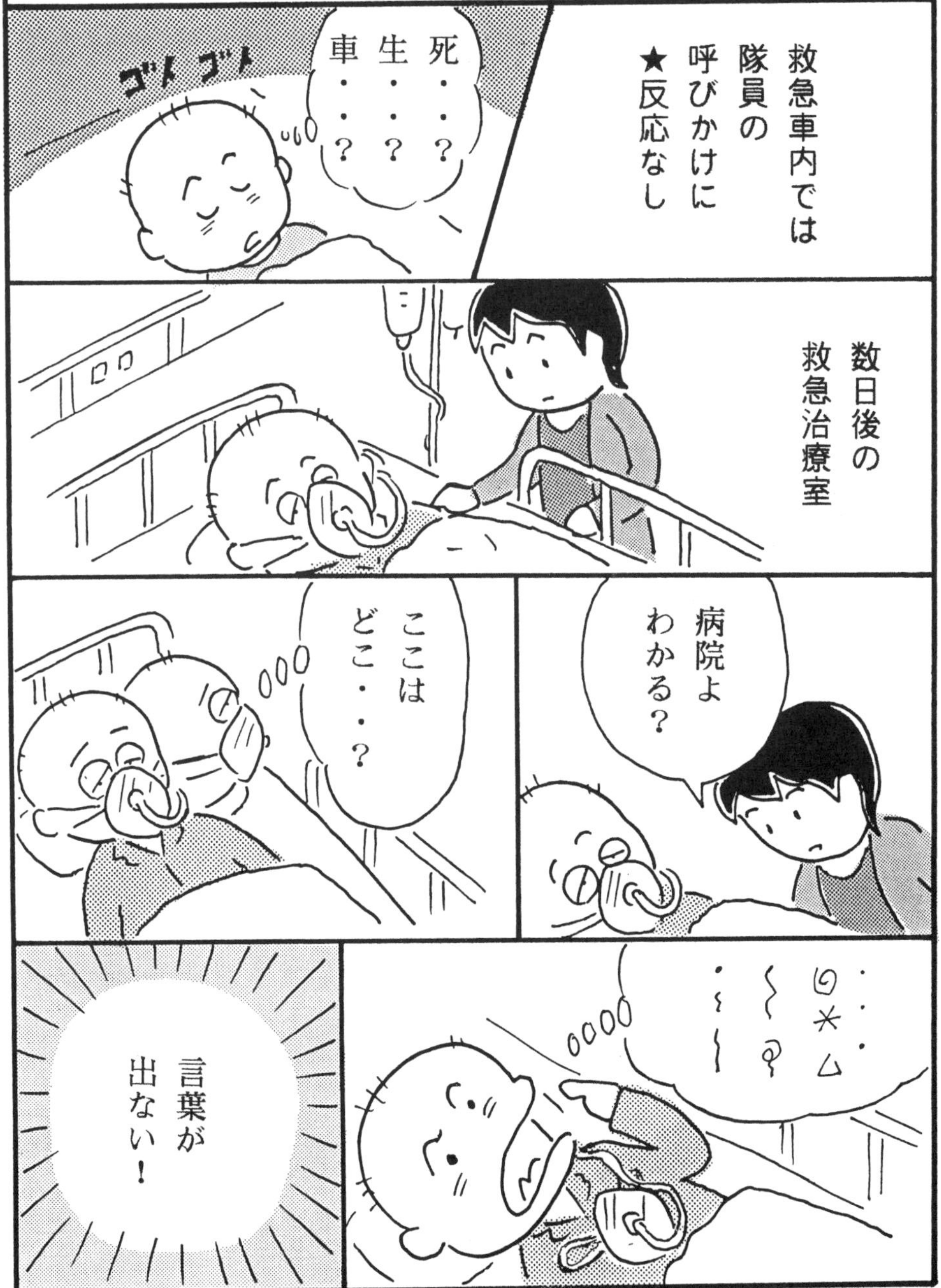
救急車内では隊員の呼びかけに★反応なし
ゴトゴト
死・・？
生・・？
車・・？
数日後の救急治療室
病院よわかる？
ここはどこ・・・？
言葉が出ない！

★すなわち、意識障害に陥ったことを意味します。脳梗塞となっても意識がはっきりとしている方もおられます。意識障害を呈するということは、梗塞の範囲が広いことを意味します。

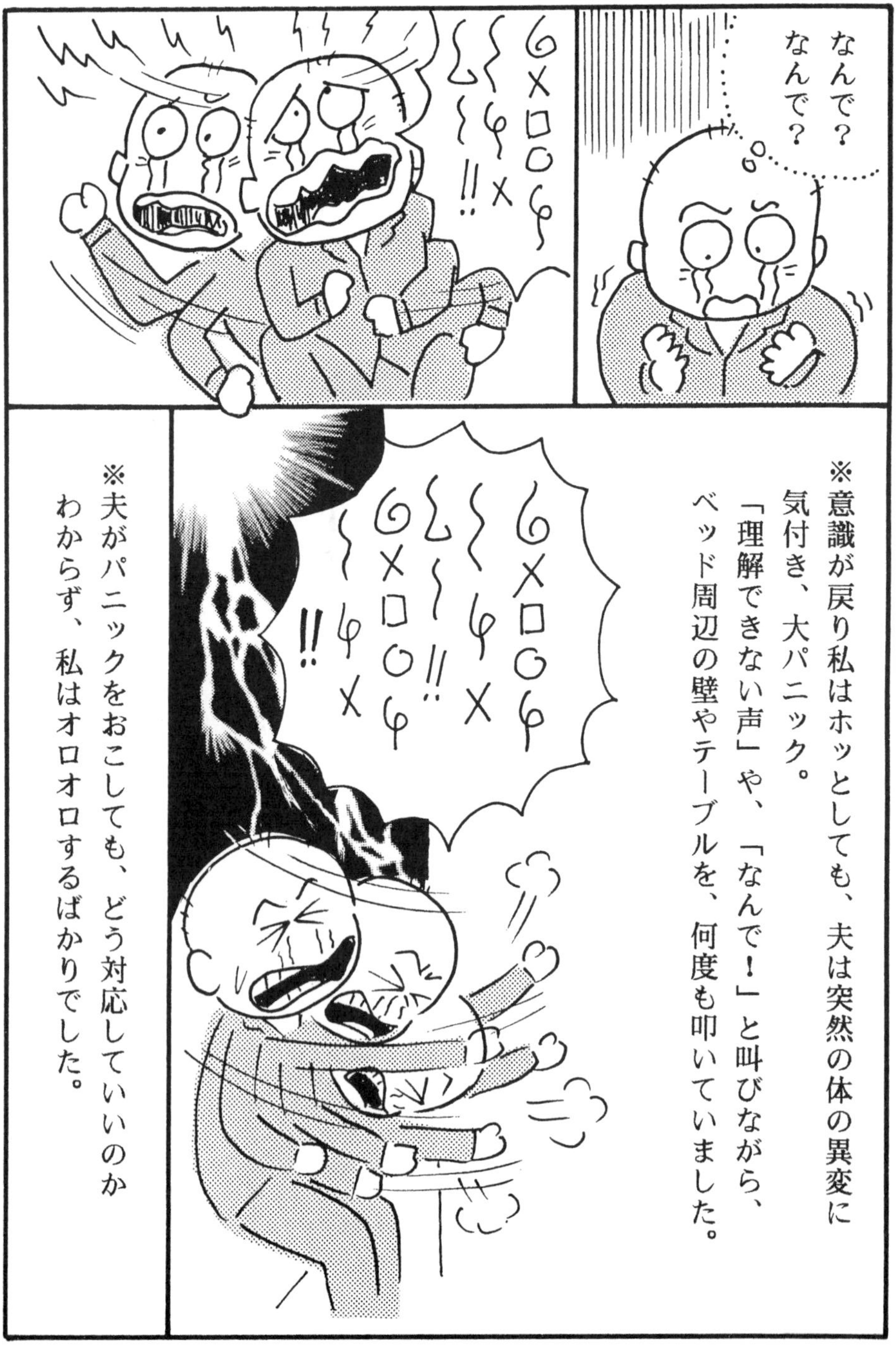
なんで？
なんで？
※意識が戻り私はホッとしても、夫は突然の体の異変に気付き、大パニック。
「理解できない声」や、「なんで！」と叫びながら、ベッド周辺の壁やテーブルを、何度も叩いていました。
※夫がパニックをおこしても、どう対応していいのかわからず、私はオロオロするばかりでした。

263-01487

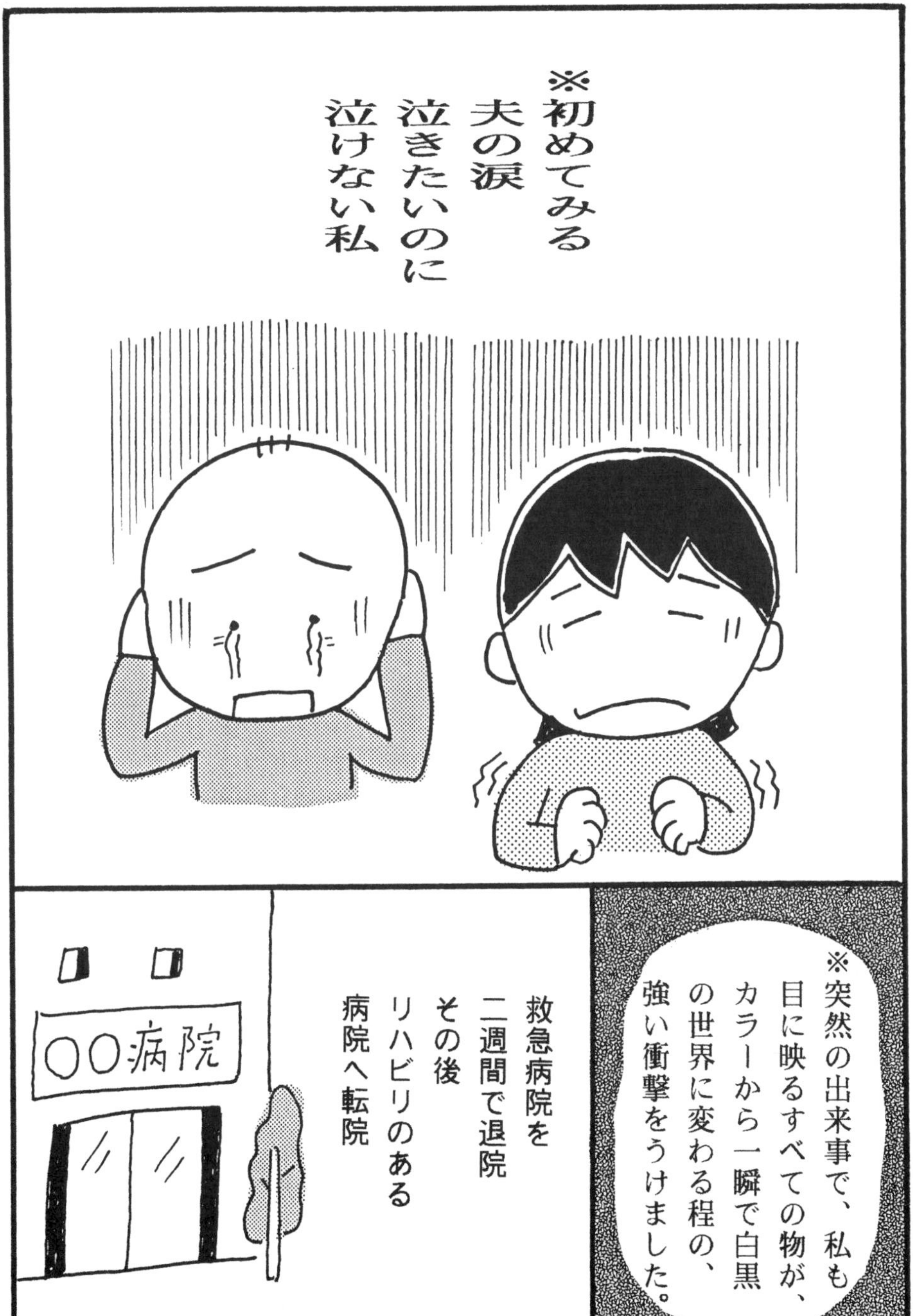
※初めてみる夫の涙
泣きたいのに泣けない私
※突然の出来事で、私も目に映るすべての物が、カラーから一瞬で白黒の世界に変わる程の、強い衝撃をうけました。
救急病院を二週間で退院その後リハビリのある病院へ転院
○○病院

転院

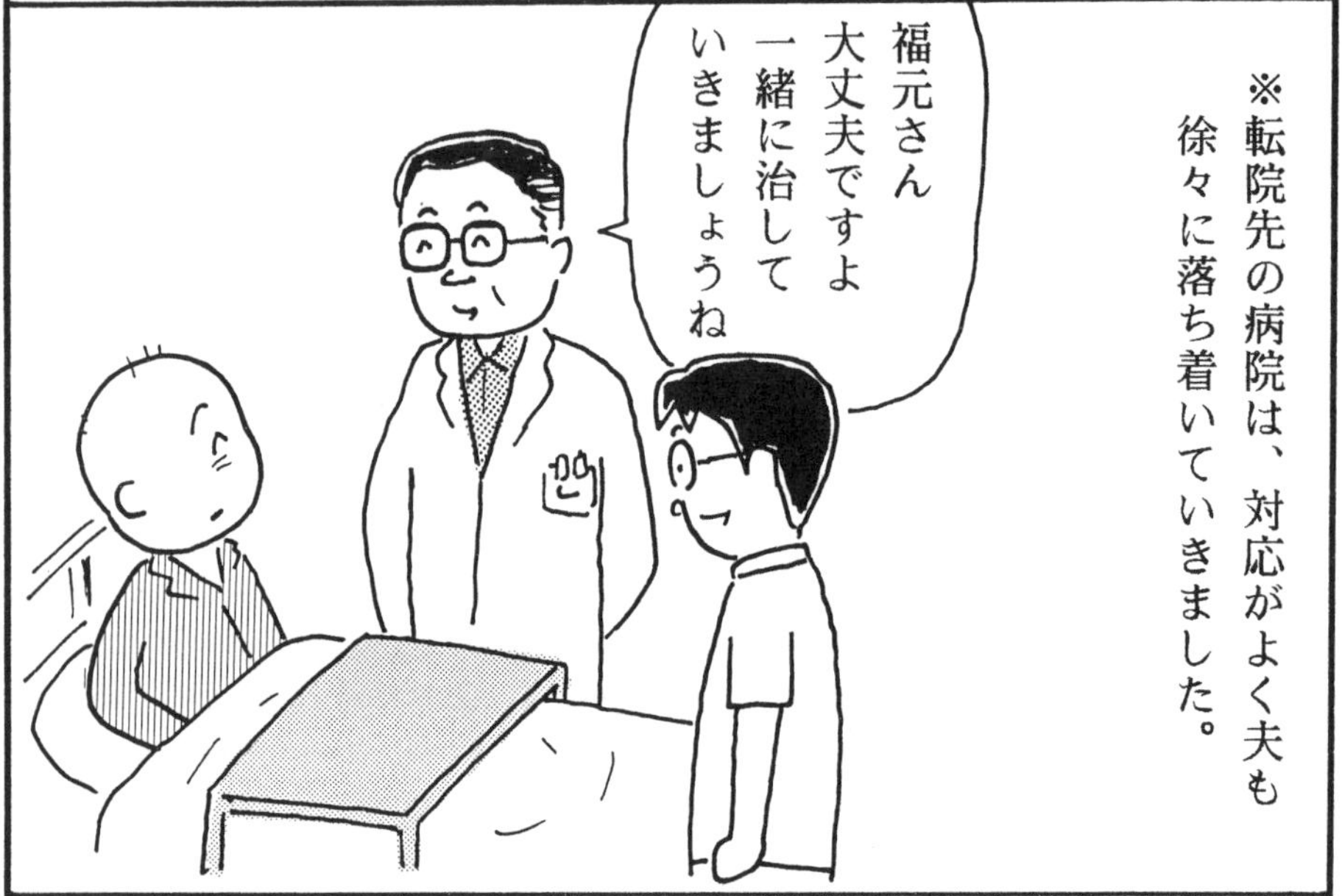
※転院先の病院は、対応がよく夫も
徐々に落ち着いていきました。
福元さん
大丈夫ですよ
一緒に治して
いきましょうね

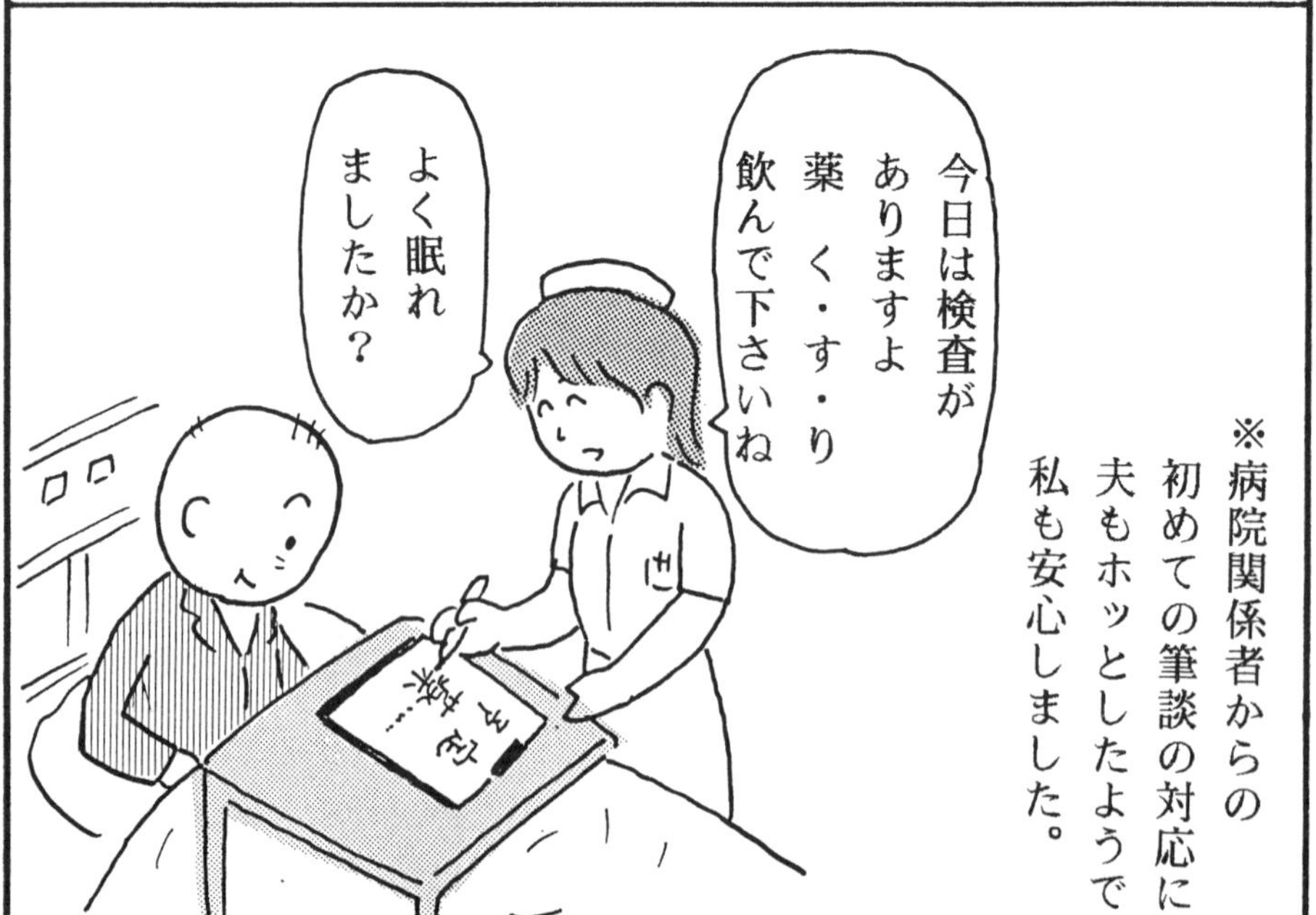
※病院関係者からの
初めての筆談の対応に、
夫もホッとしたようで、
私も安心しました。
今日は検査が
ありますよ
薬　く・す・り
飲んで下さいね
よく眠れ
ましたか？

リハビリ初日

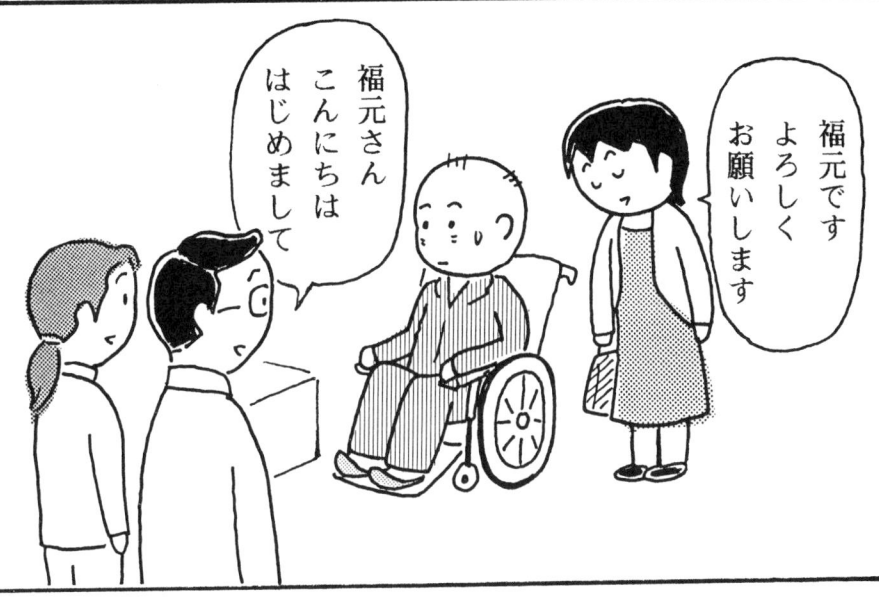

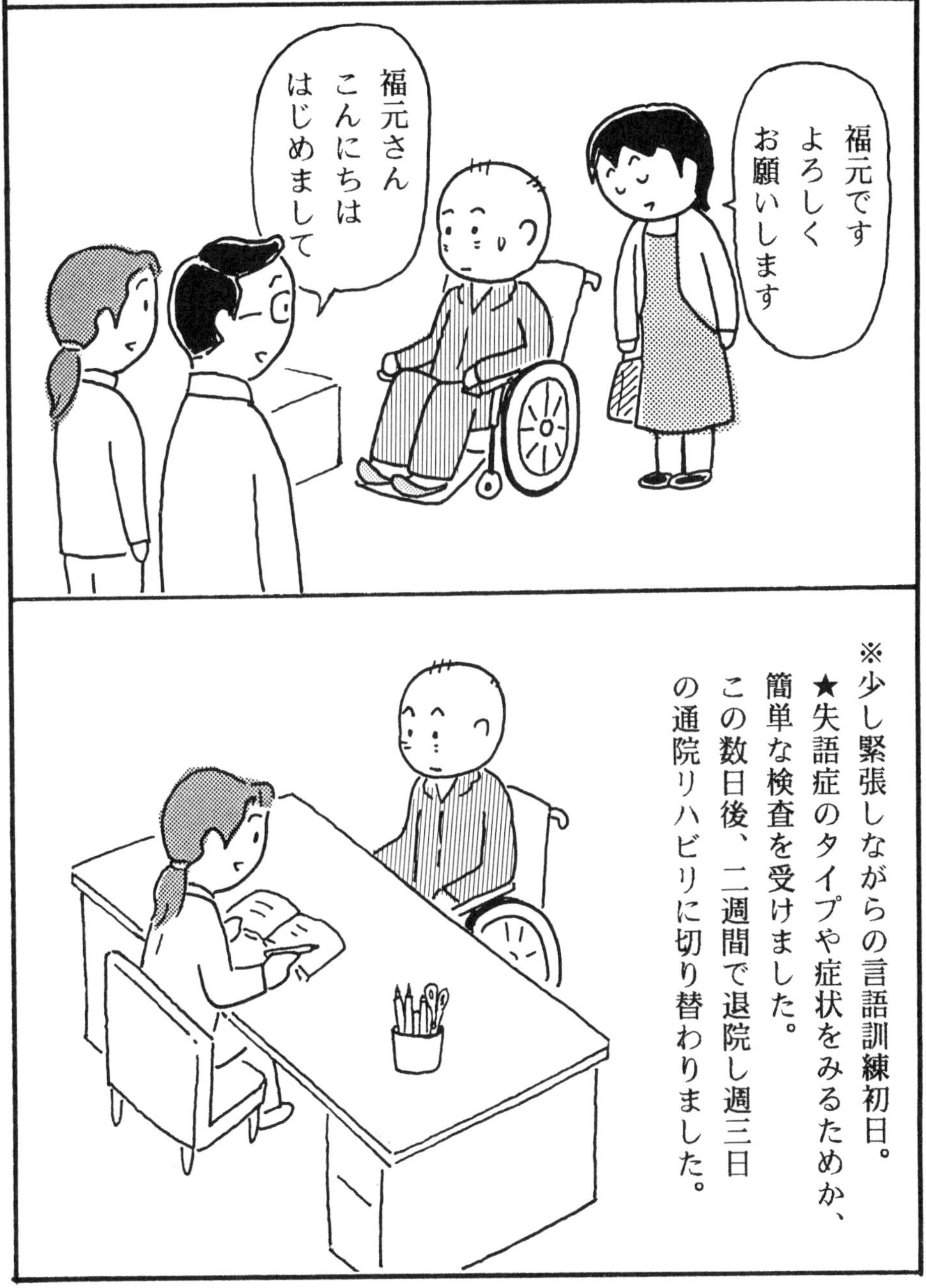

★「参考４」（169 頁）参照。

退院

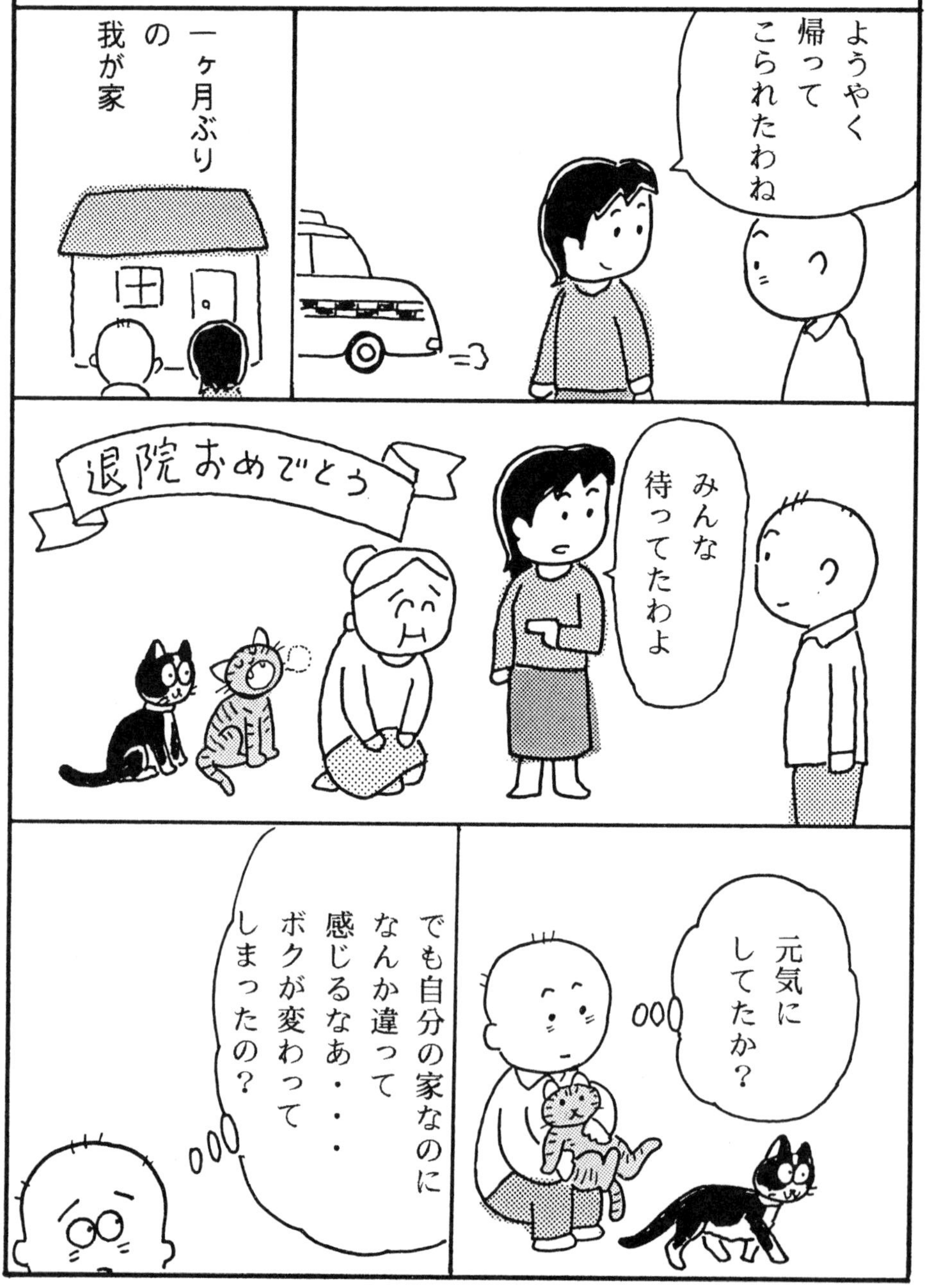
ようやく帰ってこられたわね
一ヶ月ぶりの我が家
退院おめでとう
みんな待ってたわよ
元気にしてたか？
でも自分の家なのになんか違って感じるなあ・・・ボクが変わってしまったの？

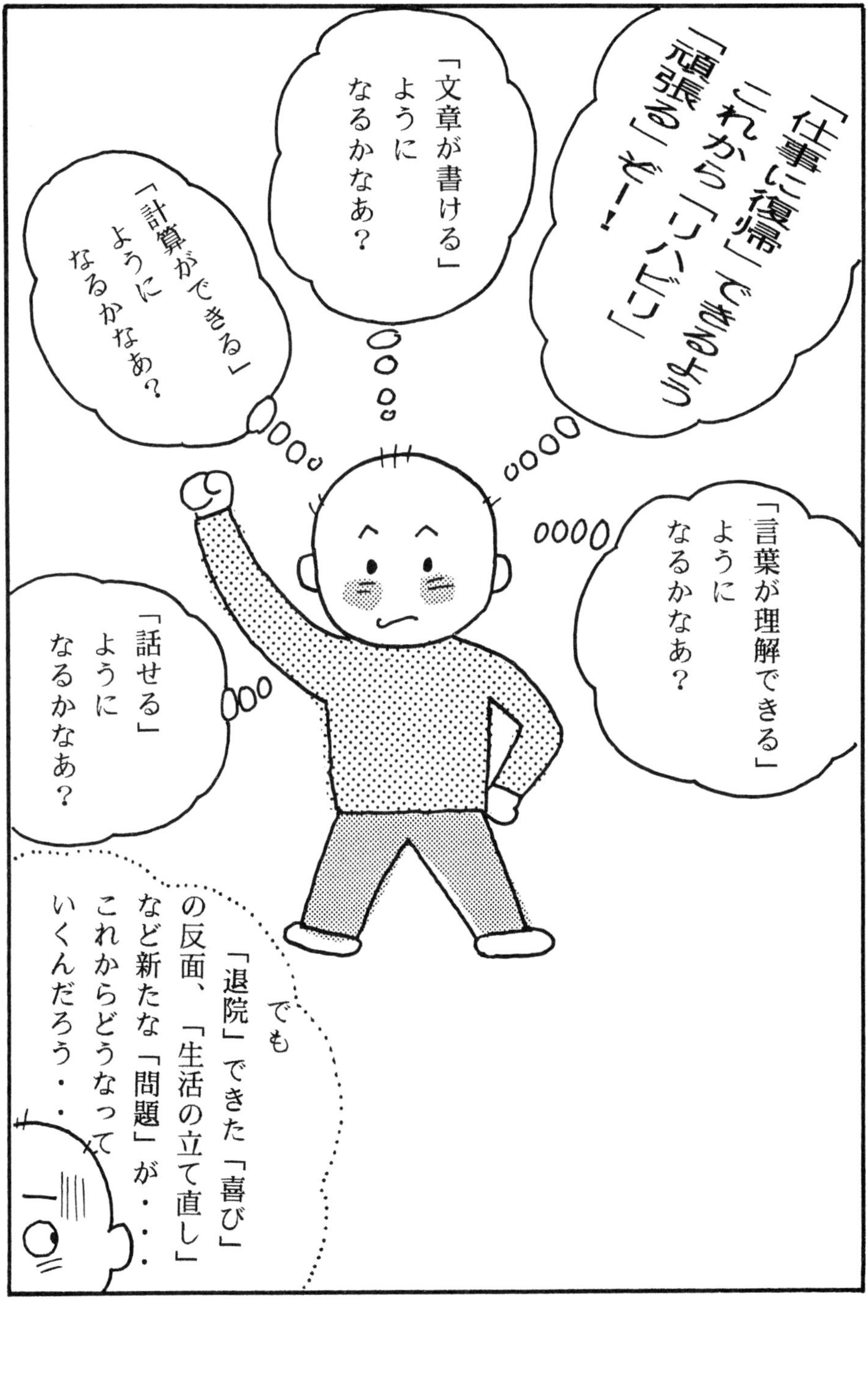
「仕事に復帰」できるよう
これから「リハビリ」
「頑張る」ぞー！
「文章が書ける」
ように
なるかなあ？
「計算ができる」
ように
なるかなあ？
「言葉が理解できる」
ように
なるかなあ？
「話せる」
ように
なるかなあ？
でも
「退院」できた「喜び」
の反面、「生活の立て直し」
など新たな「問題」が・・・
これからどうなって
いくんだろう・・・

第3章

リハビリ★の紹介

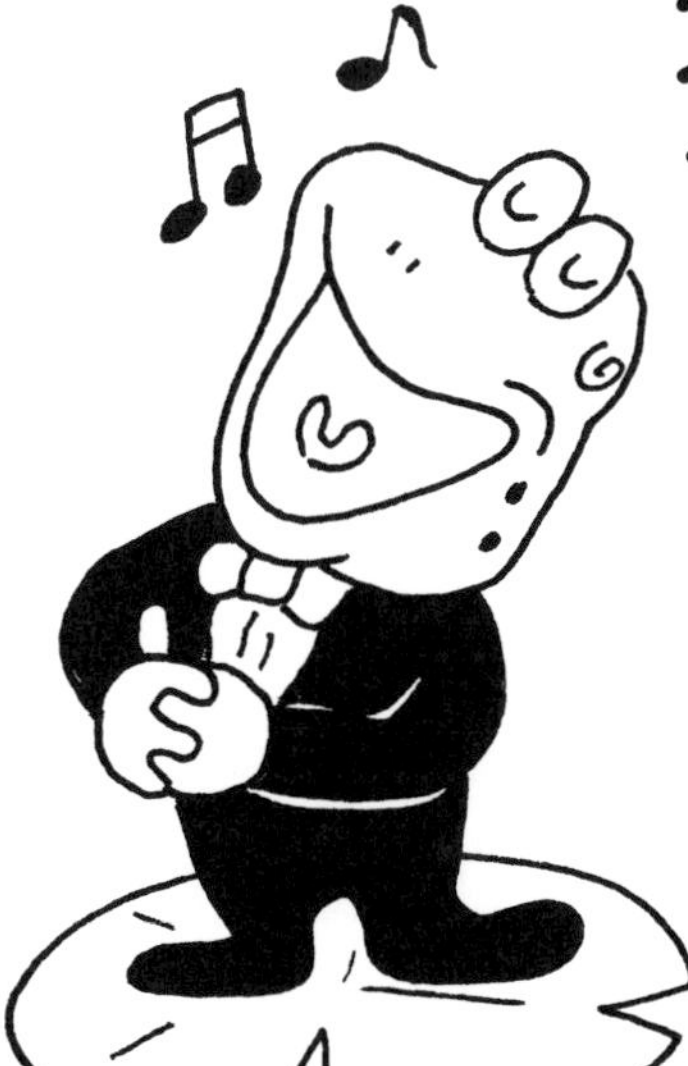

★本章で紹介されているリハビリの内容は、福元さんが振り返ってみて効果があったとされる内容です。失語症を有するすべての人に効果的とはいえません。「参考5」（171頁）に、欧米で公表している失語症に対するリハビリテーションのガイドラインを掲載しました。

言語リハビリ ①

リハビリ前の「運動」です。「頬」をふくらませたり、「舌」を出すなど「顔」の「筋肉」を動かします。最初は、なかなかＳＴさんと「同じ」動きができませんでした。

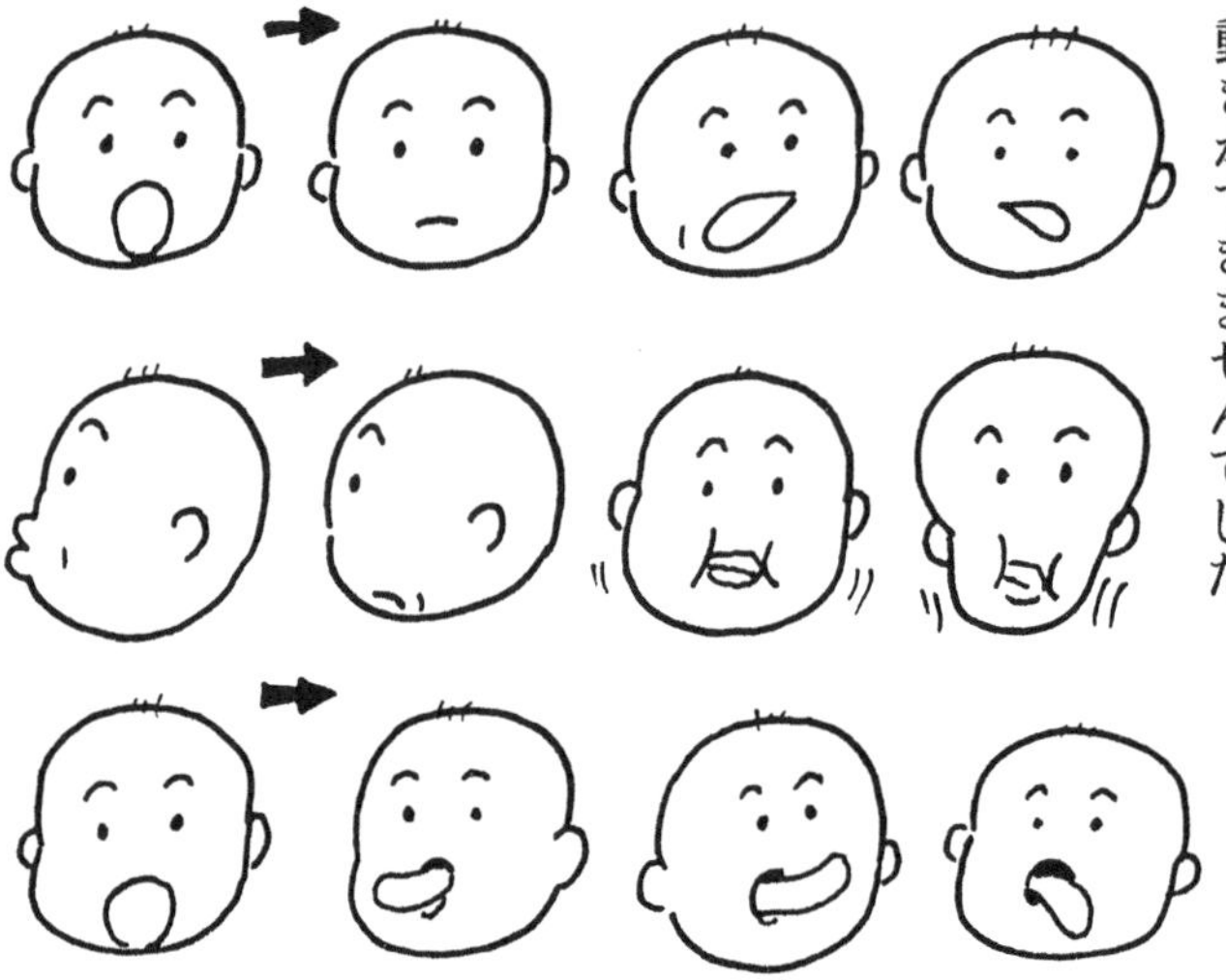

筋肉を「緊張」させたり「ゆるめたり」する運動です。体が「ガチガチ」になっていると、「言葉」が出にくいそうです。いつも体が「緊張」していて、「力」が入っていました。

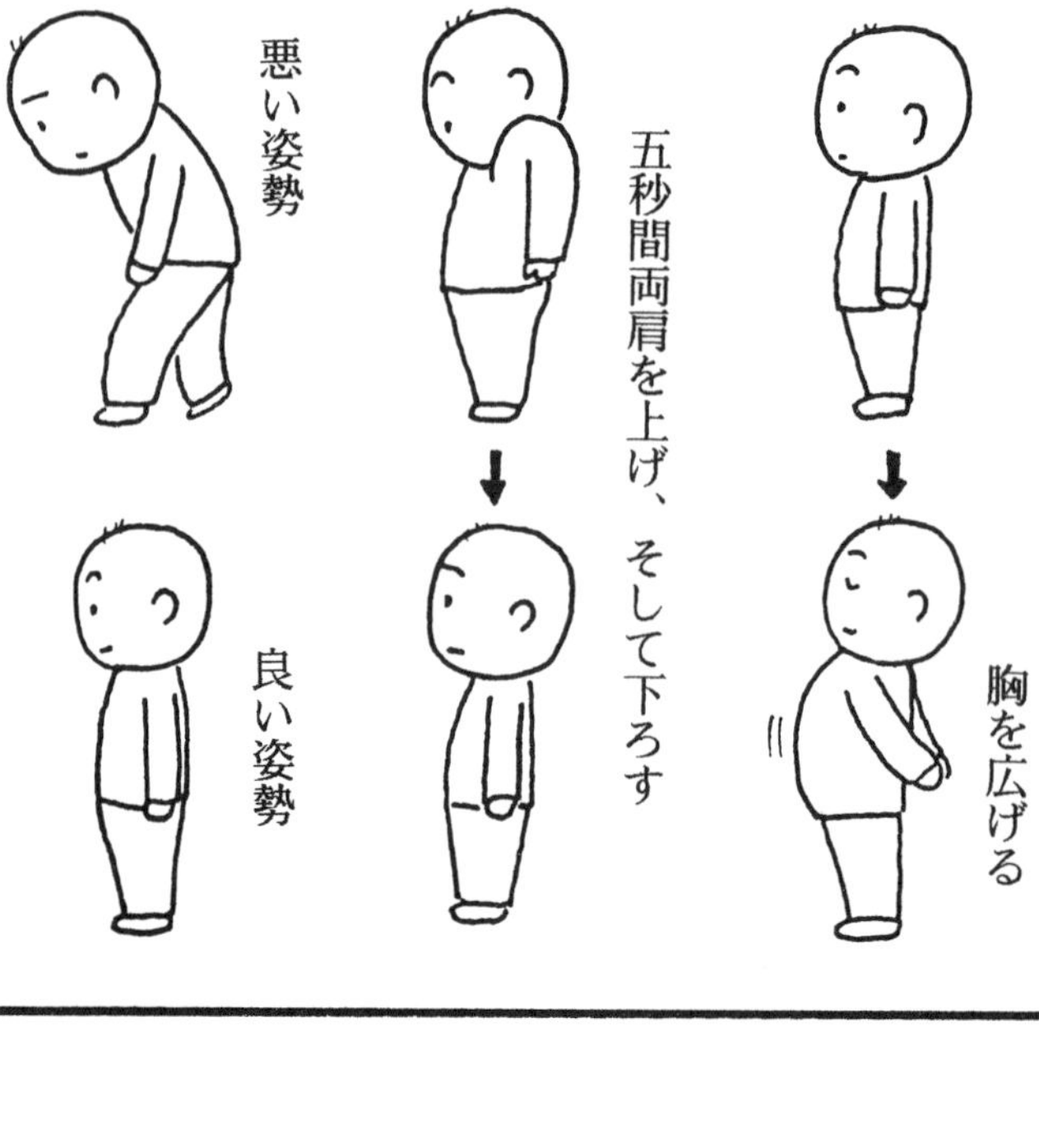
胸を広げる
五秒間両肩を上げ、そして下ろす
悪い姿勢
良い姿勢

263-01487

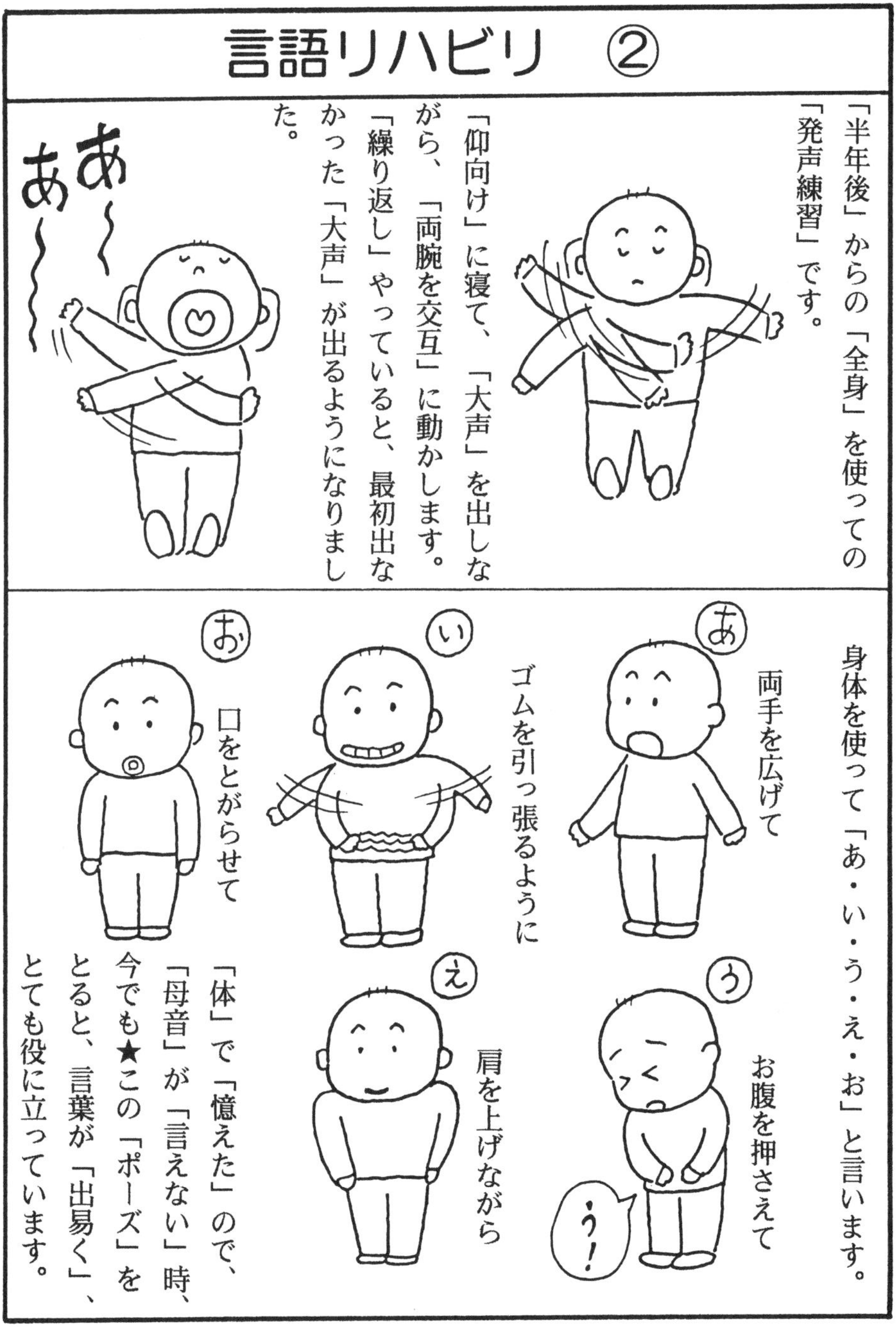
言語リハビリ　②
「半年後」からの「全身」を使っての「発声練習」です。
「仰向け」に寝て、「大声」を出しながら、「両腕を交互」に動かします。「繰り返し」やっていると、最初出なかった「大声」が出るようになりました。
あ～～
あ～～～
身体を使って「あ・い・う・え・お」と言います。
あ
両手を広げて
い
ゴムを引っ張るように
お
口をとがらせて
う
お腹を押さえて
う！
え
肩を上げながら
「体」で「憶えた」ので、「母音」が「言えない」時、今でも★この「ポーズ」をとると、言葉が「出易く」、とても役に立っています。

★福元さんは、頭のなかに話したい言葉が浮かぶようですが、どのように、口やのどの筋肉を使い、息をはいていいのかがわからなくなっていました。この運動プログラム（筋肉の一連の動かし方）がうまく発動しないことに対して、福元さん独自のこのような‘身体運動’と結びつけてプログラムを発動させ、発声と結びつけたのではないでしょうか。

言語リハビリ ③

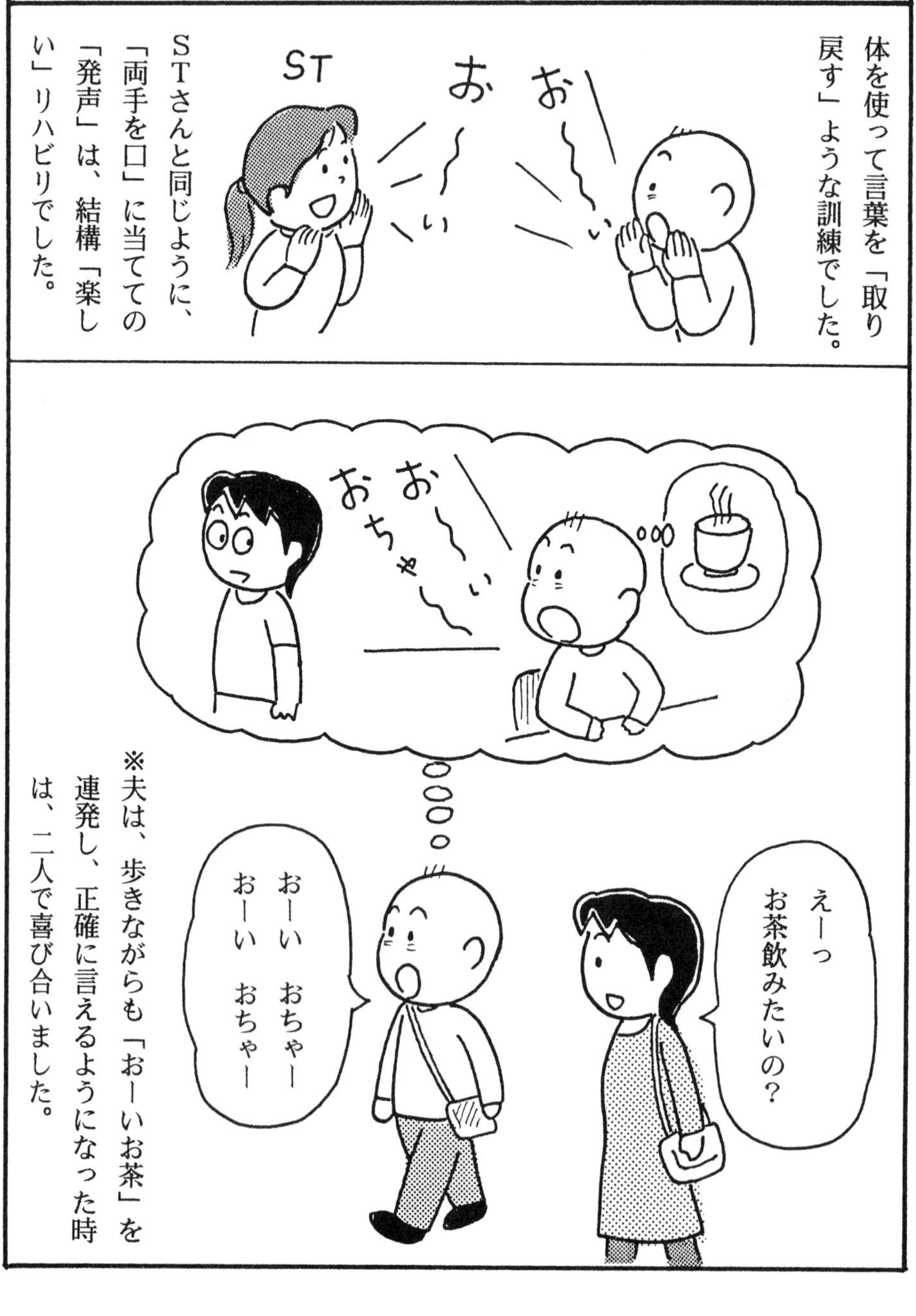
体を使って言葉を「取り戻す」ような訓練でした。
お〜い
ST
お〜い
STさんと同じように、「両手を口」に当てての「発声」は、結構「楽しい」リハビリでした。
おお〜い おちゃ〜
えーっ お茶飲みたいの?
おーい おちゃー
おーい おちゃー
※夫は、歩きながらも「おーいお茶」を連発し、正確に言えるようになった時は、二人で喜び合いました。

言語リハビリ ④

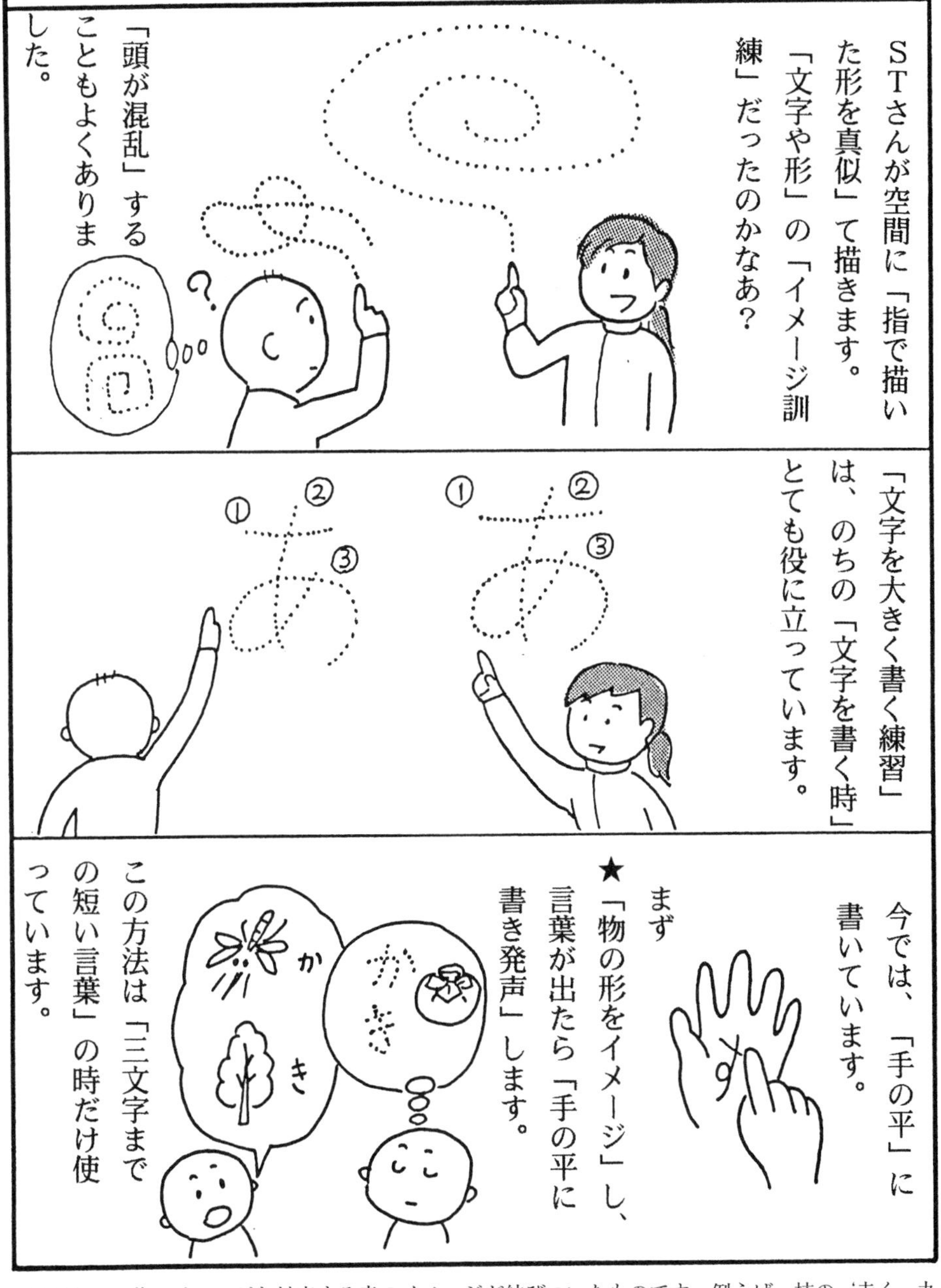
STさんが空間に「指で描いた形を真似」て描きます。
「文字や形」の「イメージ訓練」だったのかなあ？
?
「頭が混乱」することもよくありました。
「文字を大きく書く練習」は、のちの「文字を書く時」とても役に立っています。
① ② ③
① ② ③
今では、「手の平」に書いています。
まず★「物の形をイメージ」し、言葉が出たら「手の平に書き発声」します。
かき
か
き
この方法は「三文字までの短い言葉」の時だけ使っています。

★言語とは、物のイメージと対応する音のイメージが結びついたものです。例えば、柿の‘赤く、丸く、甘い、秋のイメージ’と‘かき’という音のイメージが結びつき、言語の基本単位が成立します。福元さんは、この物のイメージ作りと音のイメージ作りの連結を練習していたのだと思います。（参考１（164頁）の「失語症」参照。）

言語リハビリ ⑤

「最初」に出された「宿題」です。
★これは「わりと問題なく」できました。

◯ をつけて □ に書いて下さい		
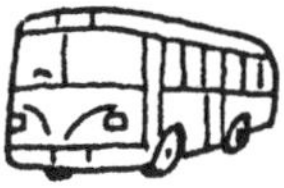	(バス) ドア 窓《まど》	[バス] に 乗《の》る
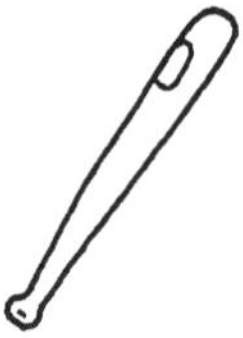	竹《たけ》 かき氷《こおり》 (バット)	[バット] で ボールを打《う》つ
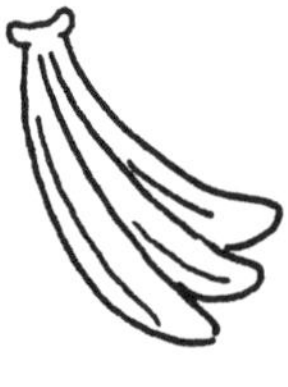	牛乳《ぎゅうにゅう》 (バナナ) お茶《ちゃ》	[バナナ] の 皮《かわ》をむく
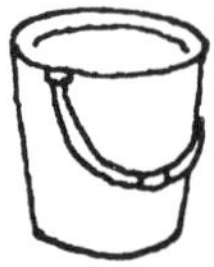	ほうき (バケツ) ぞうきん	[バケツ] に 水《みず》を汲《く》む

★ここにある課題は、バスの絵と対応する文字を選択するものですが、福元さんは、目でみた物の理解（認知能力）と字を読む能力は保たれていたので難なくできました。

263-01487

言語リハビリ　⑥

「バスに乗る」を「バスは乗る」と書いてしまいました。★「助詞」の使い方はとても「難しく」、今でも「使い分け」ができず間違ってしまいます。

宿題② プリントの完成文を書き写す

（例）バスに乗る　バスに乗る

バイオリンを弾く　バイオリンを弾く

バットでボールを打つ

バナナの皮をむく

バケツに水を汲む

服を縫う

ねずみに驚く

はしごを昇る

に　に　に
バスは乗る　バスは来る　バスは来る
バズは来る　バスは来る　バスは来る
に　に　に
バスは来る　バスは来る　バスは来る
に　に　に
バスは来る　バスは来る　バスは来る

★失語症の方は、このように単語と単語の関係を表す助詞の使い方が苦手です。幼い子供でも誤りやすい助詞は、言語活動のなかでも、かなり高等な能力と言えます。

言語リハビリ ⑦

【文章の理解力の宿題】

最初の質問では、「漢字」の「幼虫・草木・成虫・花・蜜・昆虫」をつなげ、「絵」で答えました。当初は「文字」より、「絵」で答えることが多くありました。

◆幼虫の時は草木を食べ、成虫になると花の蜜をすう昆虫

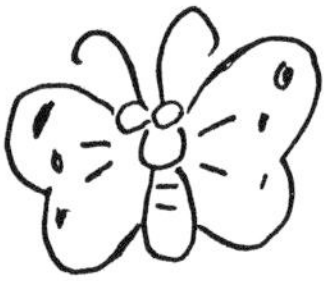

◆葉茶を入れ、湯をさして使う小さな容器

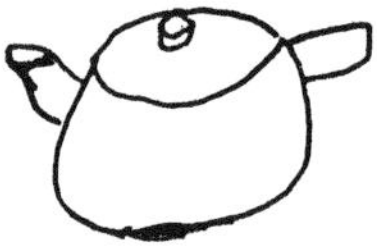

◆座るときに敷く、四角い布団

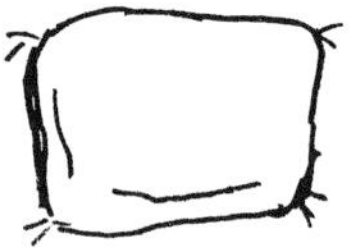

◆間違った鉛筆の字を消すもの

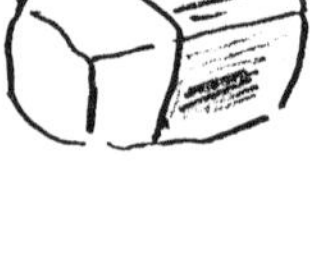

◆手紙に貼って出す印紙

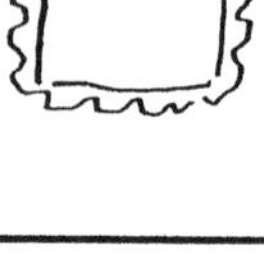

263-01487

「簡単」な質問はわかっても、★少し「ひねった」質問や「平仮名」だけの質問は「難しく」、答えられませんでした。今でも「少し長い文章」は苦手です。

◆病人やケガ人を、サイレンを鳴らして病院まで運ぶ自動車

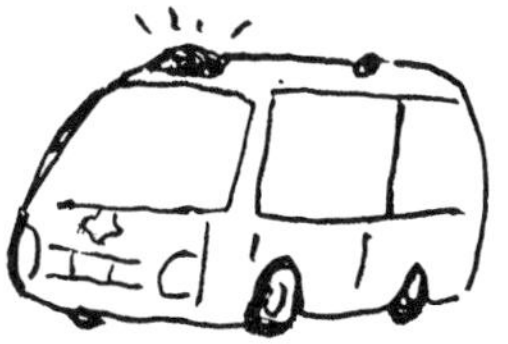

◆子供がもって遊ぶ、道具

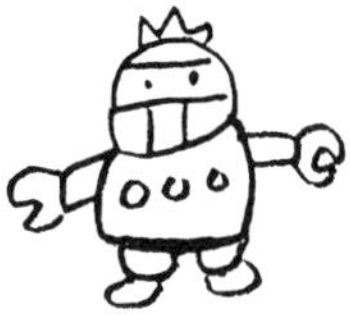

◆どうろであしでこぐ、にりんののりもの

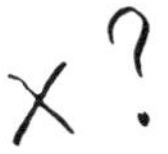

◆たくさんの色があり、包装や絵や文字を書いたりする物

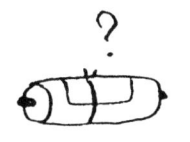

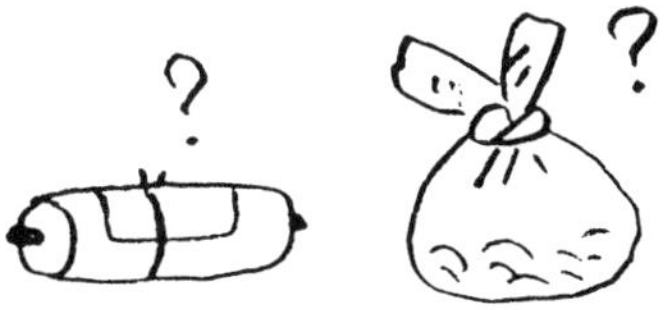

◆紙、木、プラスチックなどで作った、物を収納する入れ物

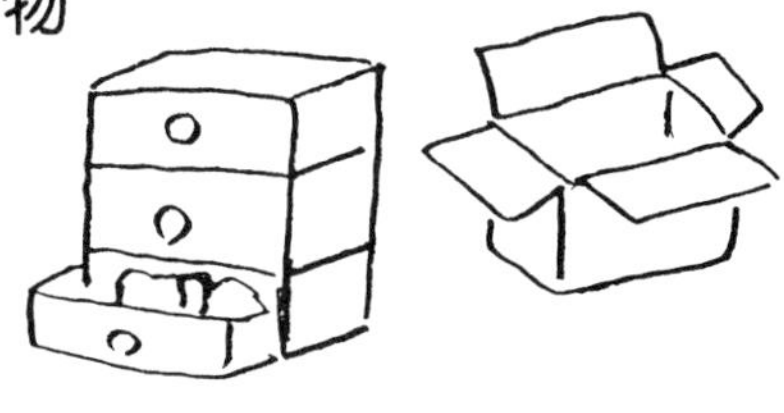

★失語症の方は、聞いた内容を、一時的に頭に留めておく能力が低下しています。会話のなかで、「今日は、天気が悪く、楽しい旅行ができない」など文節の長い文章を記憶することが苦手となります。したがって、「今日」「天気が悪い」「楽しい旅行ができない」と区切った簡潔文にした方が伝わりやすくなります。

言語リハビリ　⑧

【動物の絵（簡単でＯＫ）を★できるだけたくさん描いてきて下さい】という当初のリハビリの「宿題」です。下記の絵は「当時のノートを縮小」したものですが、まだ「未熟な絵」でした。この他にも「丸い、円いもの」「測る、量る、計るもの」「暑い、熱い、暖かいもの」「目に関するもの」「切るもの」「白いもの」をできるだけたくさん描く宿題もありました。

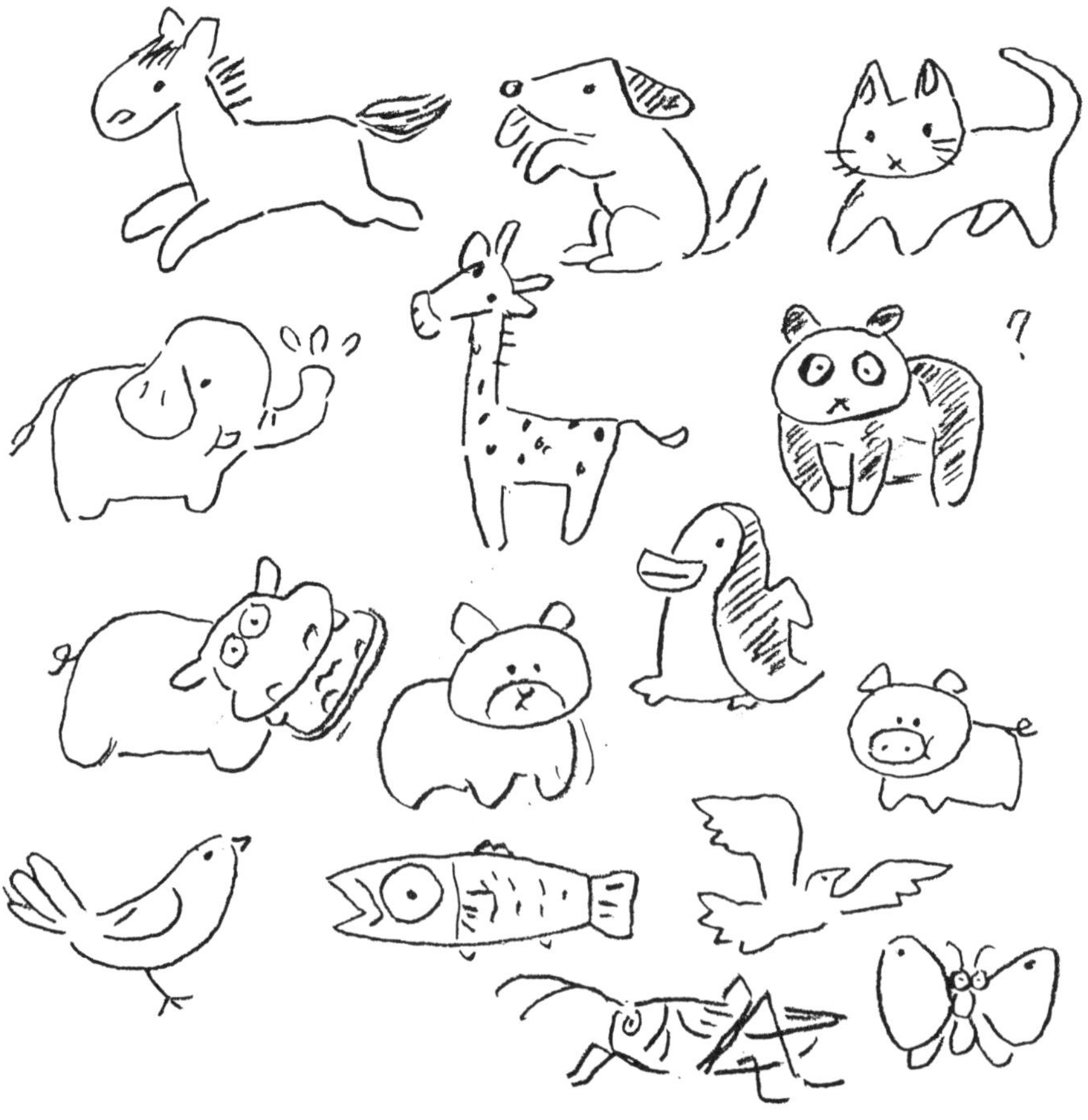

★漫画家という福元さんのもともとの特技を活かしてのリハビリテーションの一環です。ここにあるように、たくさん描くという思考形態を‘発散的思考’といいます。答えは無数にあり、主に前頭葉の役割と言われています。しりとりなどもそれに近いでしょう。

263-01487

【乗り物の絵を、たくさん描いてきて下さい】という宿題です。「思いつく乗り物」を描きましたが、書き始めると「熱中」して止まりませんでした。「図鑑」は参考にせずに描きましたが、文字は後で「ＳＴさん」から書いてもらいました。

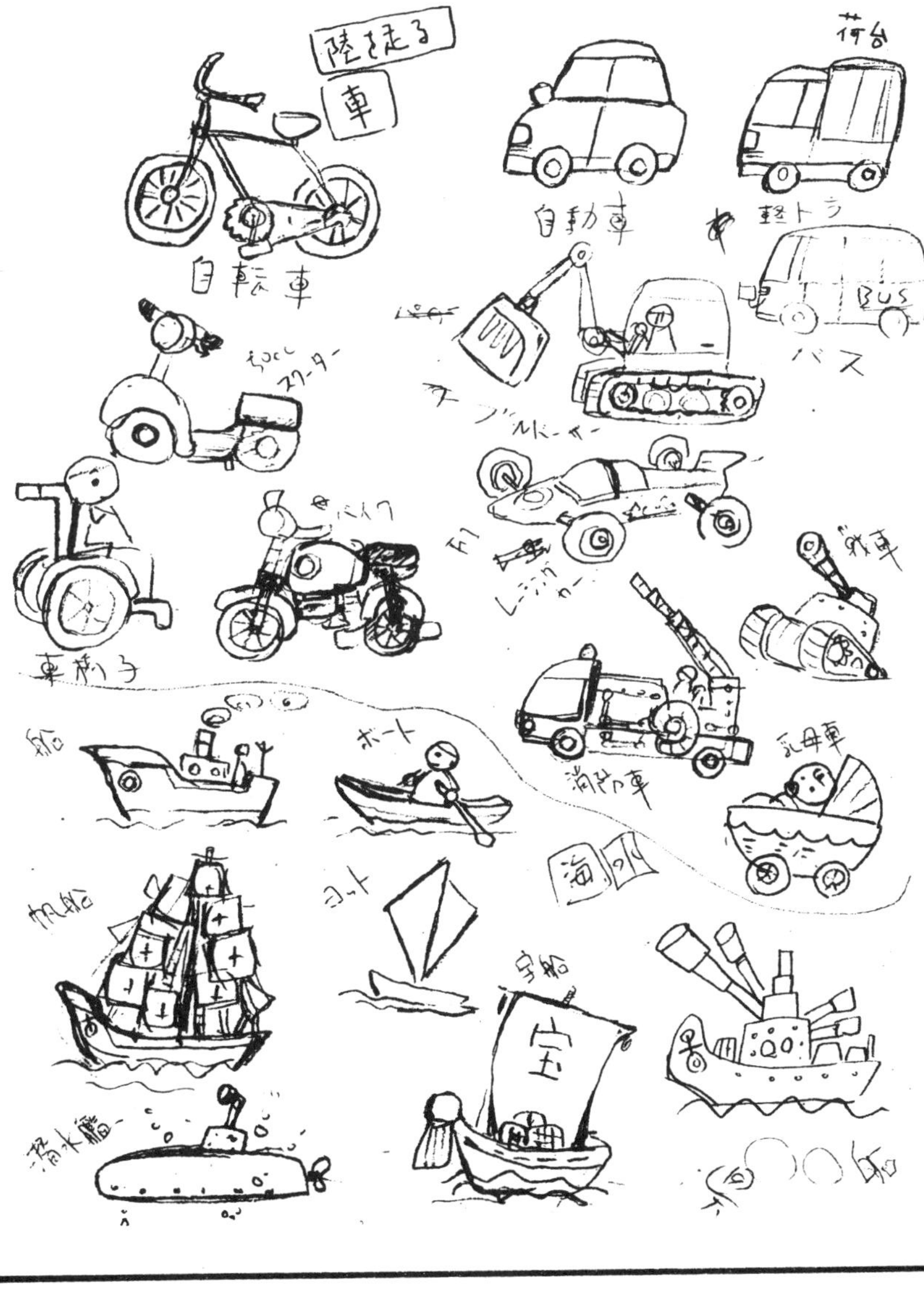

言語リハビリ ⑨

【「かく」に関する宿題 】

「描く、書く、掻く」など「文字」から想像するものが、「たくさん」頭に浮かび、とても「楽しい宿題」でした。「助詞」の使い分けも同時に習いました。

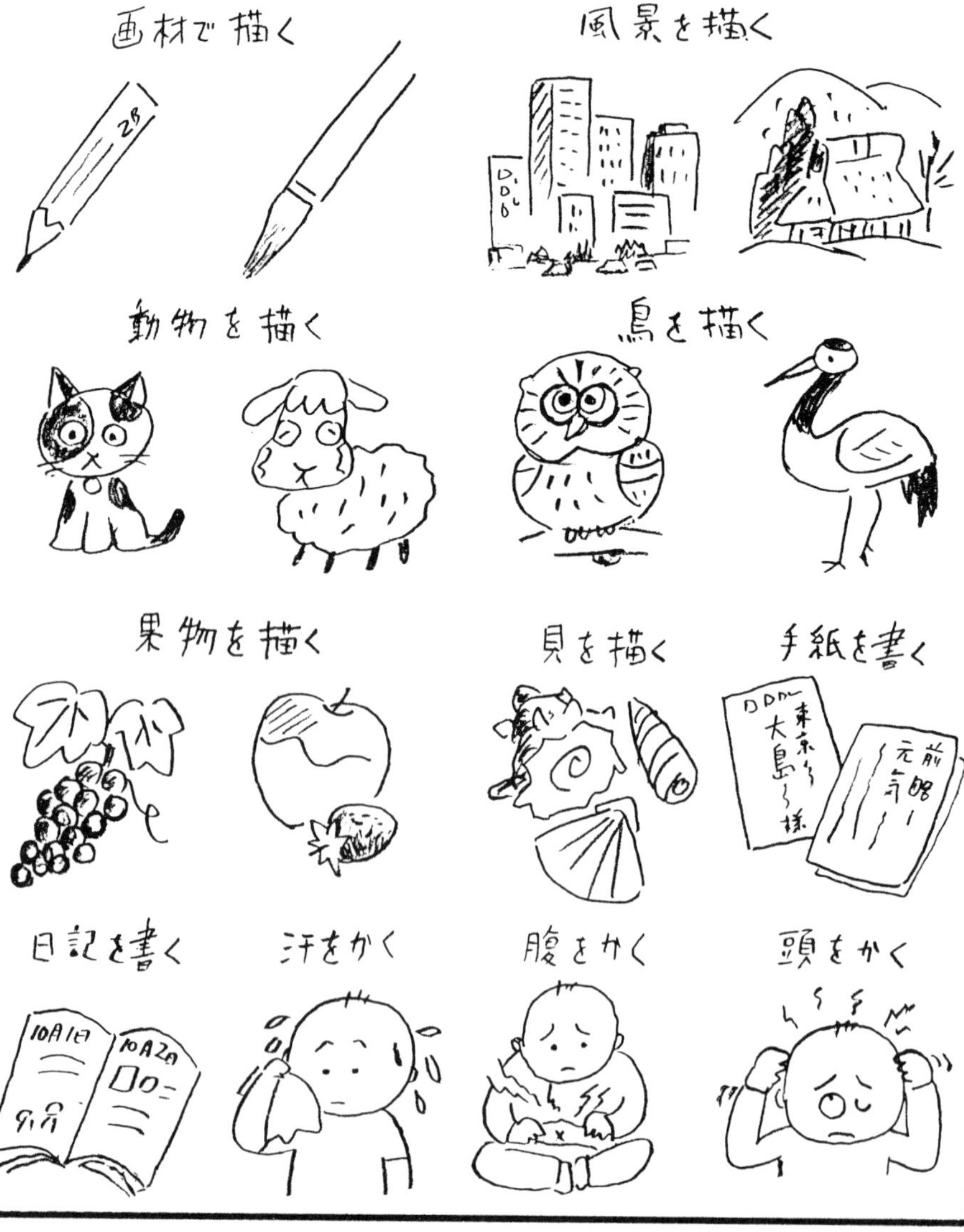
画材で描く
2B
風景を描く
動物を描く
鳥を描く
果物を描く
貝を描く
手紙を書く
日記を書く
汗をかく
腹をかく
頭をかく

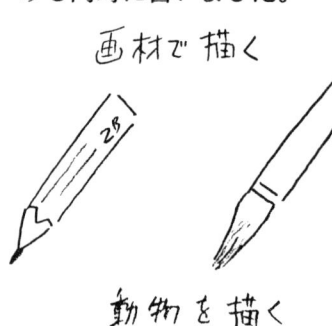

263-01487

言語リハビリ　⑩

【 言葉から想像するものを描く宿題 】

「形容詞」や「感情」を「絵」にするのは、少し大変でしたが、これも僕の「好きな宿題」で「夢中」になって描きました。

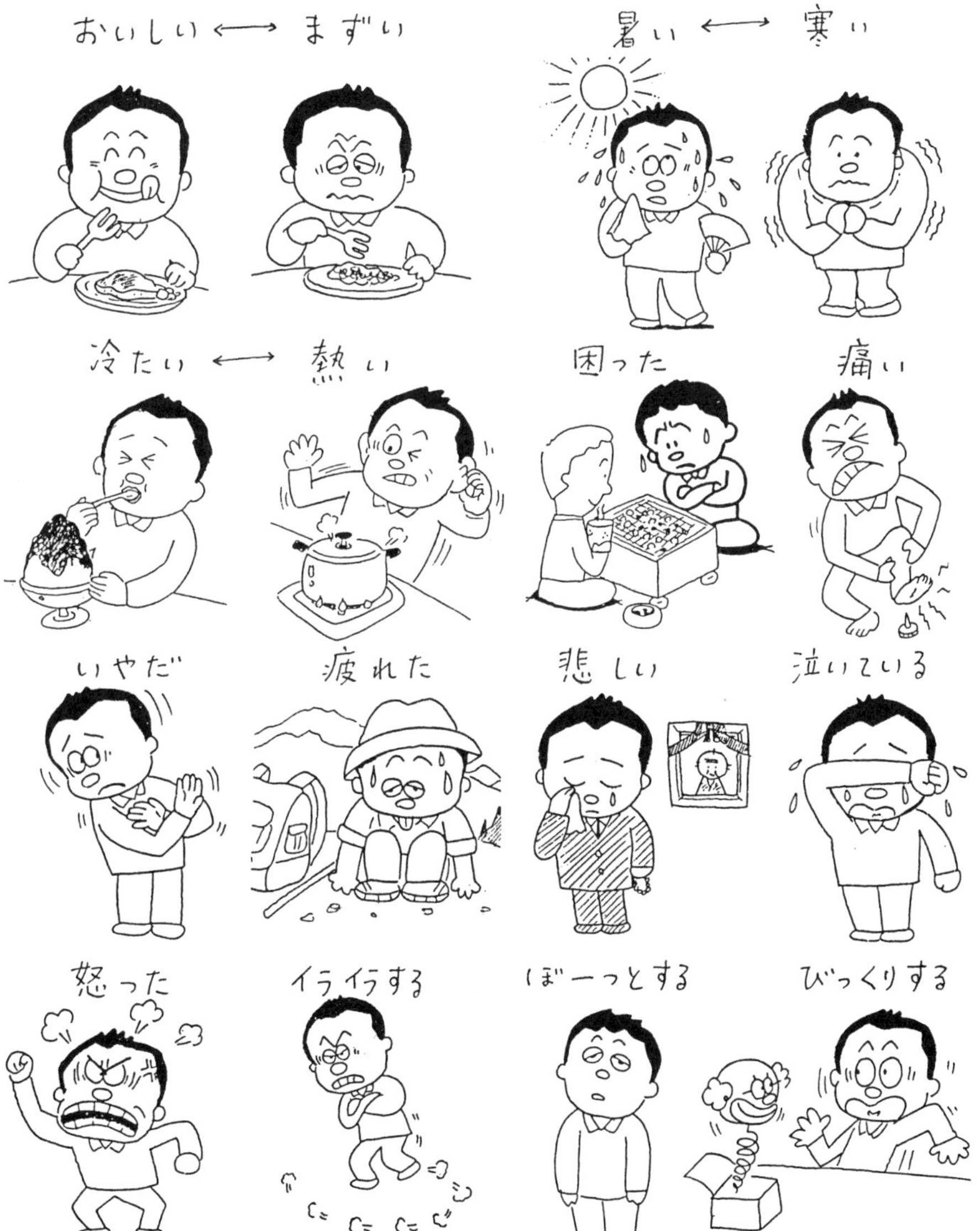
おいしい ⟷ まずい
暑い ⟷ 寒い
冷たい ⟷ 熱い
困った
痛い
いやだ
疲れた
悲しい
泣いている
怒った
イライラする
ぼーっとする
びっくりする

言語リハビリ ⑪

【漢字、★平仮名、片仮名、ローマ字の形の練習】

「五十音仮名」に僕の「イメージする絵」を描き加え、「大学ノート一冊」にまとめました。「形の練習」としては「少し良かった」と思います。

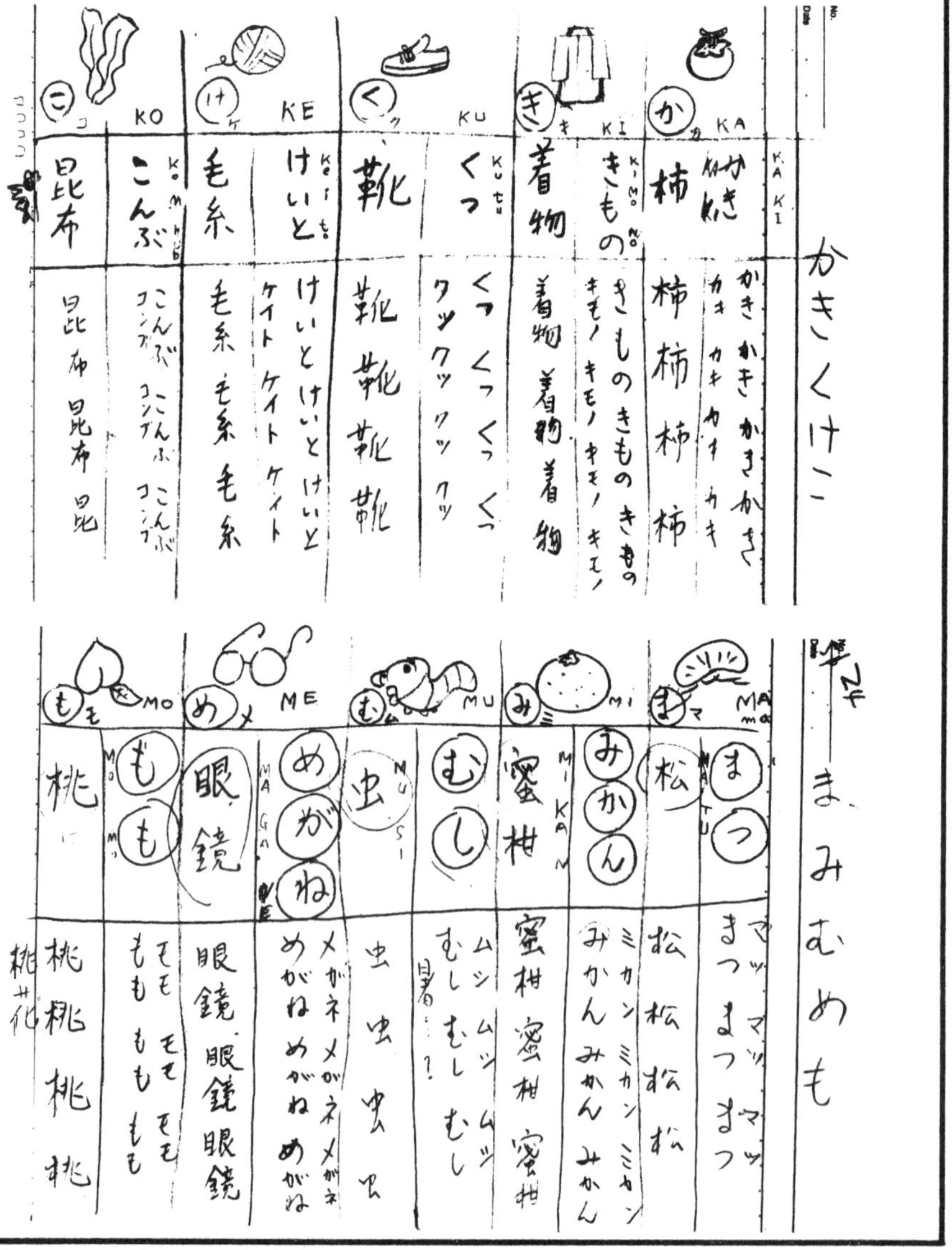

★失語症では、同じ文字でも平仮名と漢字では理解の程度が異なると言われています。脳の損傷部位によっても異なりますが、通常は、その文字自体に意味をもつ漢字の方が、失語症の方には理解されやすいようです。

言語リハビリ　⑫

【辞典なども参考にできるしりとりの宿題】

「辞典」を使って「しりとり」の言葉を書きました。「平仮名」だけだと「理解できない」ので、「自分にわかる」ように「漢字と絵」を書き加えましたが、それでも「出ない言葉」が多くありました。「文字」でも「言葉」でも「しりとり」は、とても「苦手」です。

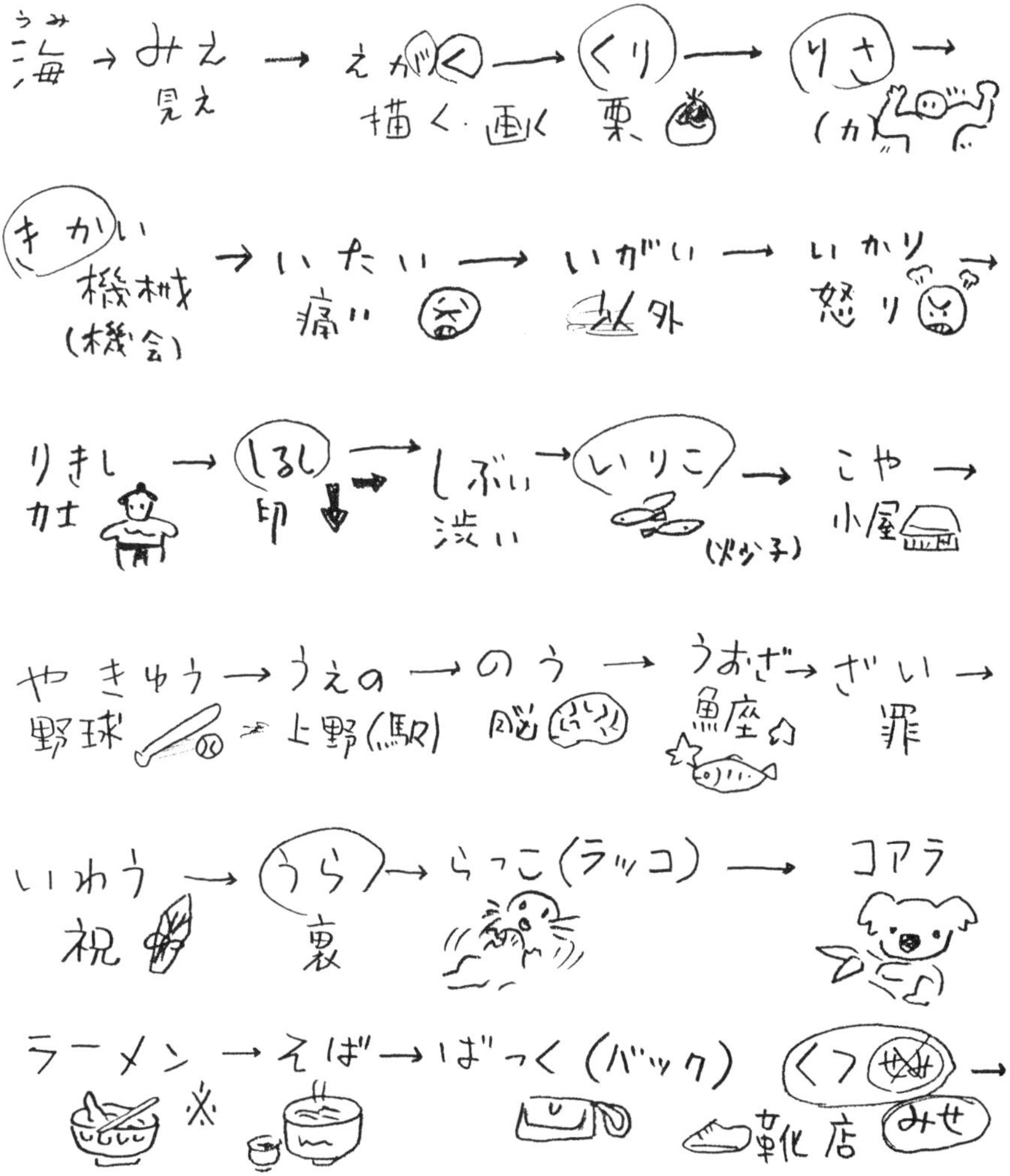
うみ 海 → みえ 見え → えがく 描く・画く → くり 栗 → りさ (力) →
きかい 機械 (機会) → いたい 痛い → いがい 外 → いかり 怒り →
りきし 力士 → しるし 印 → しぶい 渋い → いりこ (炒り子) → こや 小屋 →
やきゅう 野球 → うえの 上野(駅) → のう 脳 → うおざ 魚座 → ざい 罪 →
いわう 祝 → うら 裏 → らっこ(ラッコ) → コアラ
ラーメン → そば → ばっく(バック) くつ 靴店 みせ →

言語リハビリ ⑬

「雨」を言葉にする時は、リハビリでの「母音の発声法」の「あ」と、「目」からイメージした「め」から「あ・め」と発声します。これは「自己流の発声法」で、三文字までの言葉でしか使えません。

あ ァ

A a

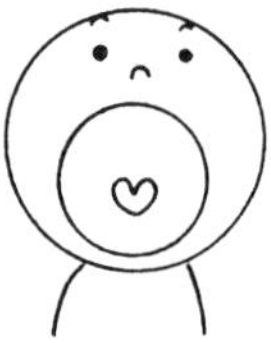

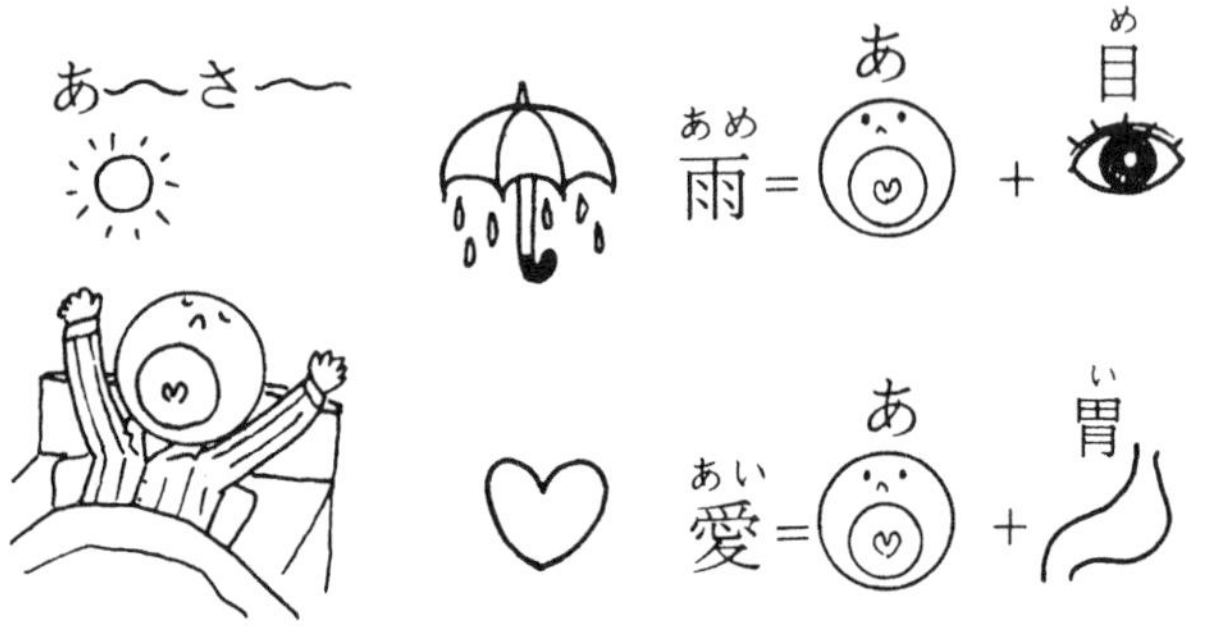
あ〜さ〜〜
雨《あめ》＝
あ
目《め》
愛《あい》＝
あ
胃《い》

い イ

I i

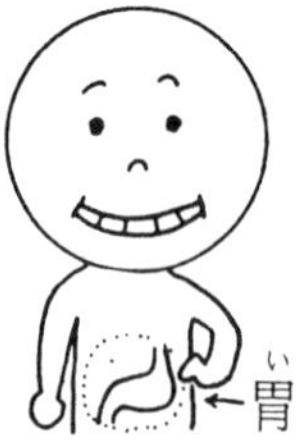
胃《い》

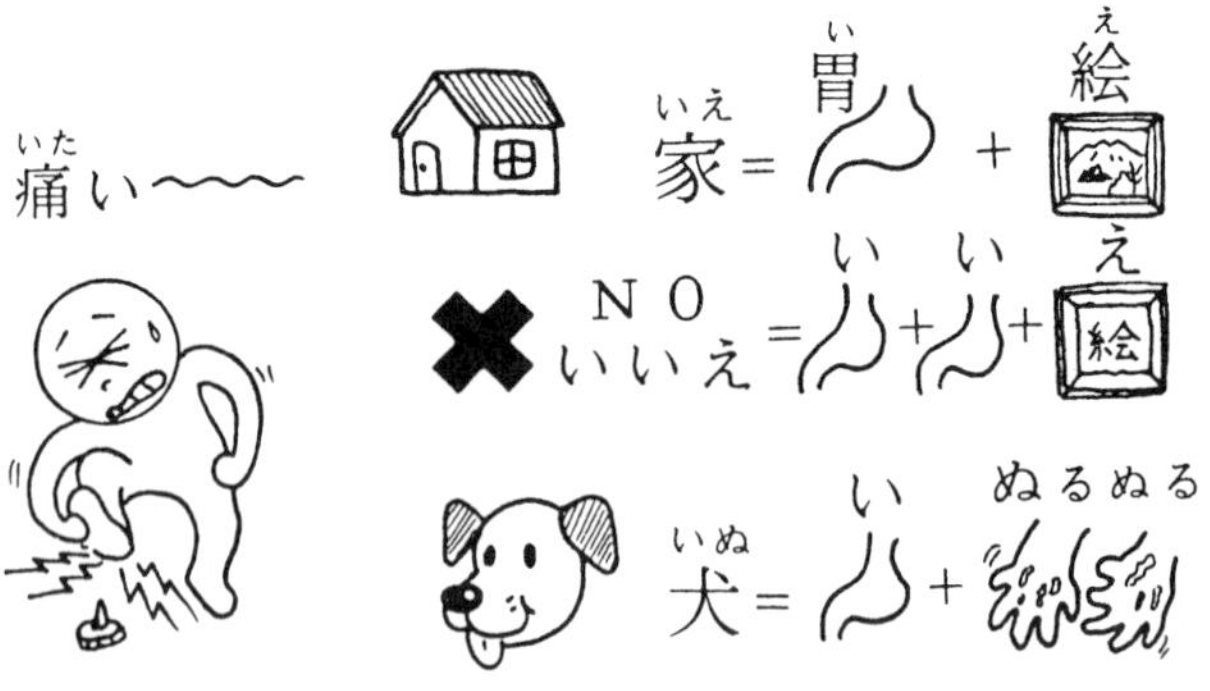
痛《いた》い〜〜〜
家《いえ》＝
胃《い》
絵《え》
NO
いいえ＝
い
い
え
絵
犬《いぬ》＝
い
ぬるぬる

う ゥ

U u

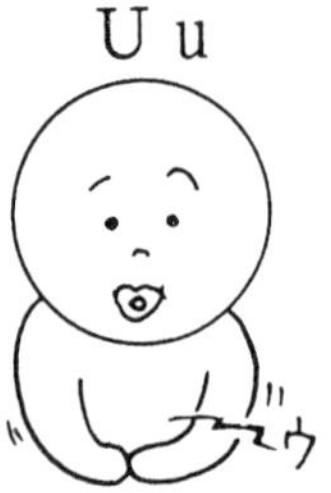

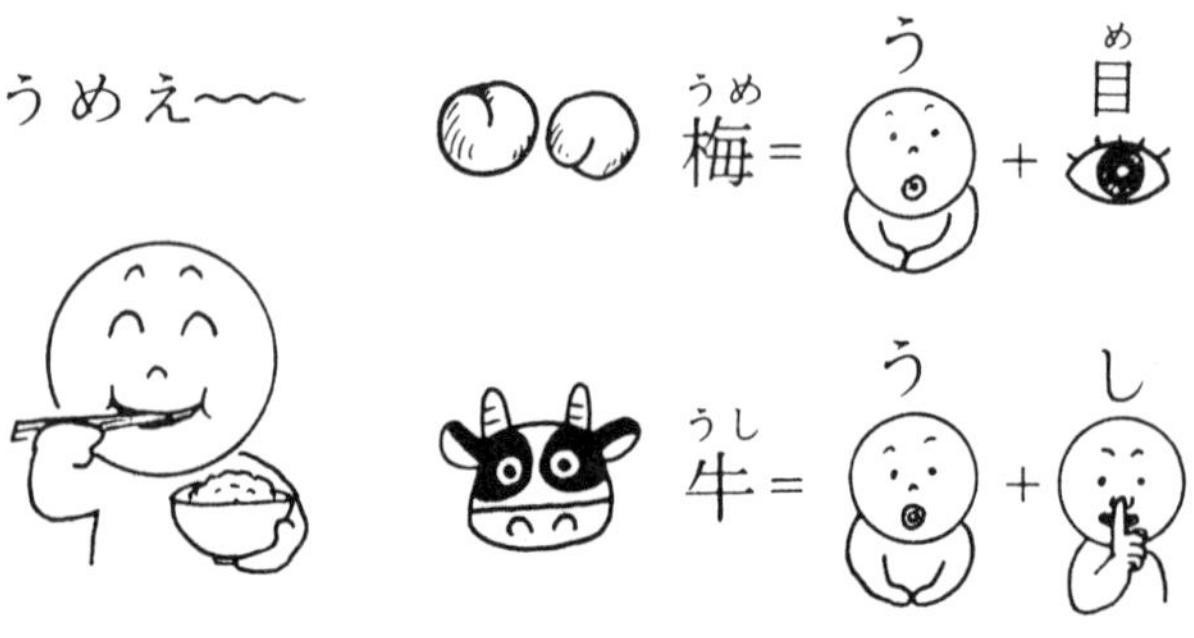
うめえ〜〜
梅《うめ》＝
う
目《め》
牛《うし》＝
う
し

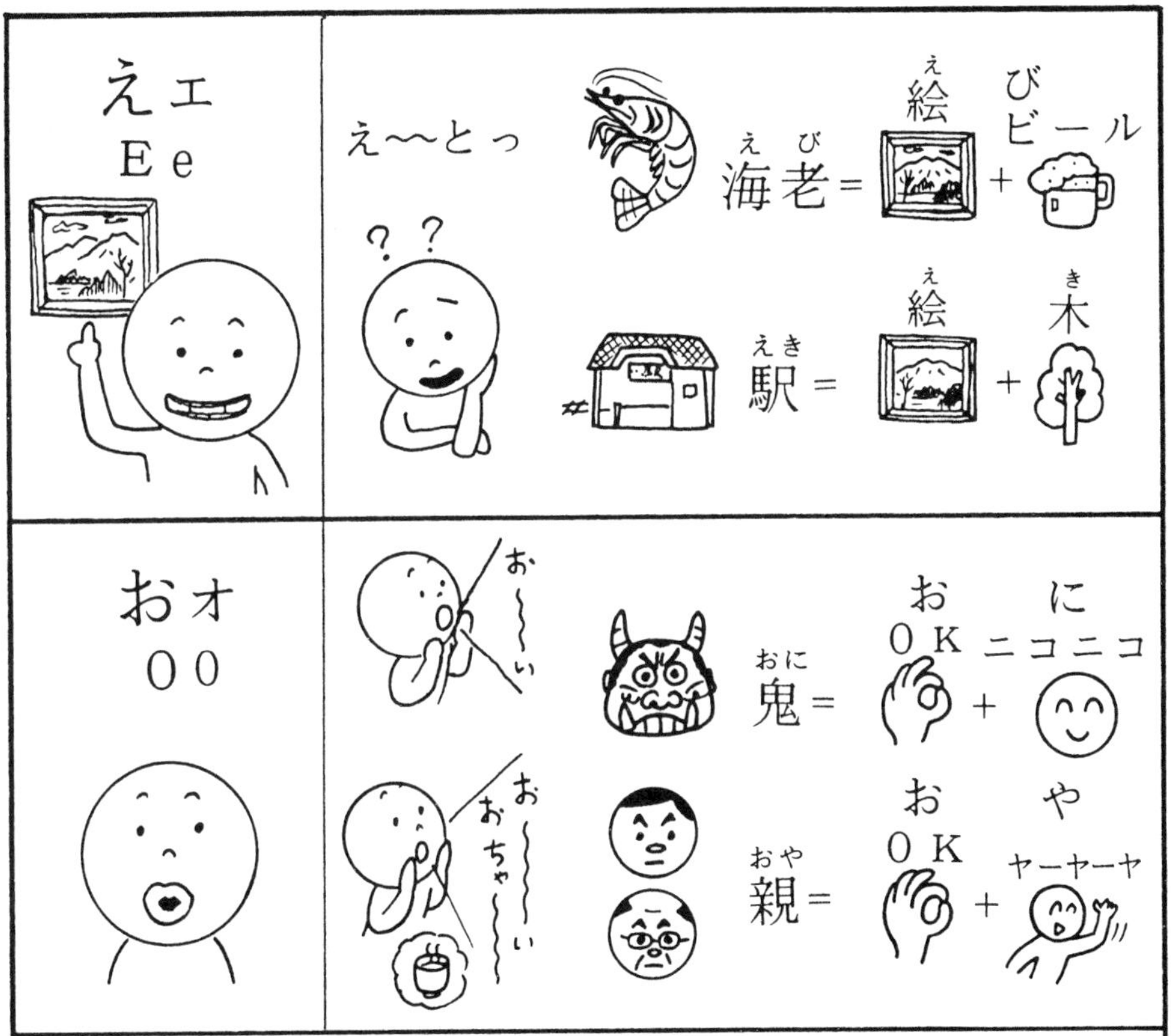
えエ
Ee
え〜〜とっ
海老《えび》＝絵《え》＋びビール
駅《えき》＝絵《え》＋木《き》
おオ
Oo
お〜〜い
鬼《おに》＝おOK＋にニコニコ
お おちゃ〜〜い
親《おや》＝おOK＋やヤーヤーヤ

漢字を「仮名文字に変換」、「手書き」もできる電子辞典です。
「漢字の読み」がわからない時に、今でもよく利用しています。

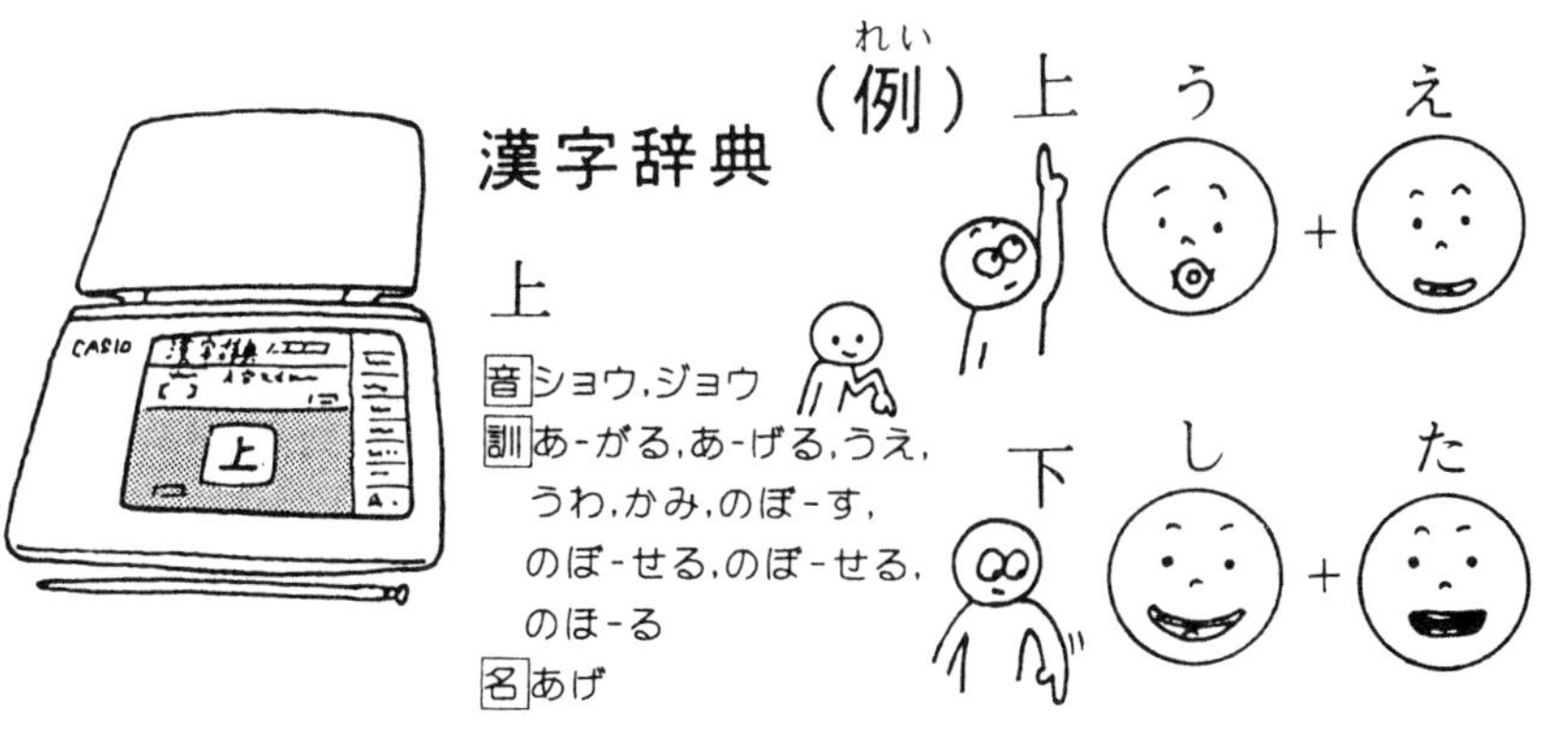
CASIO
上
漢字辞典
上
音 ショウ,ジョウ
訓 あ-がる,あ-げる,うえ,
うわ,かみ,のぼ-す,
のぼ-せる,のぼ-せる,
のほ-る
名 あげ
（例《れい》）上 う＋え
下 し＋た

言語リハビリ ⑭

【叩くという言葉の練習】
まず★言葉の「擬音語」と、叩く「ジェスチャー」をしながら「リズム」をつけて「発声」します。「擬音語」「身振り」「リズム」の「三拍子」で、「憶えやすく」、その時「練習した言葉」は今でも憶えていて、「スムーズ」に言えます。

♪た.た.く　た.た.く　♪とん とん とん

♪た.た.く　た.た.く　♪とん とん とん

♪たたく〜 たたく〜トン トン トン

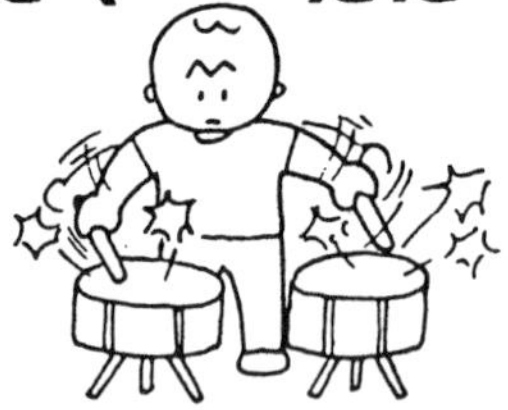

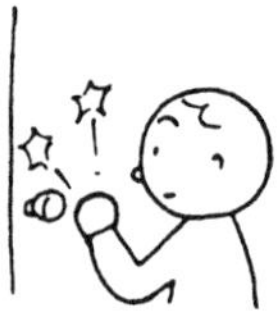

♪たたく　たたく→♪とん とん とん

♪たたく　たたく→♪とん とん とん→

♪たたく〜 たたく〜トントントン

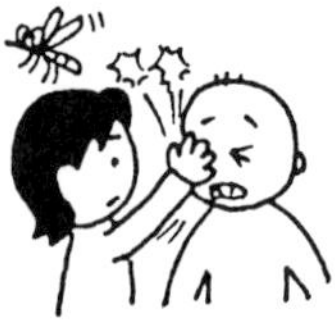

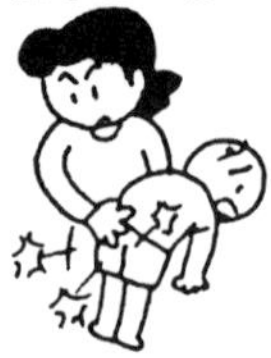

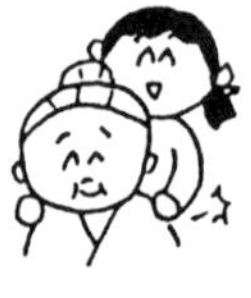

♪たたく〜 たたく〜 パンパンパン

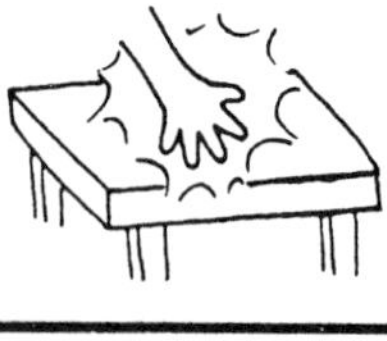

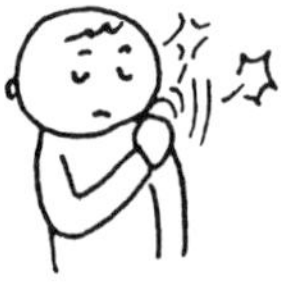

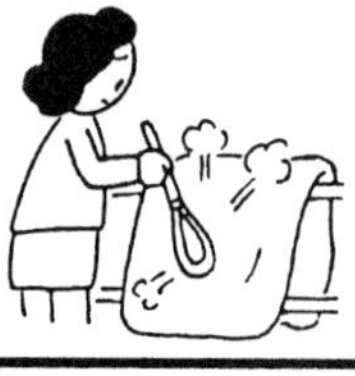

★言語のもつ「意味のイメージ」と「音のイメージ」を、同時に体の動きとして結合させる訓練です。幼少時から始まる言語発達の過程を、もういちど繰り返した学習法と思われます。

「言葉」には、それぞれ僕の「連想」するものがあります。
「たこ」と言いたい時は、タタタと「走ってる姿」と、コココと
「鶏が鳴く」ところを「連想」し、「た・こ」と発声します。
「独自の発声法」ですが、「出ない言葉」も多くあります。

例

た タ 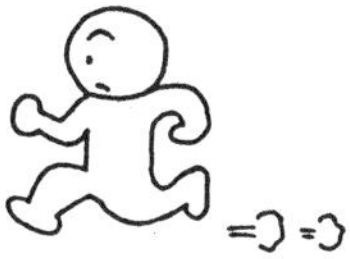 タタタタタタタタ

だ ダ 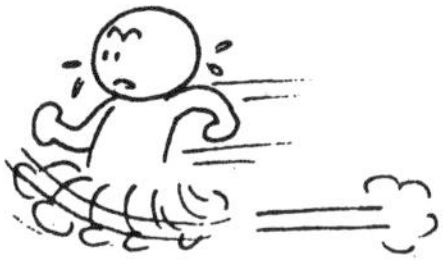 ダ〜〜〜

か カ 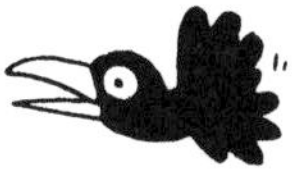 カーカー

こ コ 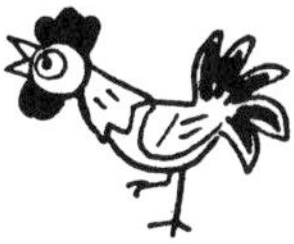 ココココ

さ サ 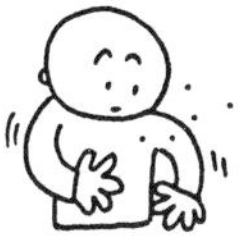 サッサッサ

き キ 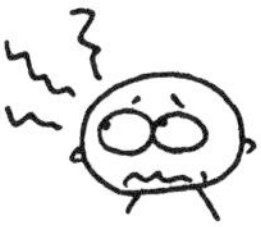 キ〜〜〜ン

く ク 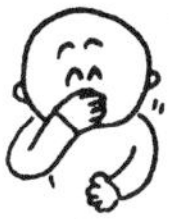 クククク

け ケ 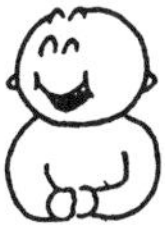 ケケケケ

し シ 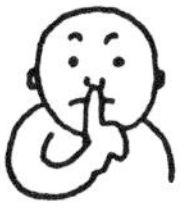 シ〜〜ッ

言語リハビリ ⑮

【「かた」の付く言葉を★リズムを付けて言う練習】

自分のイメージしやすいように「絵」を書き加えましたが、「小文字」の言い方が「難しく」、「勝った」を「か・つ・た」と言ってしまいます。

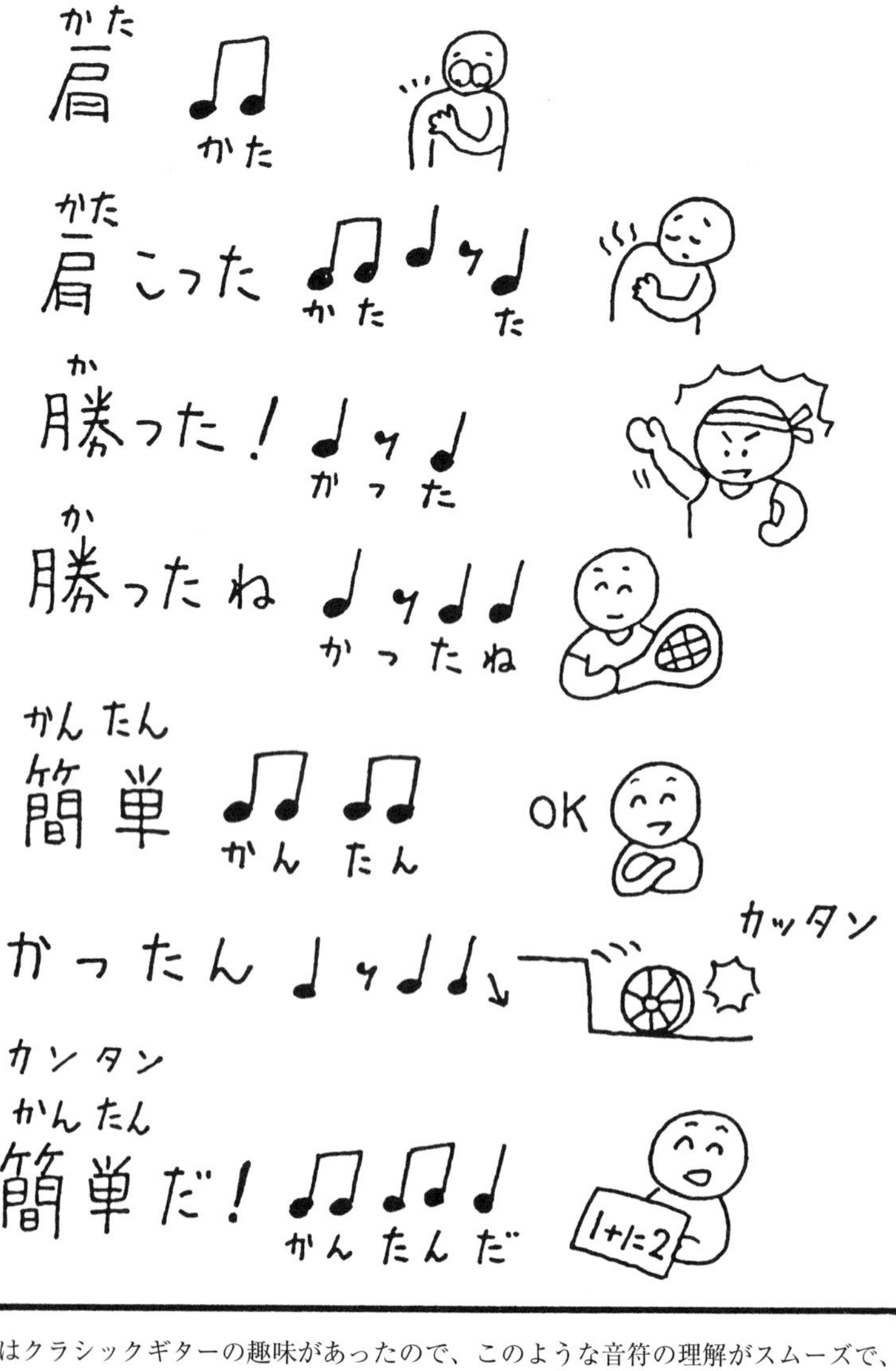
肩《かた》
かた
肩《かた》こった
かた　た
勝《か》った！
か っ た
勝《か》ったね
か っ たね
簡単《カンタン》
かん たん
OK
かったん
カッタン
簡単《かんたん》だ！
かん たん だ
1+1=2

★福元さんはクラシックギターの趣味があったので、このような音符の理解がスムーズで、発音の助けになったようです。

【「待つ」が変化する使い分けの練習】

言葉に、「使う場面」をイメージした「絵」を書き加えます。「リズム」をつけると「言いやすい」のですが、「待て」の使い分けはできても、少し長い「待ってたよ」と「待ってってね」は今でも「難しく」言えません。

待《ま》って！
BUS
待《ま》てー！
待《ま》て！
待《ま》て！
待《ま》っててね
待った？
待ってたよ
待ってたよ
待った？

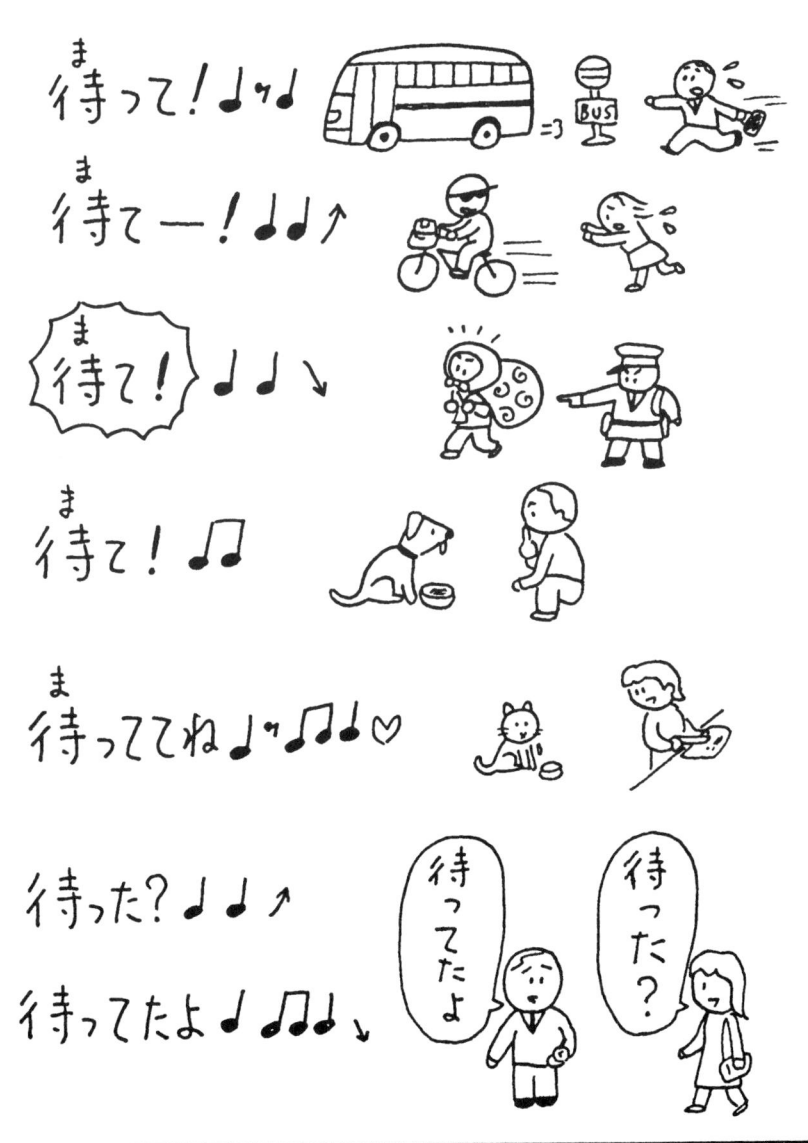

ジェスチャーのリハビリ訓練

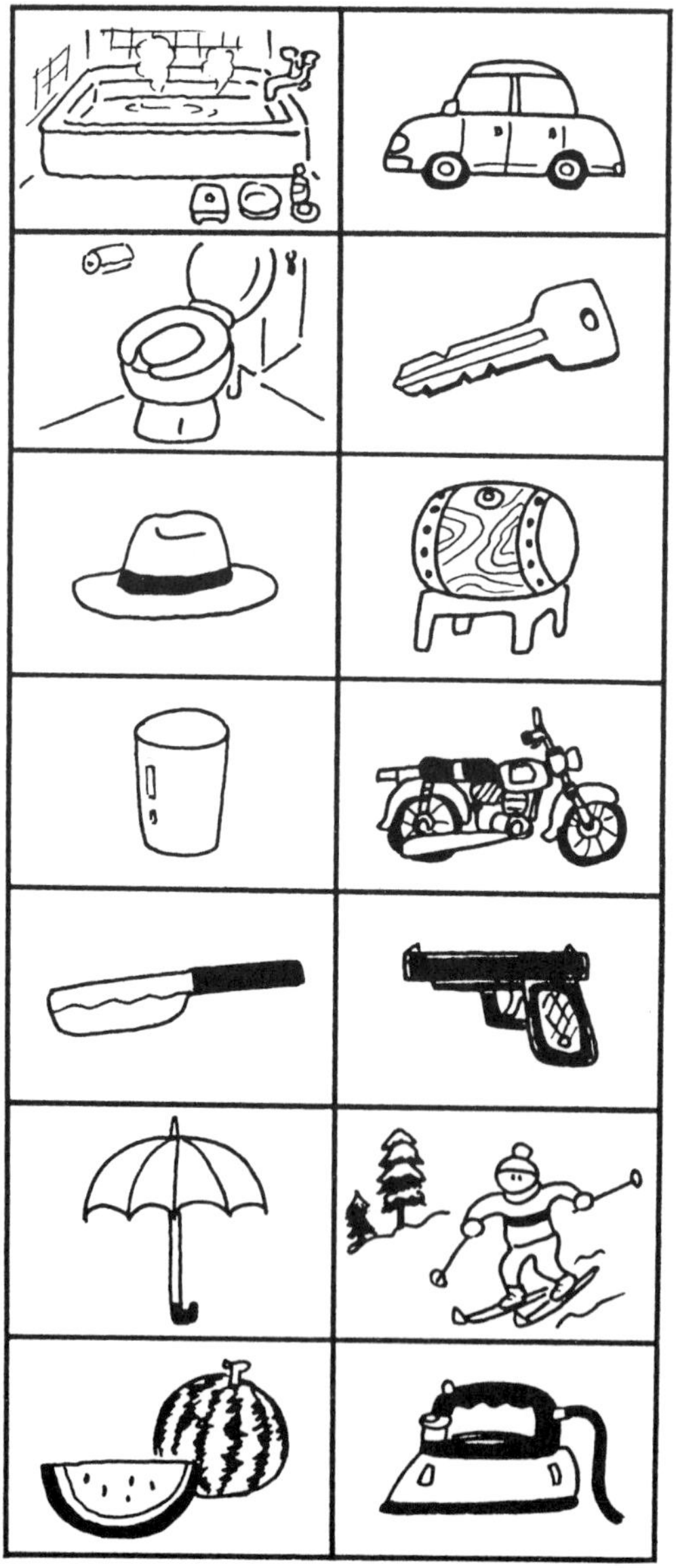

いつもは、STさんと「一対一」のリハビリでしたが、たまに他の「患者」さん達と「一緒」に「ジェスチャー」をしました。

「イラスト」は、その時使用した「カード絵」の一部です。「わかる」のに「答えられない人」、「筆談」で「答える人」、「マヒ」があり「半身で表現する人」がいて、それぞれ残っている「能力」を生かし、相手に「伝える気持ち」は、とてもわかりました。

263-01487

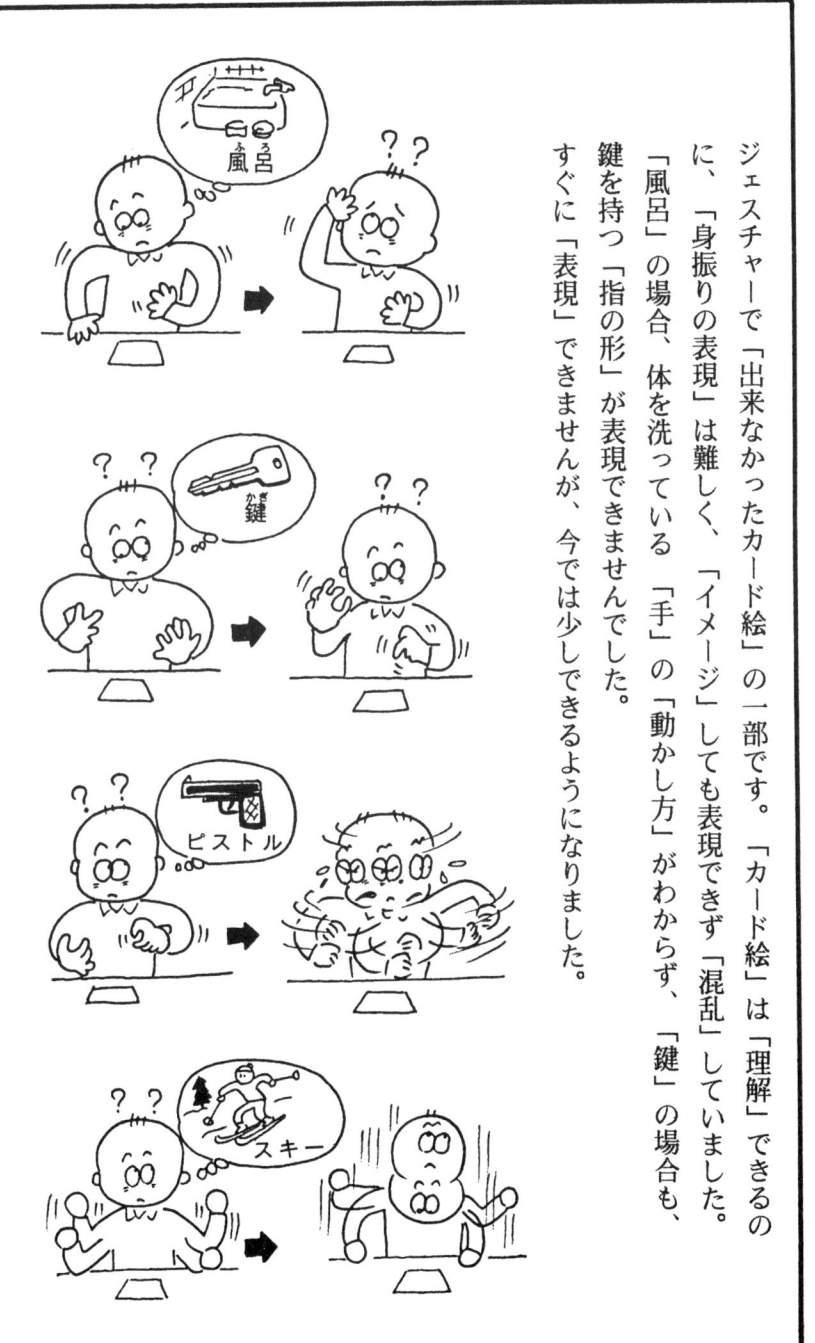

ジェスチャーで「出来なかったカード絵」の一部です。「カード絵」は「理解」できるのに、「身振りの表現」は難しく、「イメージ」しても表現できず「混乱」していました。「風呂」の場合、体を洗っている「手」の「動かし方」がわからず、「鍵」の場合も、鍵を持つ「指の形」が表現できませんでした。

すぐに「表現」できませんが、今では少しできるようになりました。

楽しいリハビリの思い出

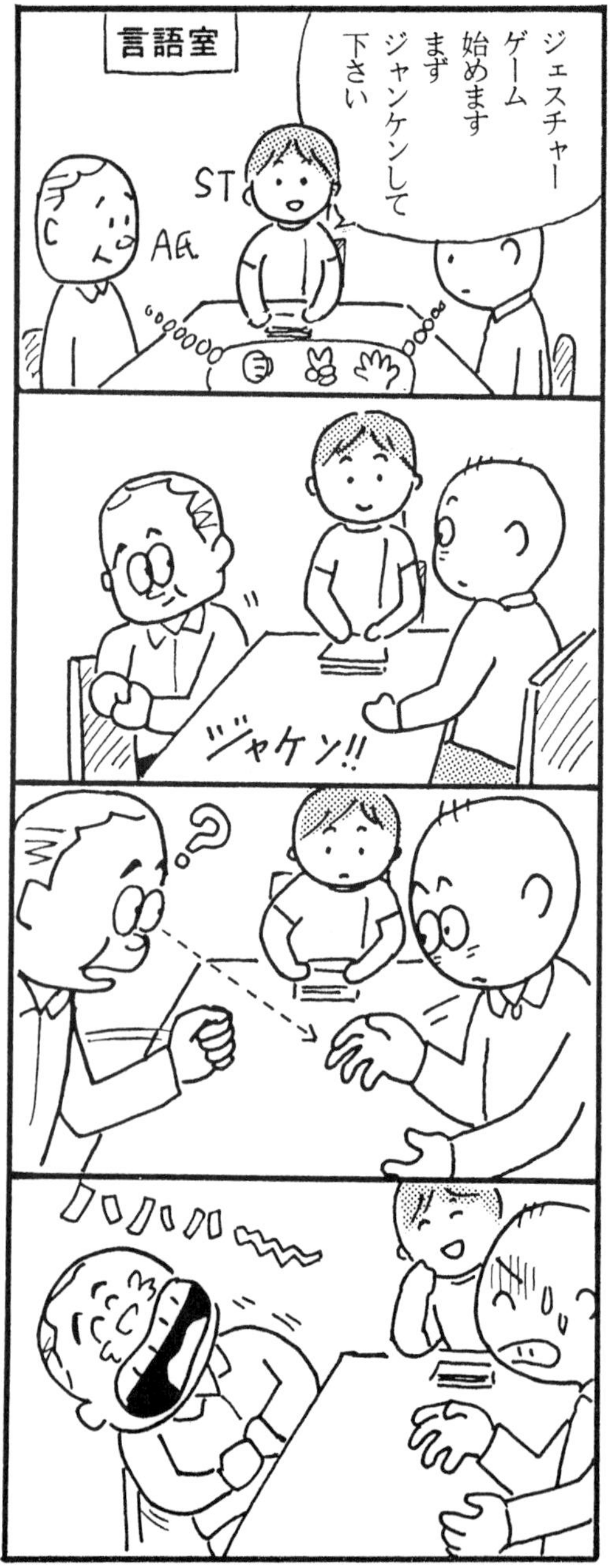
言語室
ジェスチャーゲーム始めますまずジャンケンして下さい
ST
ジャケン!!

「先攻」を決める「ジャンケン」で、グー、チョキ、パーのどれでもとれる「手の形」をしてしまい、皆で「大笑い」しました。出そうと★「イメージ」した「ジャンケンの形」が「咄嗟」にでませんでした。今では少しできるようになりました。

★この現象は、〝失行〟の可能性があります。思った運動の手順が実現できないのです。この症状は、（「参考1（164頁）」）に記したように、福元さんの病巣である左大脳の障害で現れやすいと言われています。

発症してから三ヶ月後に描いた「絵」です。ある朝、自宅で咲いた「ハイビスカスの花」が、とても「キレイ」で、「無意識」に手が動いてました。発症以来、初めて描いた「カラーの絵」です。

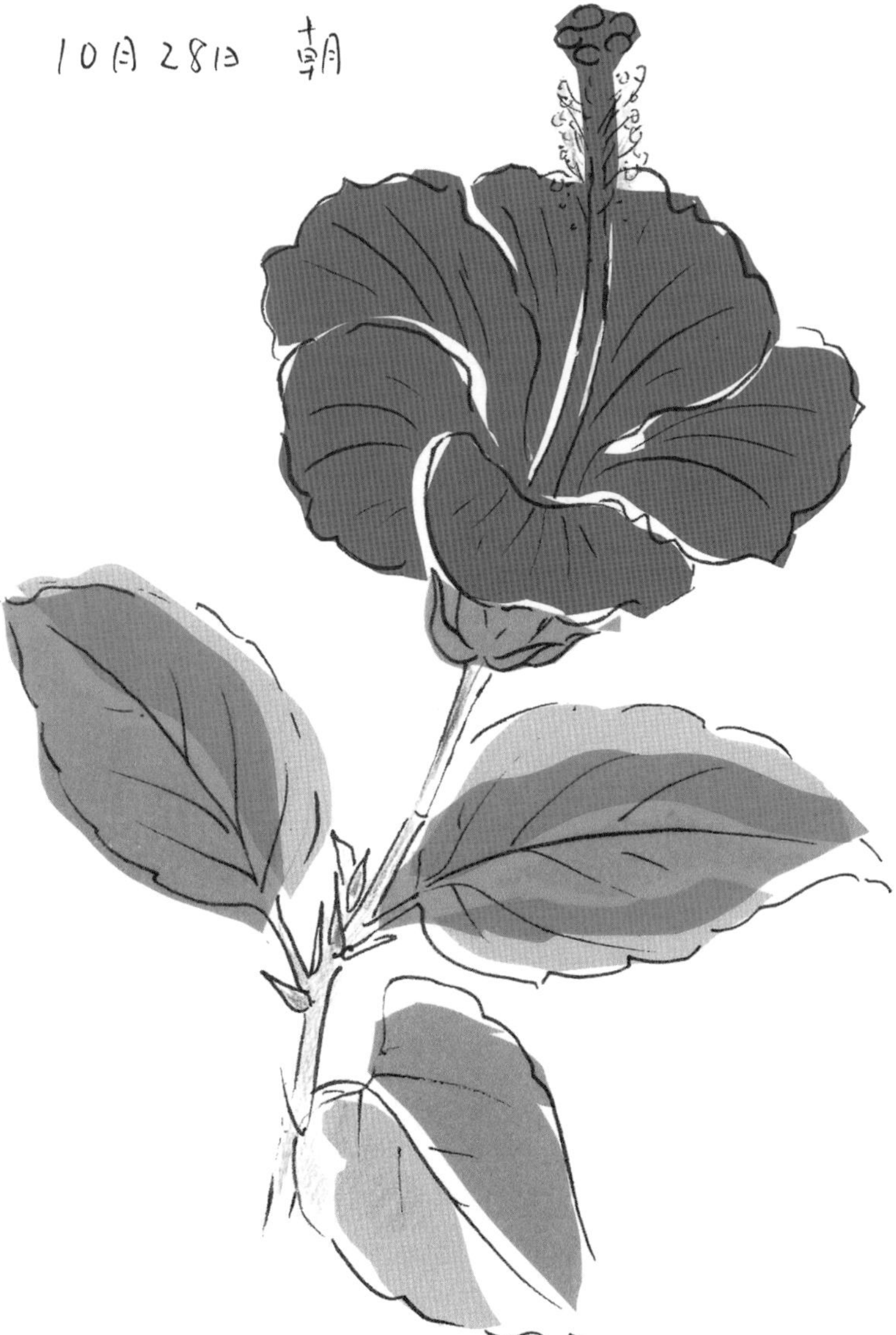

言語リハビリ ⑯ 日記帳より

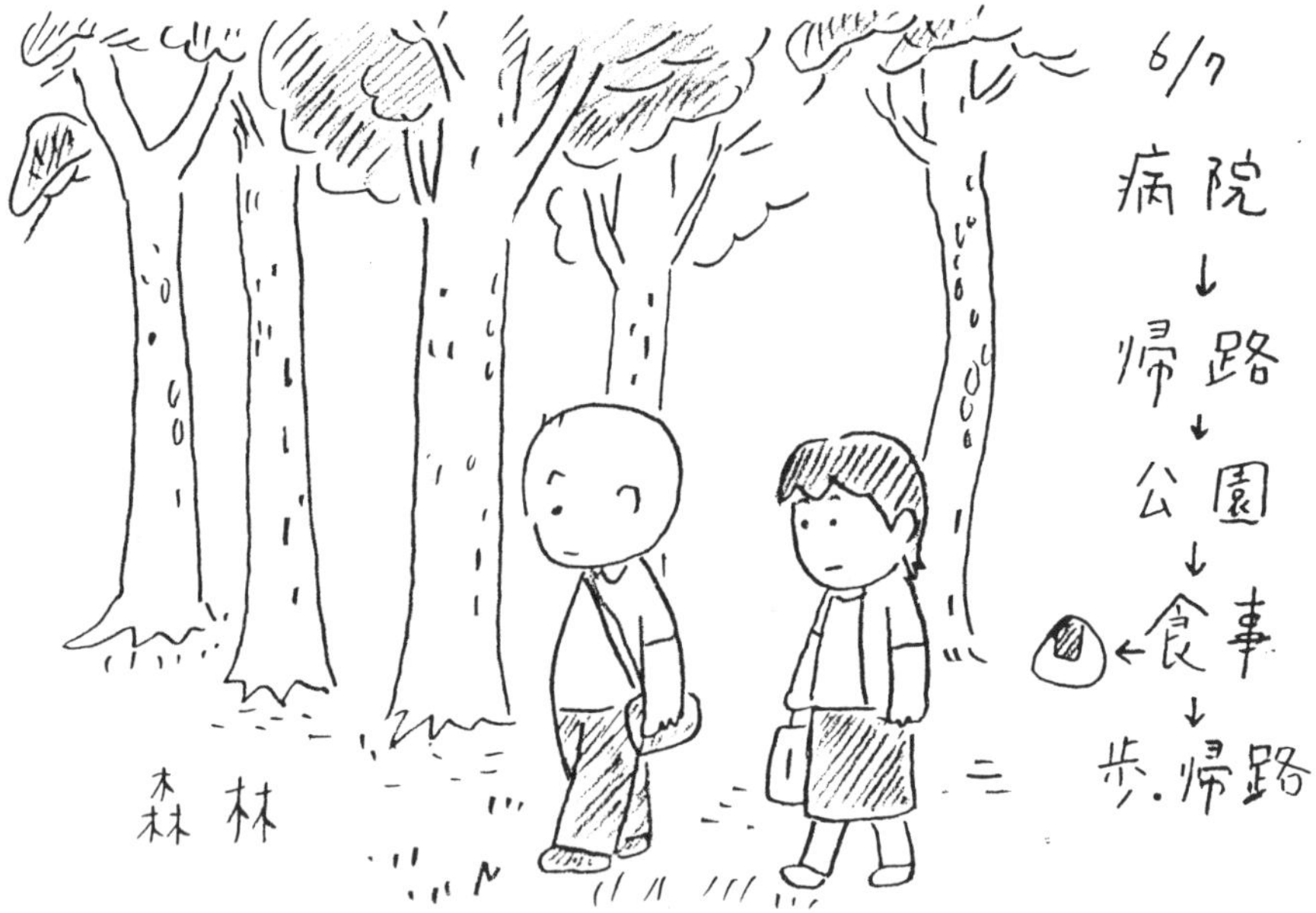

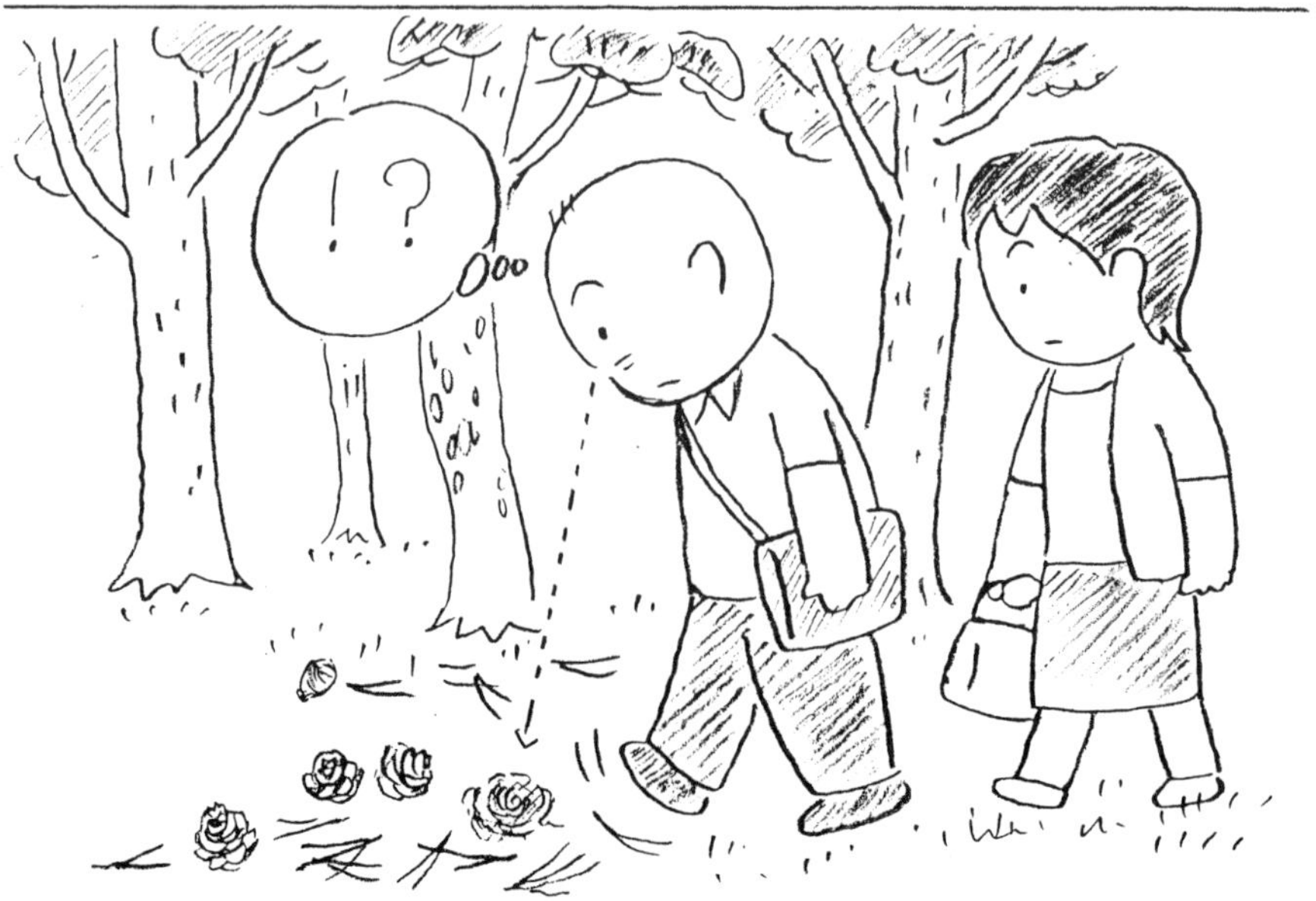

僕のある日の「日記」です。リハビリ前は、まず「日記帳の報告」から始まりました。「意思」や「出来事」など、「言葉」でＳＴさんに伝えられないので、主に「絵」と「漢字」で伝えました。「楽しい」ことばかりではなく、「心の悩み」もこの「日記帳」を通してＳＴさんに伝え、「元気」を「たくさん」もらいました。

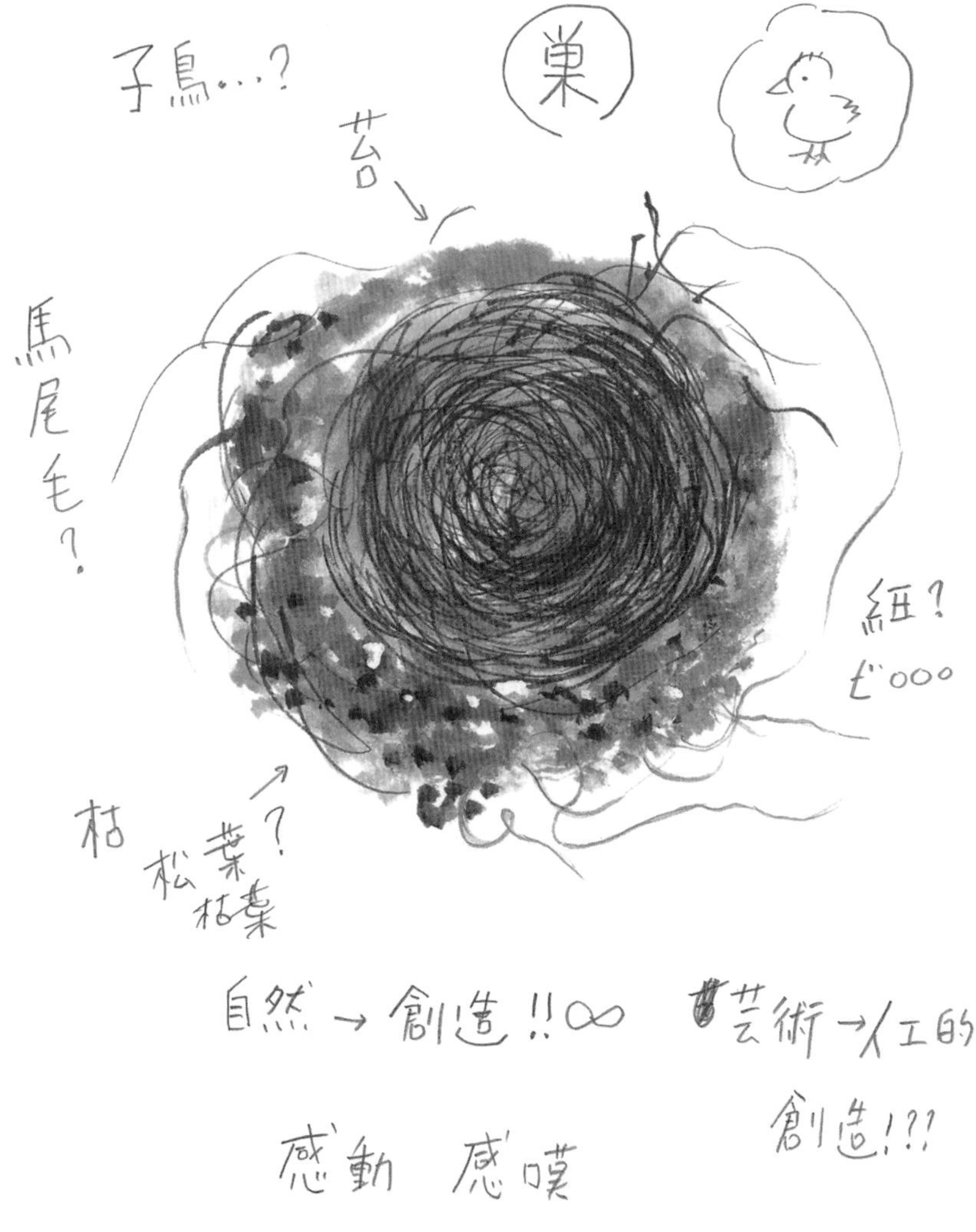
子鳥…?
巣
苔
馬尾毛?
紐?
枯
松葉?
枯葉
自然→創造!!∞
芸術→人工的
創造!??
感動　感嘆

言語リハビリ ⑰

すべてが「絶望的」に感じ、ひどく落ち込んでいた日、ＳＴさんが病院の「屋上」に初めて連れて行ってくれました。一緒に「青空」を眺めていると、「僕は生きている」という気持ちになり、「心」が少し「楽」になりました。「心のリハビリ」だったのかなあ。

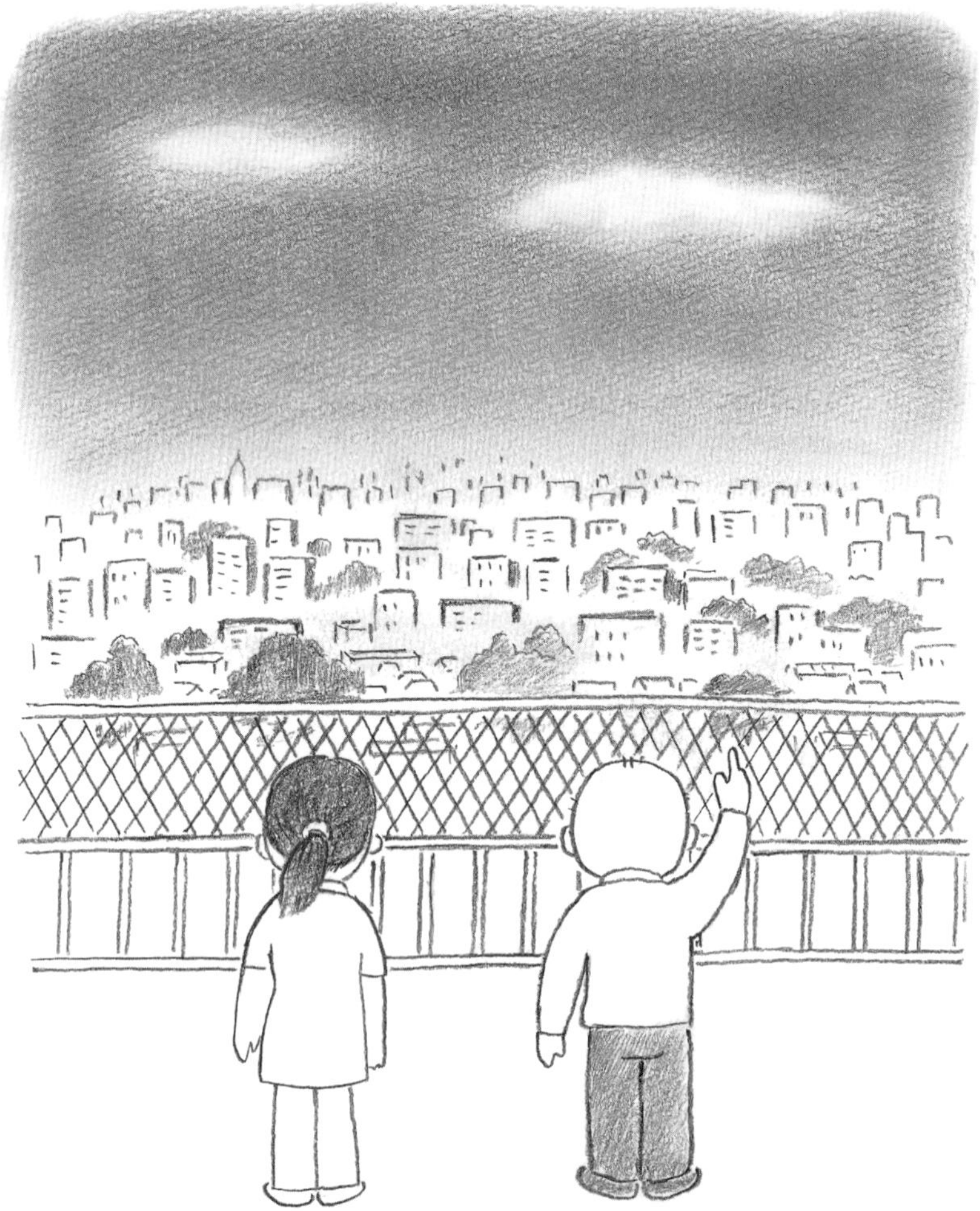

263-01487

「屋上」では、ＳＴさんと一緒に、「ラジオ体操」や「昔の遊びの石飛」をしました。「外での運動」は、とても「気持ち」よく、またＳＴさんと「同じ声」を出しながら、徐々に遠ざかるリハビリでは、「大声」を出したので「気分」がスッキリしました。

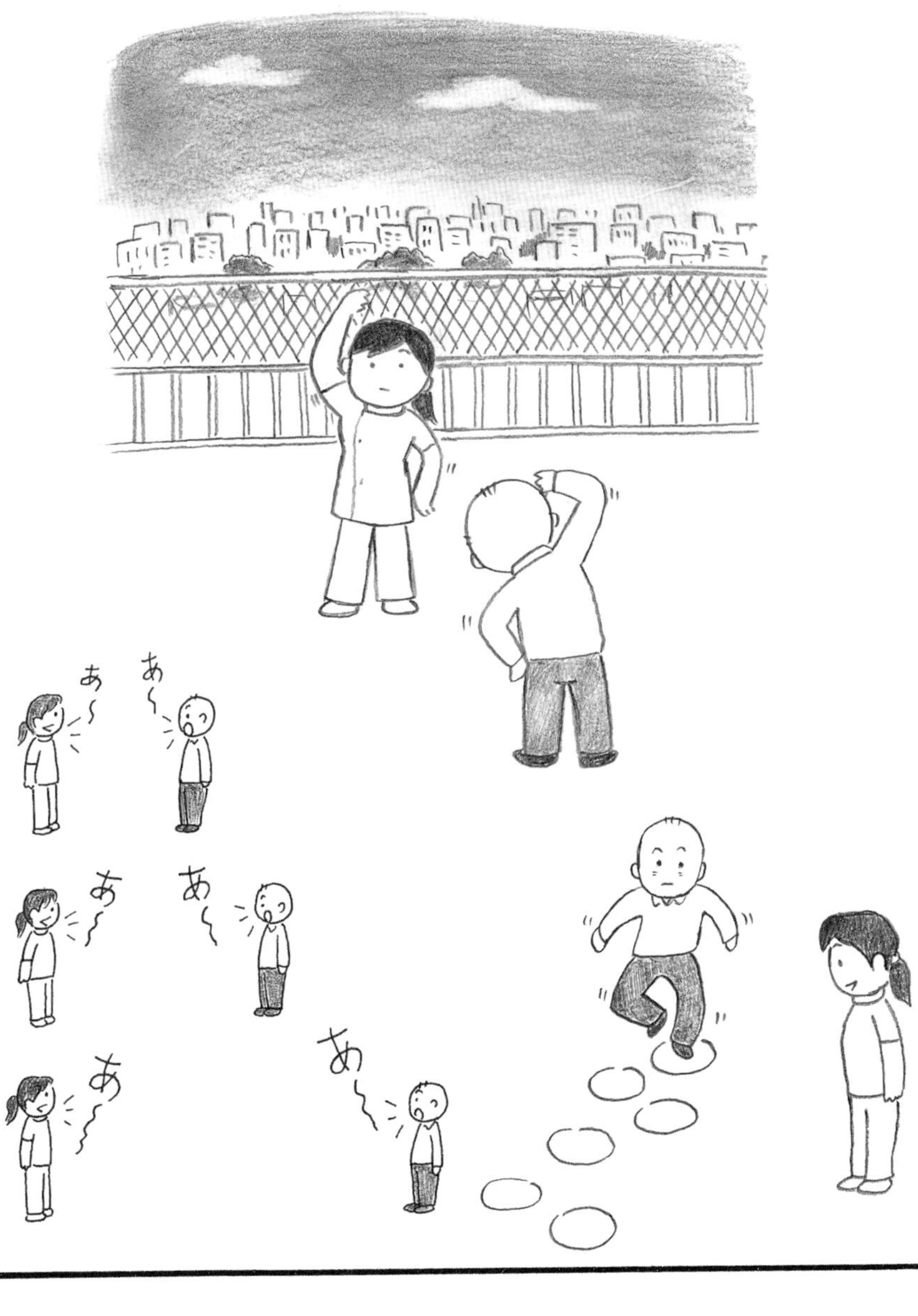

言語リハビリ ⑱

「最初の病院」では、リハビリを「約４年」受けました。その間に入会していた「失語症の会」も、「リハビリ終了」と前後して「脱会」し、その後から、徐々に「家」に閉じこもり気味になりました。四ヶ月間、誰にも合わず「見放された」ような思いで過ごしていましたが、「別の病院」でのリハビリが決まり、担当のＳＴさんに「思い」のすべてを聞いてもらいました。

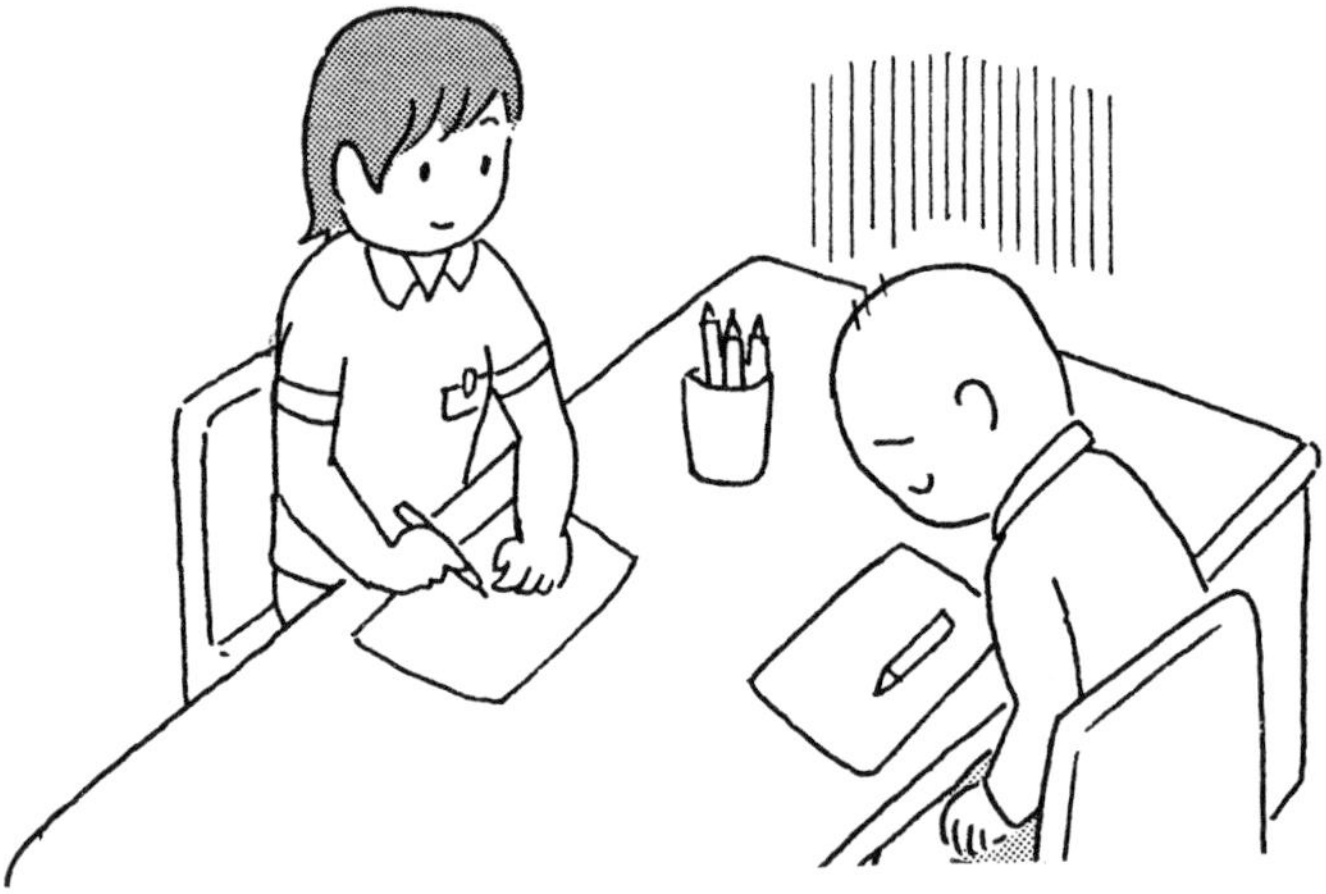

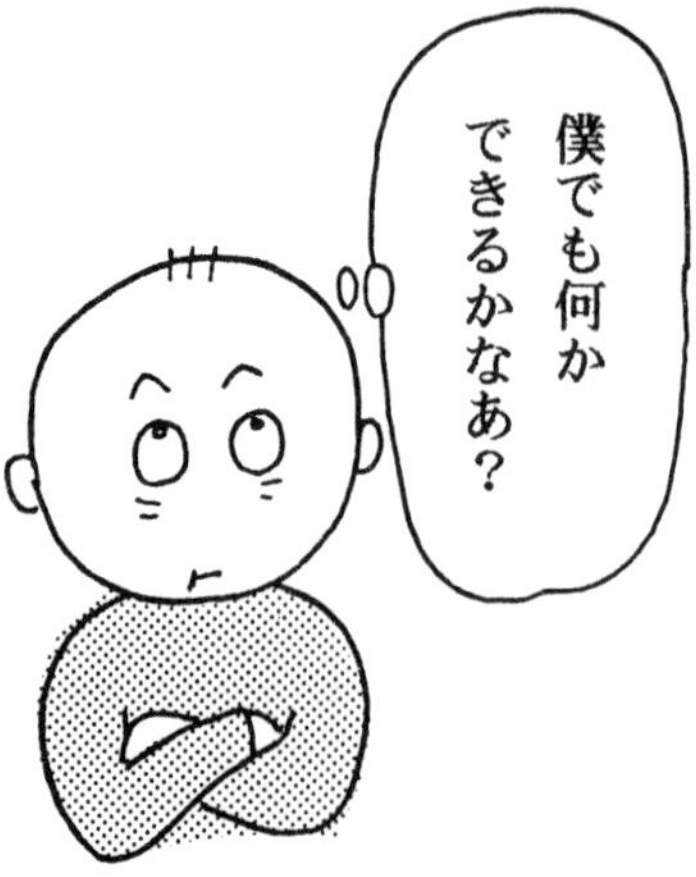
僕でも何か
できるかなあ？

一年間のリハビリでは、ＳＴさんに「辛さ、苦しさ」を打ち明け、気持ちが「楽」になりました。
また「助言」もしてもらい何かできそうな、「自信」も少し取り戻すことができました。

第4章

こころとからだの変化

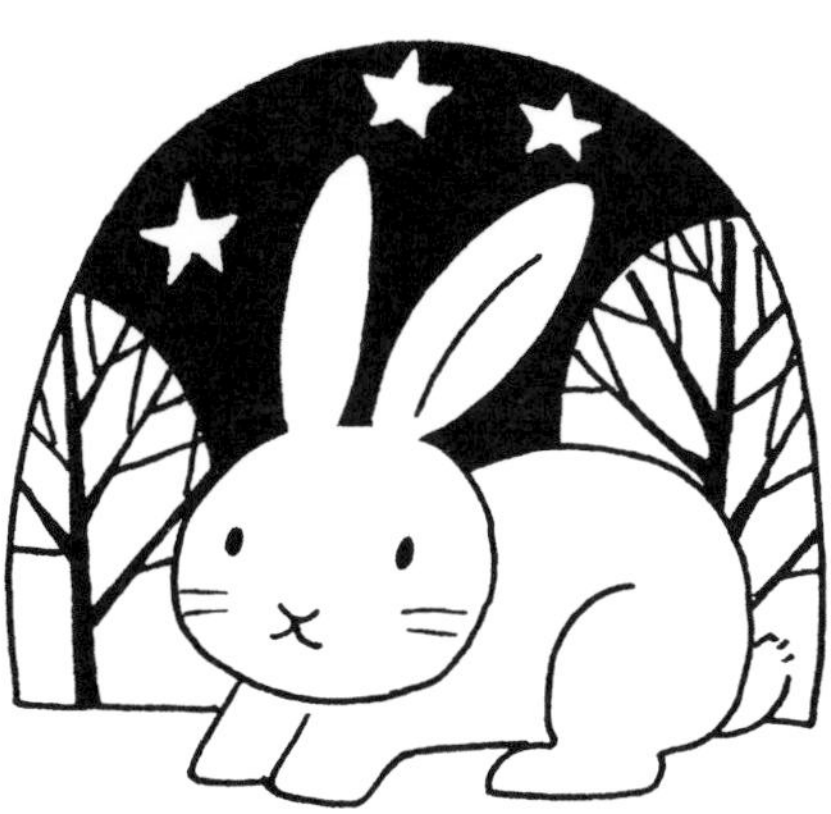

今でも、少し続いていること

「心と体が分離している」、★「自分を自分として認められない」、「自分ではない」みたいな感覚が、発症から「三年位」続き、今でもまだ「少し」残っています。このような「感覚」を「言葉や文字」でうまく「伝えられない」もどかしさがあります。

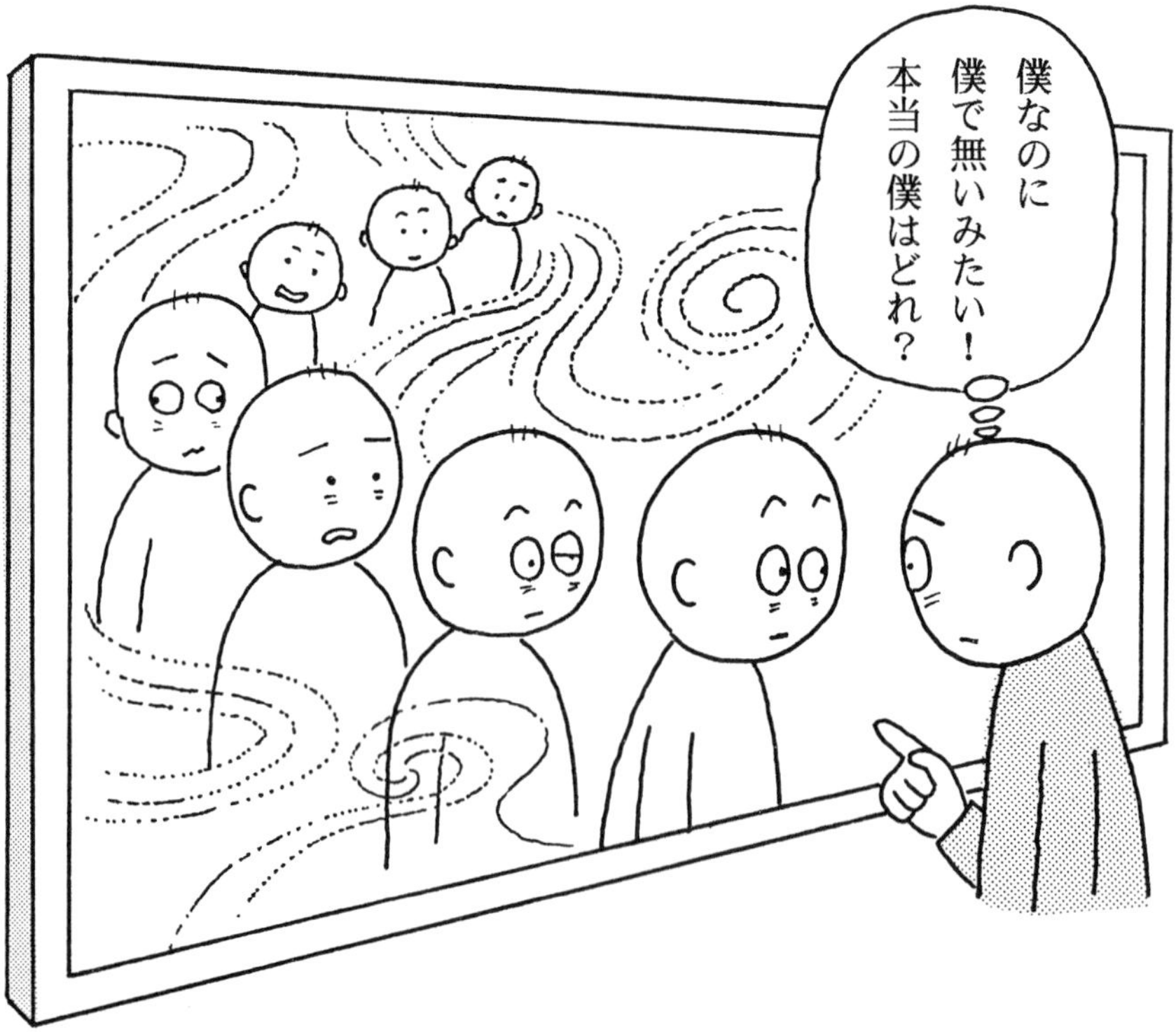
僕なのに
僕で無いみたい！
本当の僕はどれ？

★福元さんの病気は，“後天的”に生じた脳梗塞です．仕事をばりばりこなすお元気だった頃の記憶がありますので，「現在の自分」とのギャップに心を痛めておられたのだと思います．

263-01487

今でも、少し続いていること

「半分は自分で、半分は別人」、「心と体がバラバラ」、「自分の実感がない」と感じることもありました。「２～３年」続き、その後、少しずつ感じなくなりましたが、まだ「少し」は残っています。当初は「脳が原因」だと思い、自分の「頭を叩く」ことがよくありました。

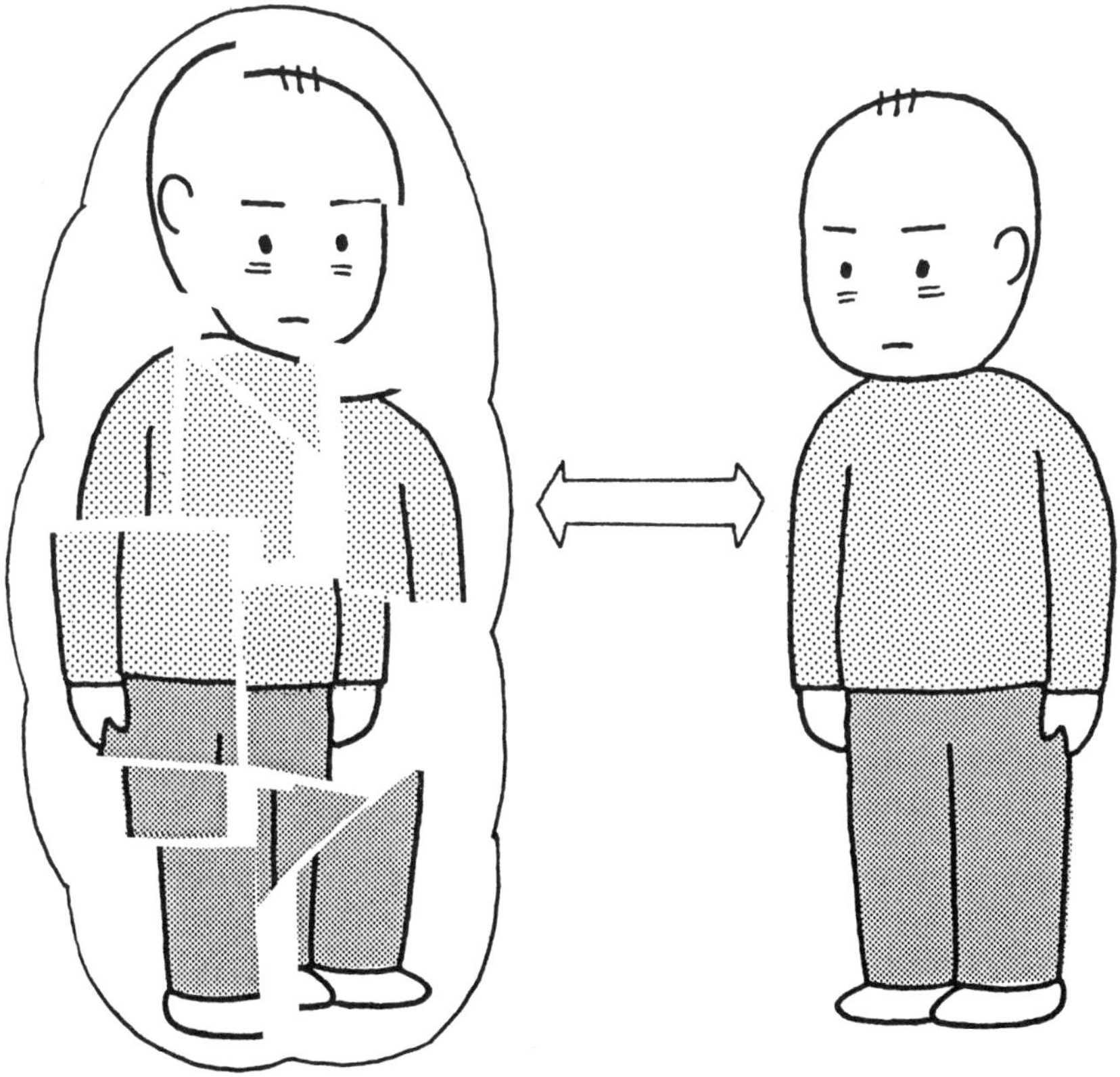

回復したこと

発症から半年位の間に、★「妻が妻でない」ような気がすることが、よくありました。「親近感が薄れた」感じです。「長い付き合いの知人が知人でない」ようにも、感じていました。「今」は、このように感じることは、殆どありません。

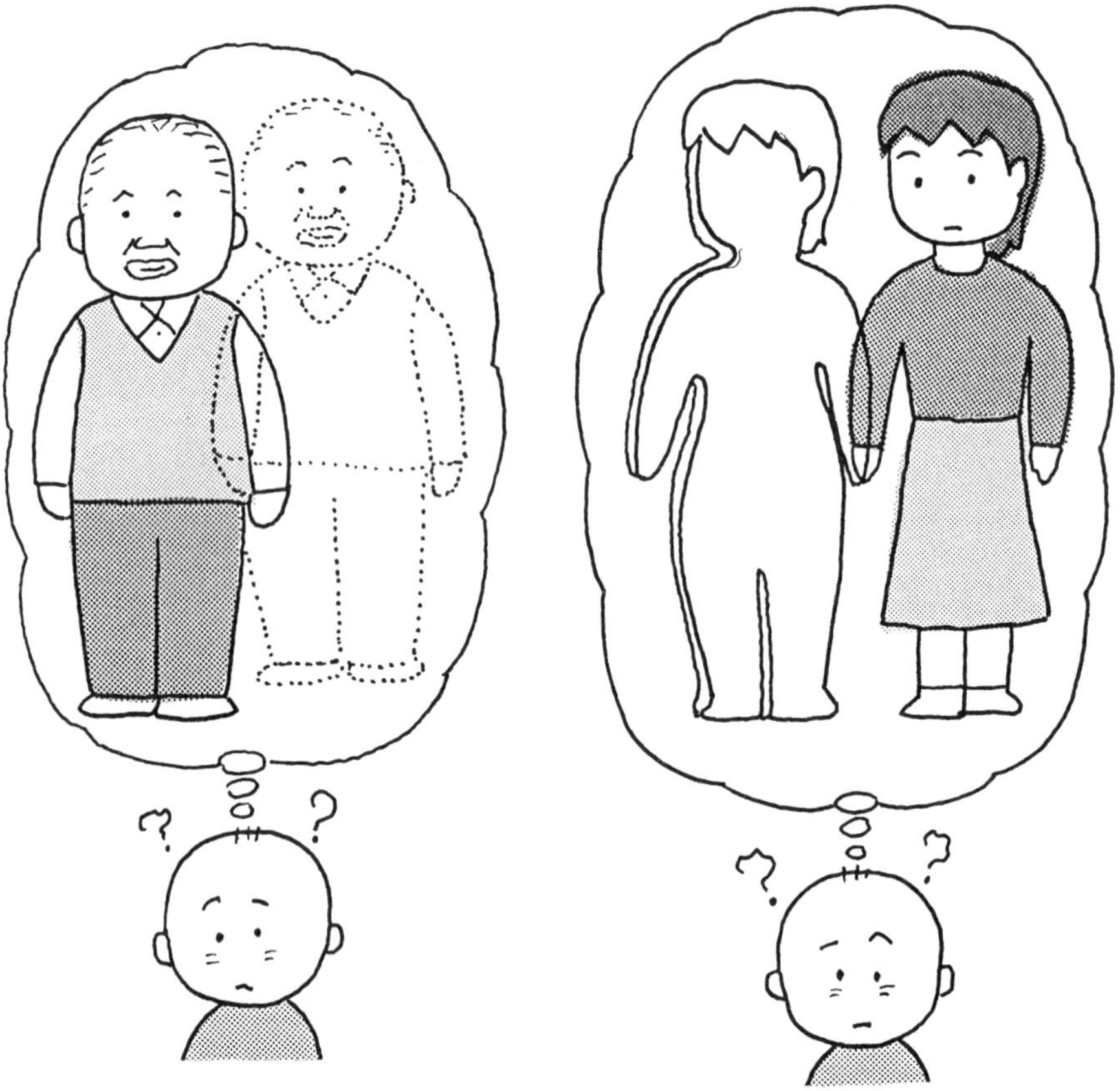

★通常、家族の顔をみると、私たちは親しみを感じます。目で見た家族の顔が、脳の奥深い辺縁系（喜怒哀楽など基本的な感情に関与）に到達して‘親しみ’として感じさせるのですが、この経路に損傷があると、‘妻のようだけど親しみがわかないので妻ではないのではないか’と感じることがあります。福元さんの病気発症後，間もない時期は、まだ脳も浮腫を起こし、このような病態があったのかもしれません。

263-01487

今も、続いていること

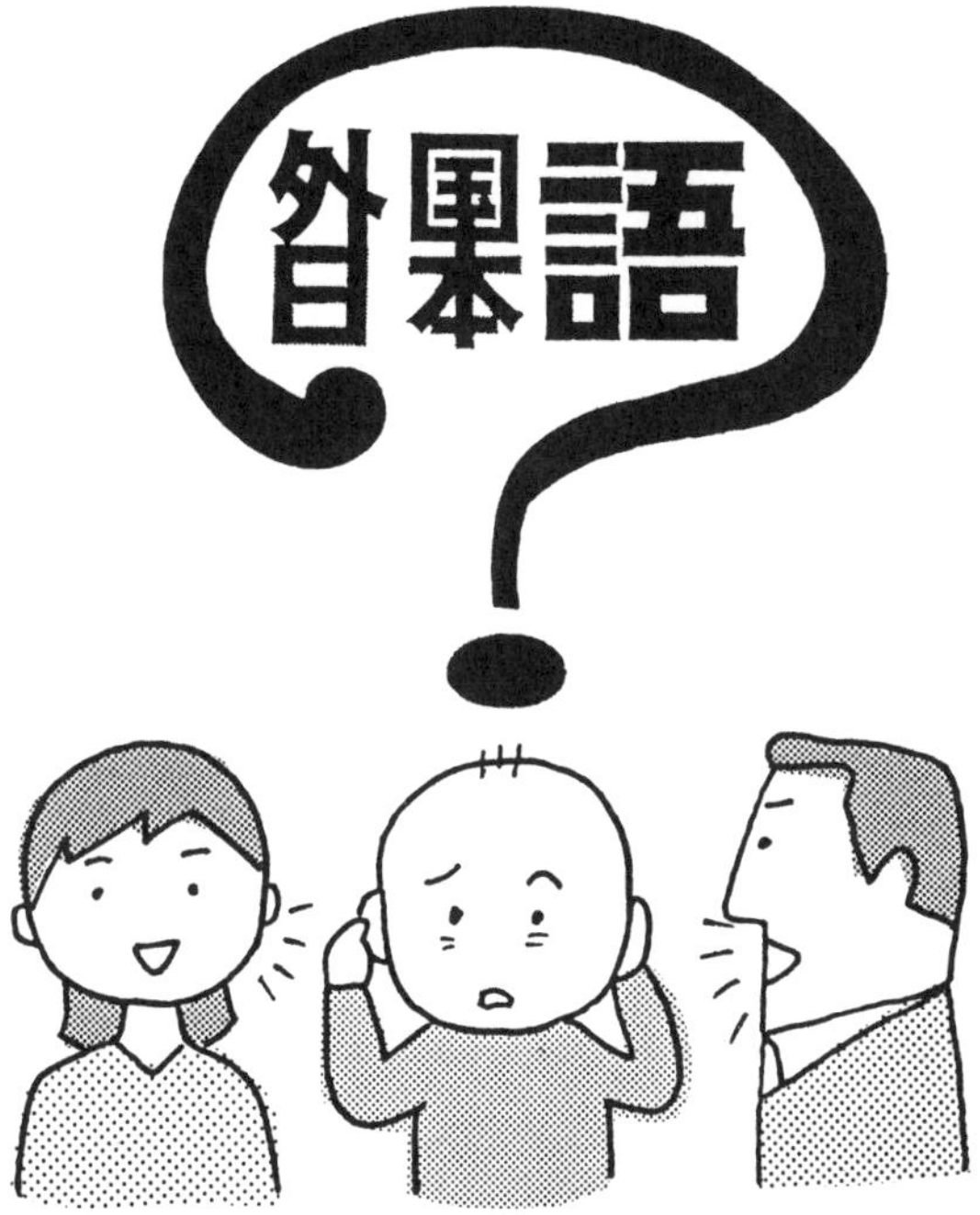

回りの人達の言葉が、「外国語のような初めて聞く言葉」に聞こえます。「何となく日本語かなあ」と思える時もありますが、「ハッキリ」とはわかりません。これは現在でも同じように感じています。

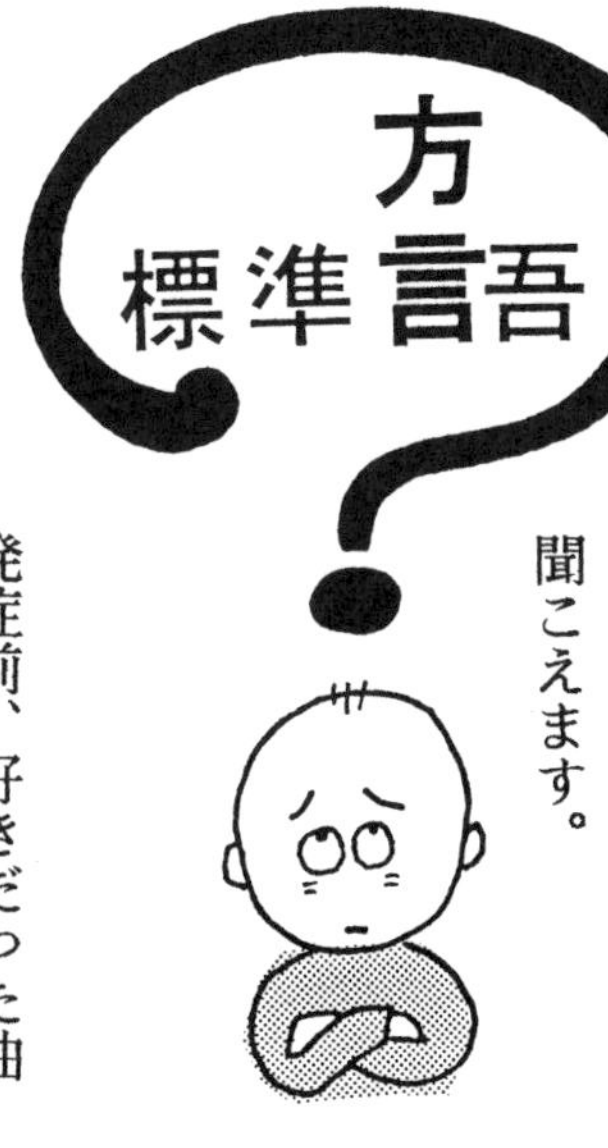

ＴＶのアナウンサーの言葉が「方言のように」聞こえます。

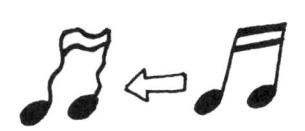

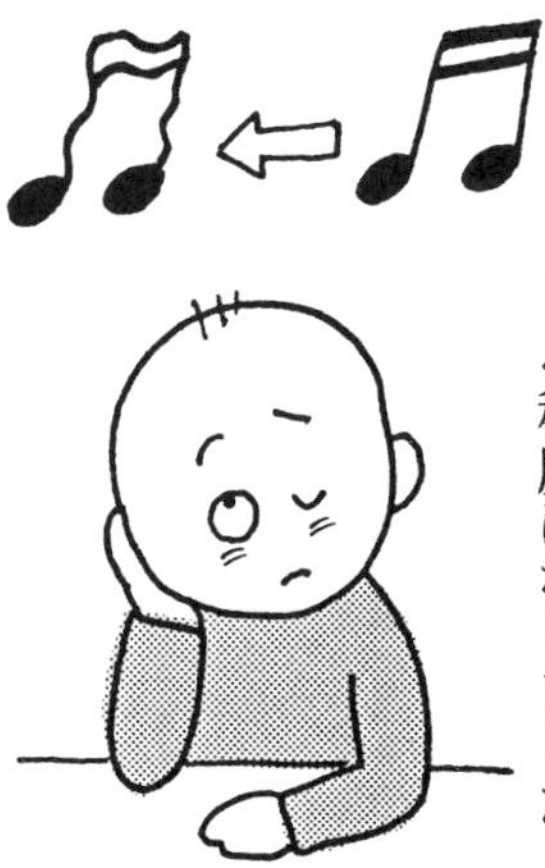

発症前、好きだった曲が、「どこかで聞いたことがあるなあ」と感じる程度になりました。

今でも、少し続いていること

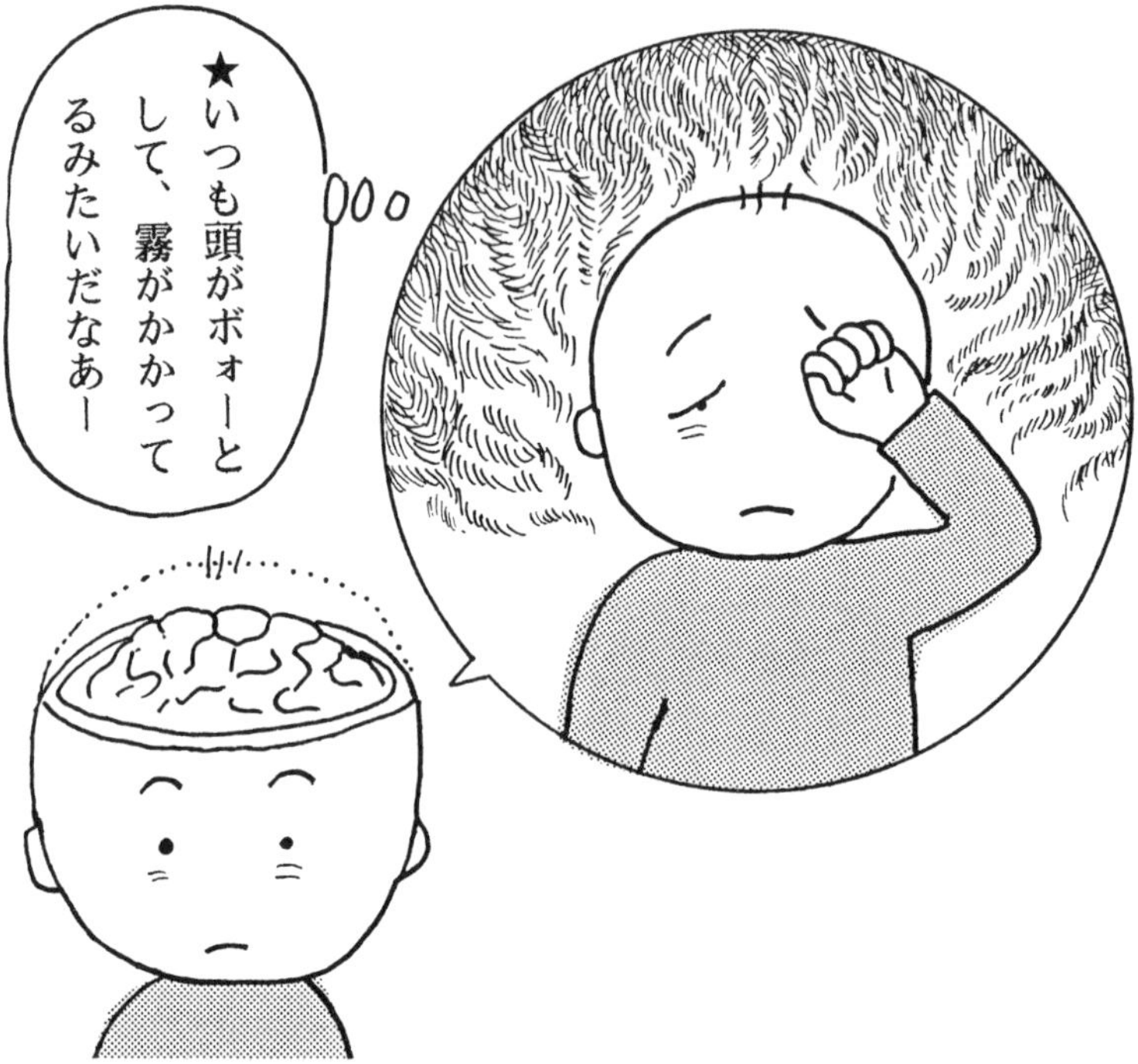
★いつも頭がボォーとして、霧がかかってるみたいだなあー

発症から一年位、「頭がハッキリ」しない状態が続きました。今でも年中、「寝不足状態」が続いています。「脳」が原因なのか、その後、服用し始めた「精神薬」が原因なのかわかりません。

スキッとしたいなあー

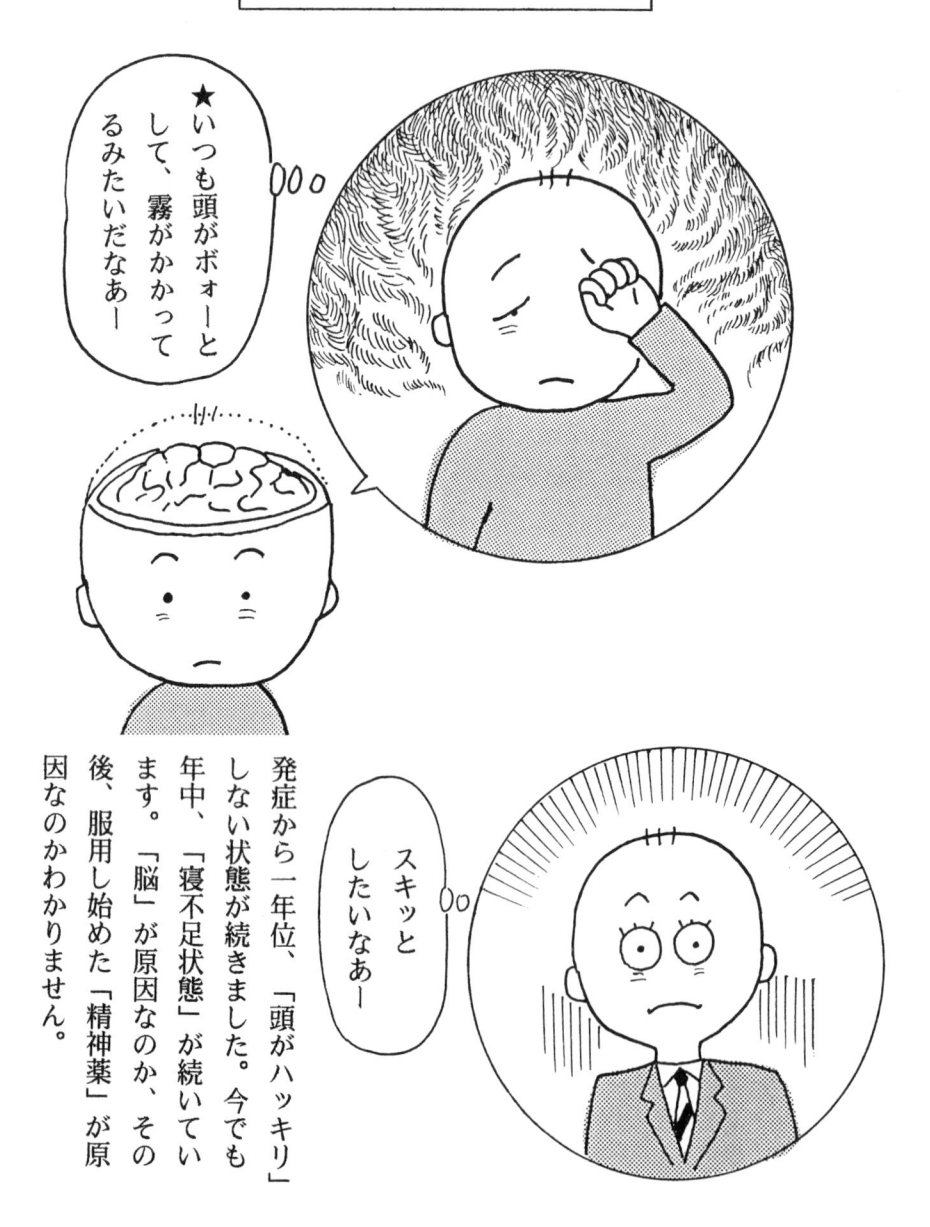

★脳の病気が発症してしばらくは、脳循環が本来の状況と異なるので、このような意識障害や時には異常言動、異常行動などの不安定な症状がみられます。専門的には、症状が一時的なので、通過症候群と言います。詳細は「参考６」（171 頁）をご参照ください。

263-01487

今でも、少し続いていること

発症から一～二年位、何も変わっていないのに「顔が変形」してるように感じたり、また歩行中、「酔っている」「地震で揺れている」と感じることがありました。今でもまだ少し感じます。

顔がむくんで
歪んでいる
みたいだなあ

フワフワと、
浮いてる感じ
がするなあ

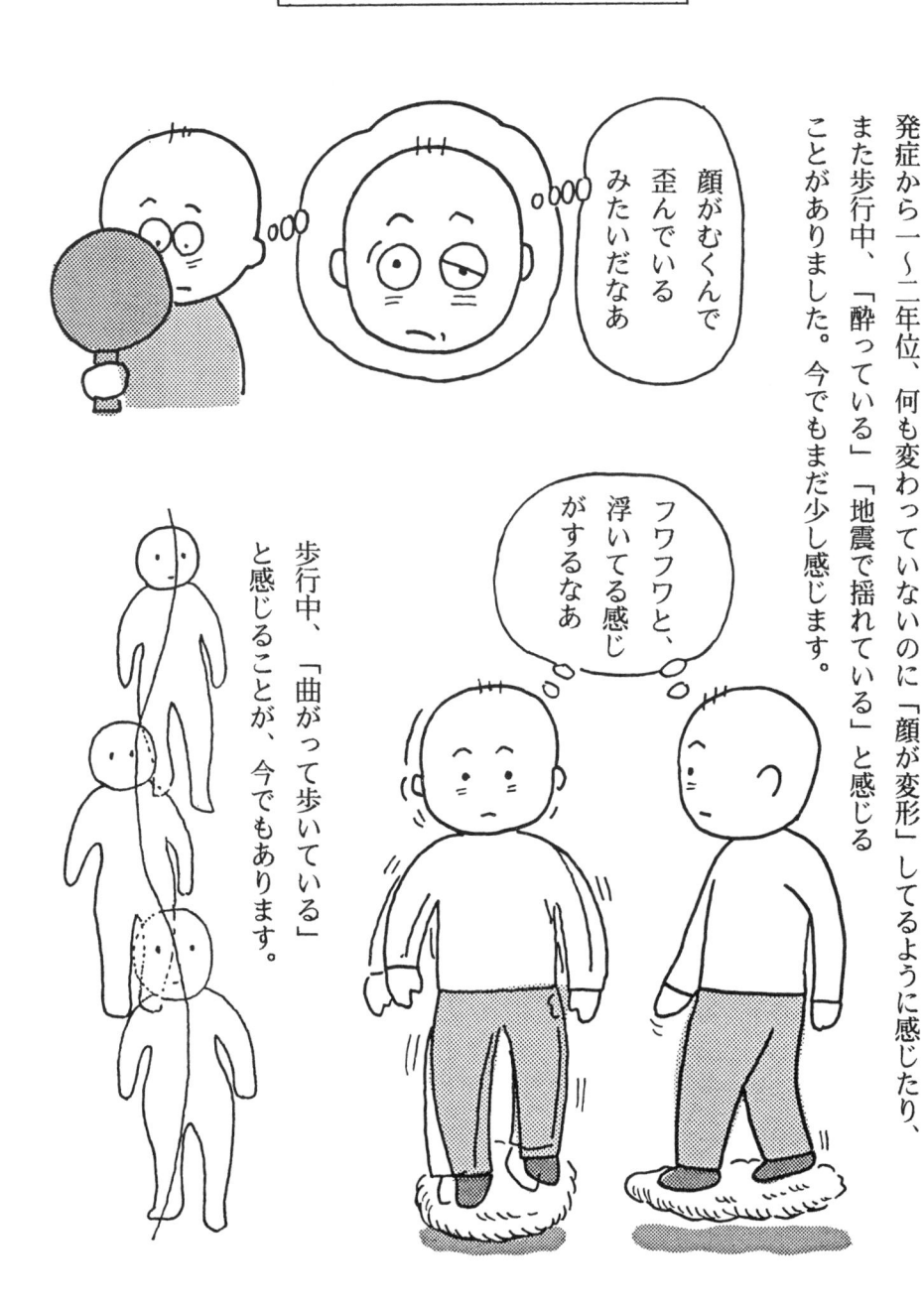

歩行中、「曲がって歩いている」と感じることが、今でもあります。

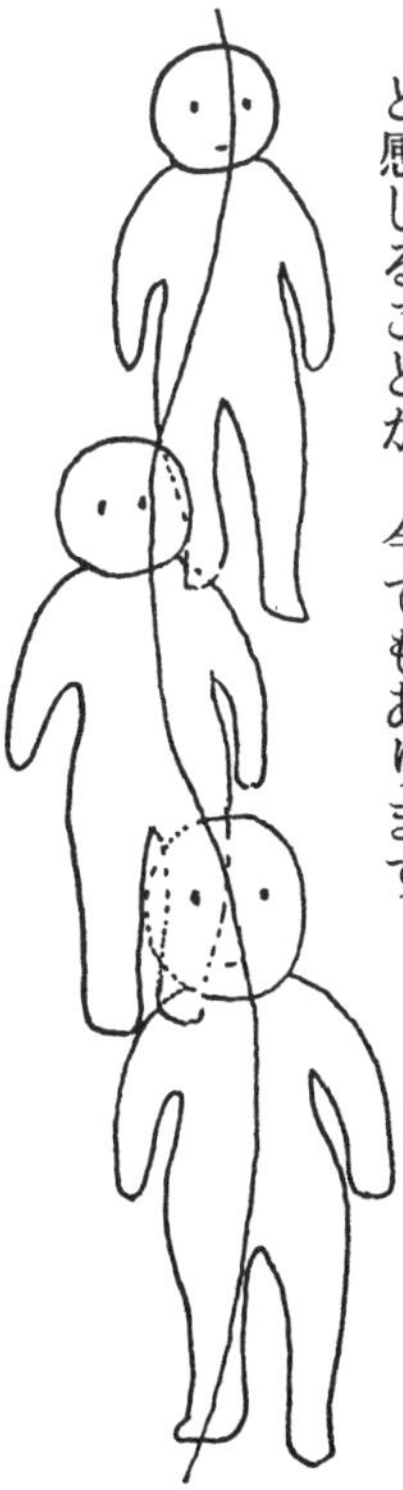

今でも、少し続いていること

「距離感」が、あまりつかめなくなり、少し狭い道を歩行中、「前方から来る人」や「物の間」の「通り抜け」が苦手になりました。発症から二年位は、つい「立ち止まる」ことが多かったのですが、「回数」は減っても、今でも少し「苦手」です。

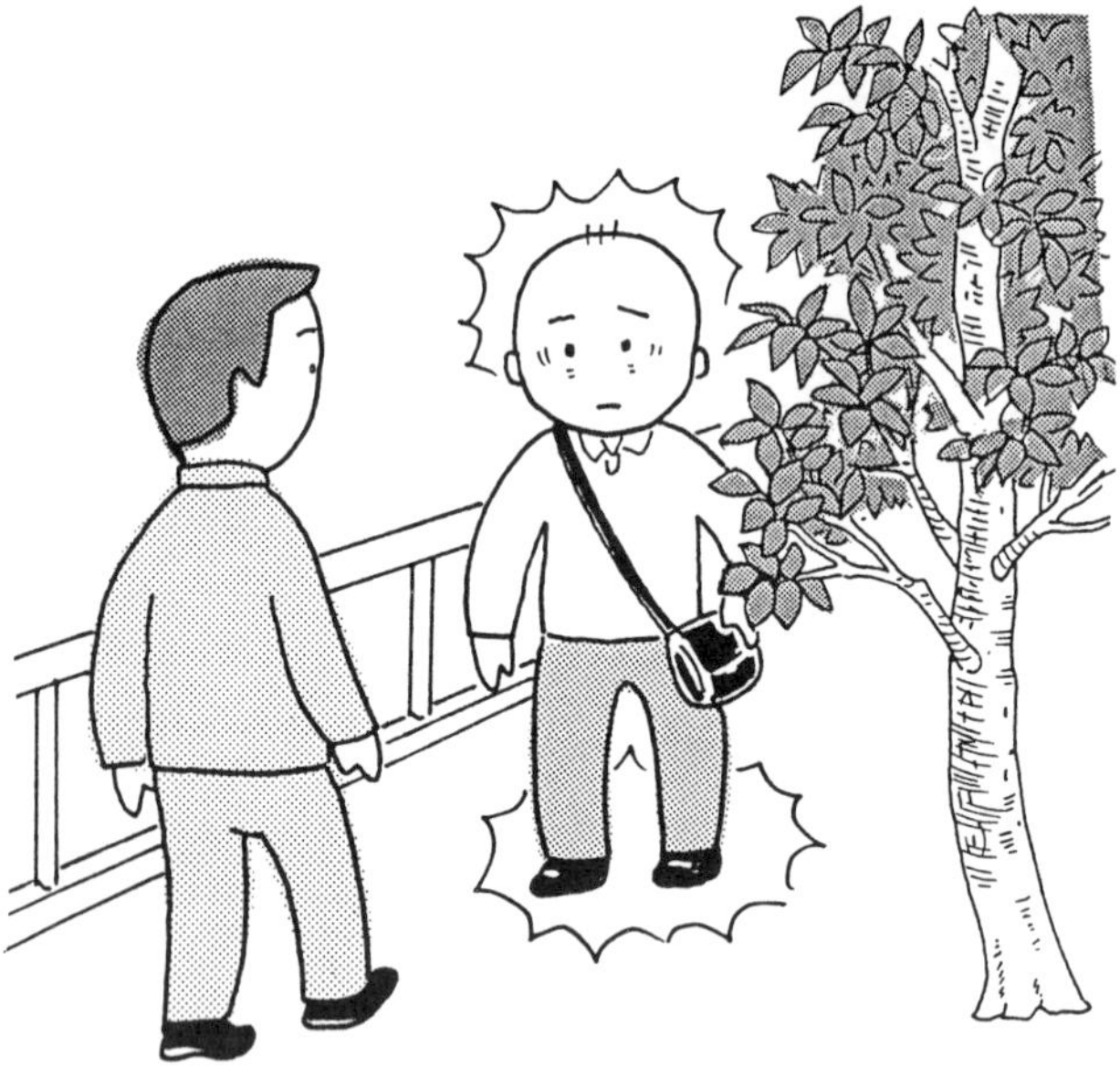

離れているのに、「尖った傘の先」が「目」に入りそうな「怖さ」が発症から二～三年続きました。今では以前程、「強く感じる」ことはありませんが、「恐怖感」はまだあります。

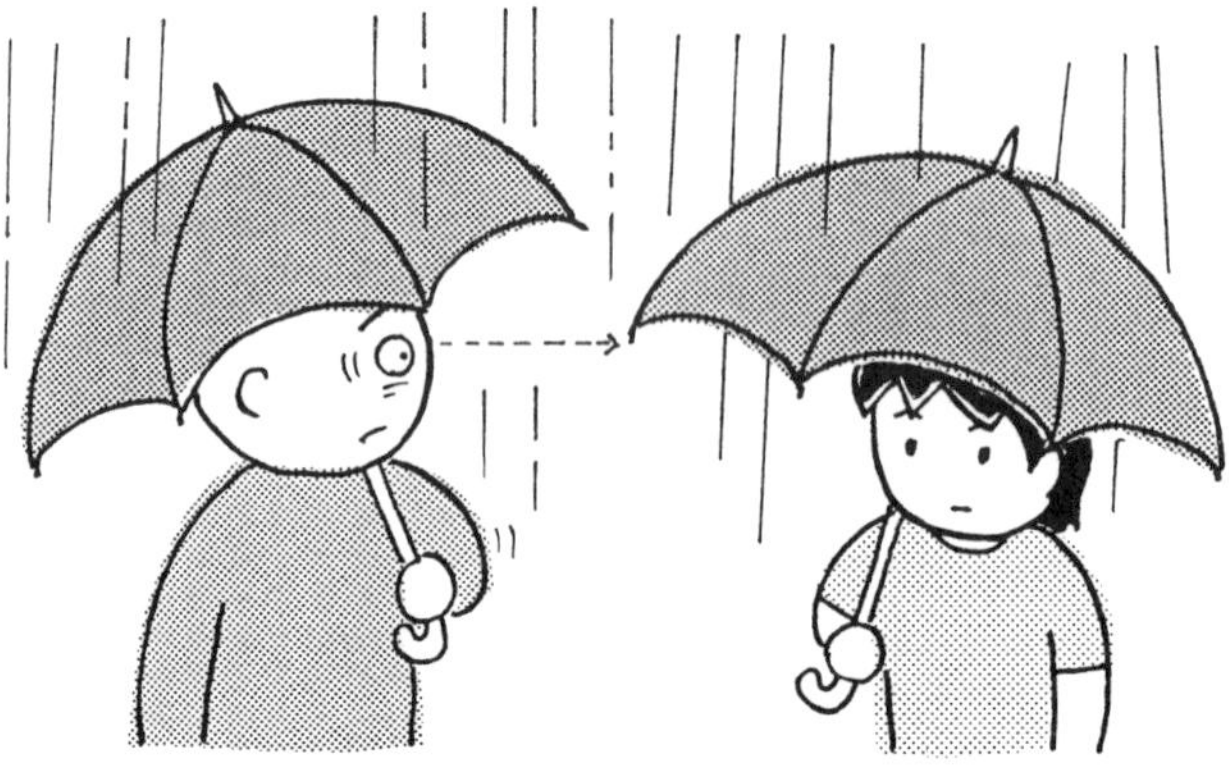

263-01487

今も、続いていること

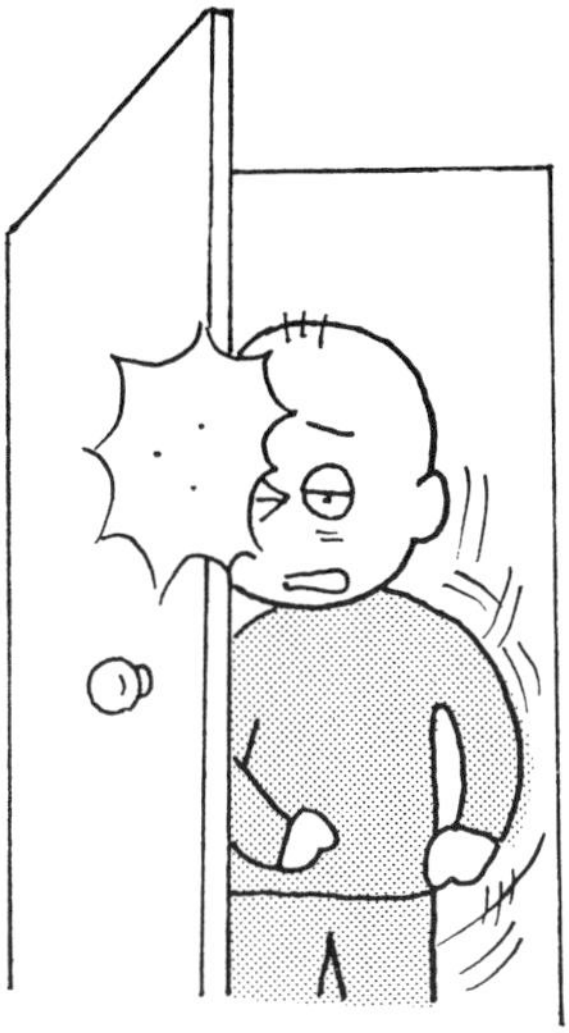

「室内」で、「通れる」と思った所が通れず、★「ぶつかる」ことがあります。

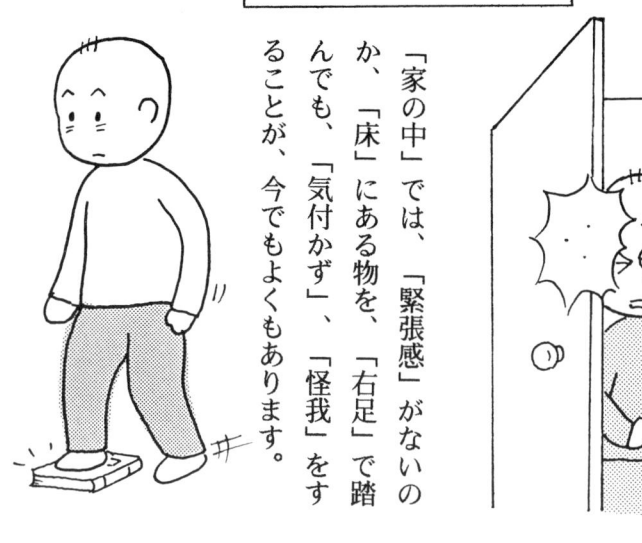

「家の中」では、「緊張感」がないのか、「床」にある物を、「右足」で踏んでも、「気付かず」、「怪我」をすることが、今でもよくもあります。

今でも、少し続いていること

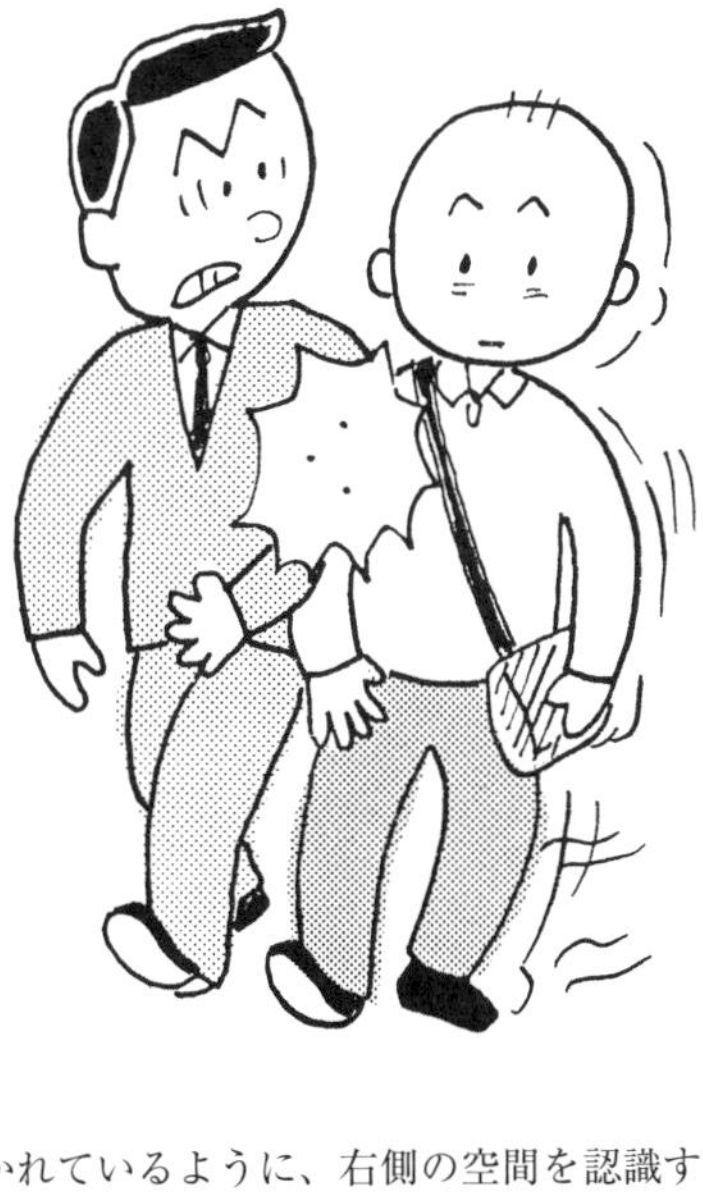

発症から一、二年は、歩行中「他の事」に「注意」がいってるのか、「人」にぶつかってても「気付かない」ことがよくありました。今でもたまにあります。

★この３枚の絵に描かれているように、右側の空間を認識することが苦手のようです。福元さんは左脳に障害があることから、反対の空間の認識がうまくいかないのだと思います。通常は、右大脳の障害で生ずる左半側空間無視という現象（「参考１（164頁）」）が一般的ですが、左大脳の障害では逆に、右半側空間無視という現象がこのように生活の一部で垣間見えることがあります。

今も、続いていること

発症以来、「同じ障害者」同士、「言葉や文章」で「悩み」、「辛さ」を「共有」できず、「一人」で抱え、落ち込んでしまいます。今のように少し「前向き」になるまでには「長い時間」が「必要」でしたが、「心の問題」は今でも多く抱えています。

「ひとりぼっち」のような「孤独感」、「一人取り残された」ような「孤立感」が、発症以来、ずっと続いています。

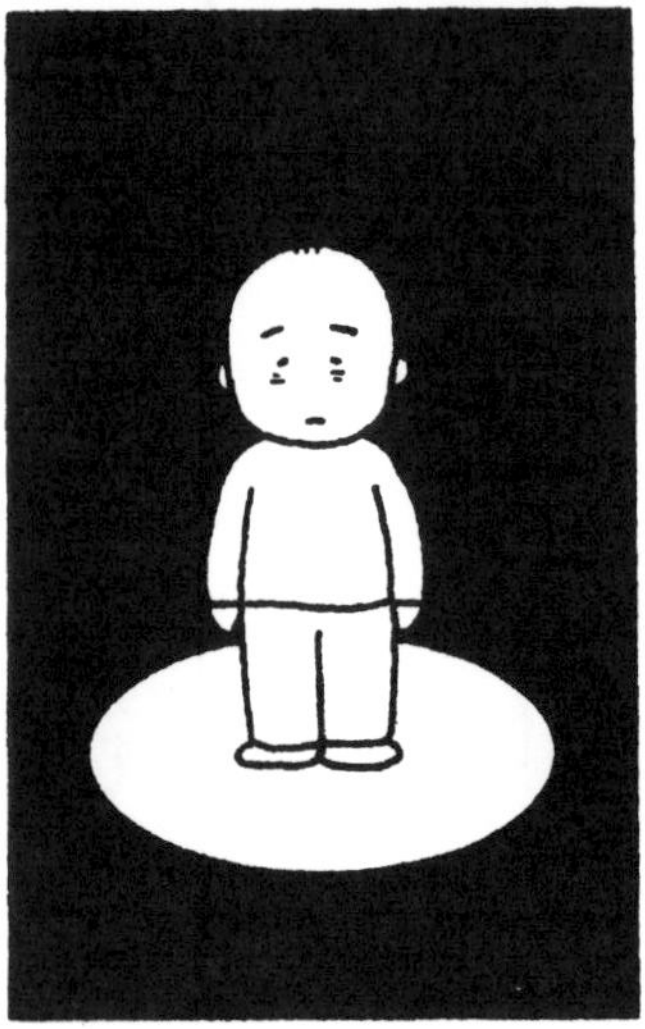

周囲から、「閉ざされ」「閉ざした」感じの、「社会」からの「疎外感」をいつも感じています。

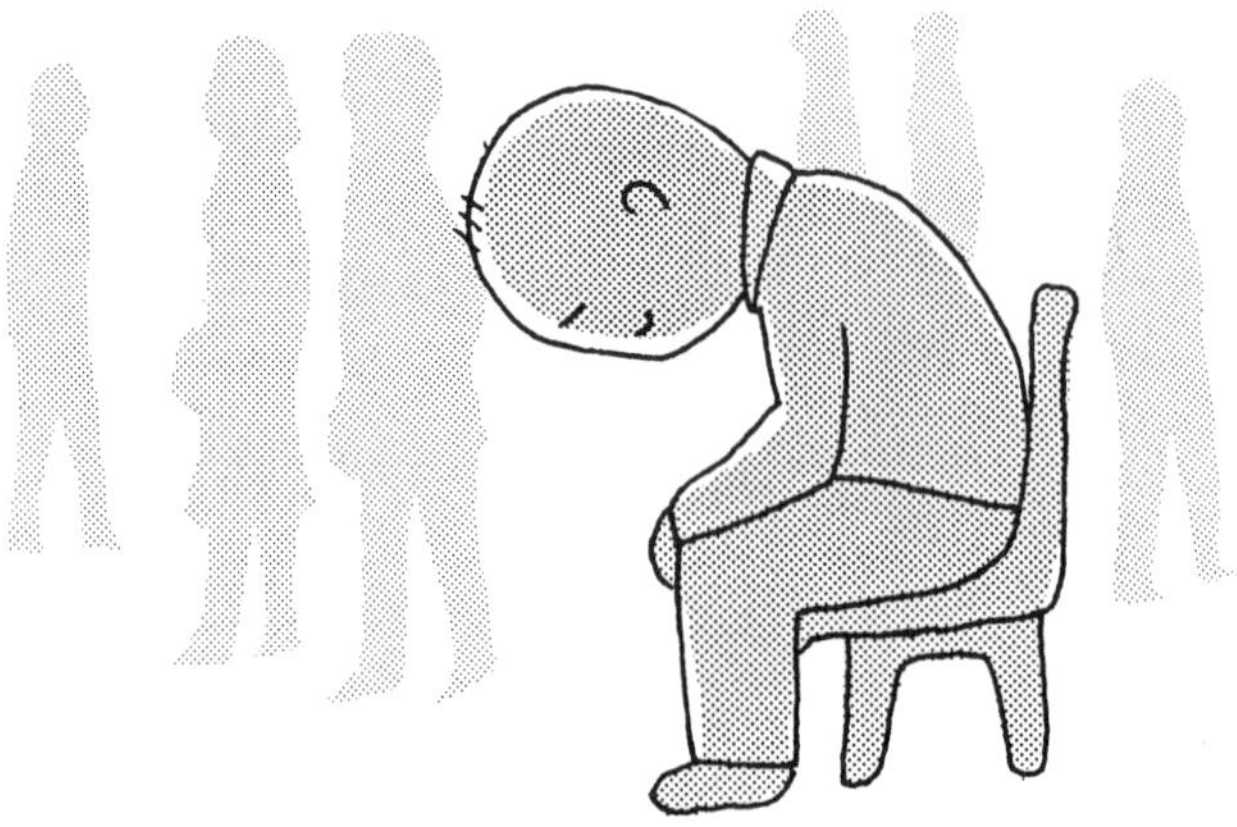

263-01487

今でも、少し続いていること

「障害を受容」できず、すべてが「絶望的」に感じました。「最近」になり、「少し受容」できるようになりましたが、まだ「時々」感じることがあります。

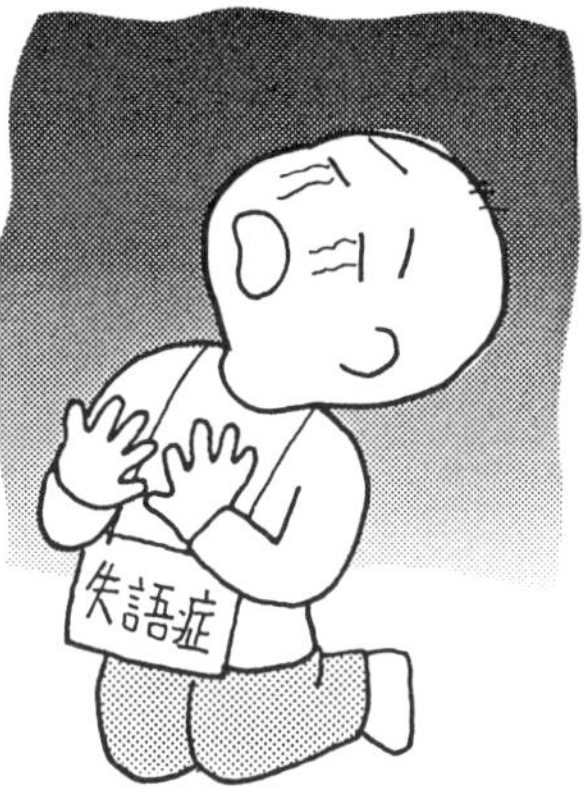

「自信喪失」で「無気力」になり、何も「手に付かない」状態が続きました。以前よりは「回復」してきましたが、「ささいな事」で「自信喪失」になることが、今でもよくあります。

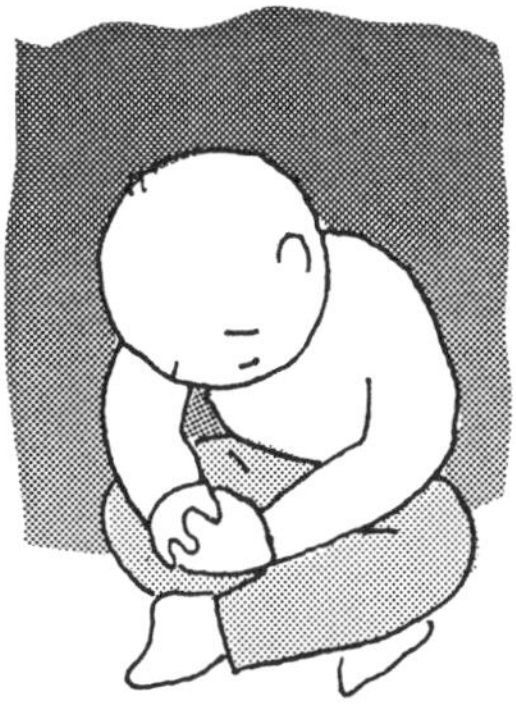

「ポッカリ」「心に穴」が開いたような「空虚感」で、「悲観的」になることが多くありましたが、今ではあまり感じなくなりました。

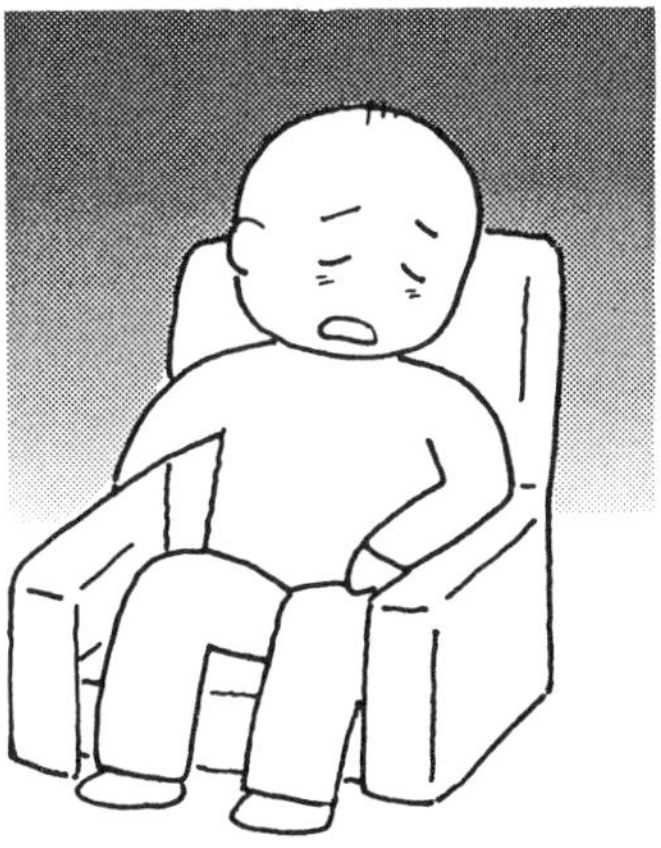

今でも、少し続いていること

発症初期は特に、「障害の受容」ができない中で、「再発」を恐れながら「不安」な気持ちで過ごしていました。「仕事の復帰」、「生活」の問題もあり、様々な「悩みや思い」、「障害の辛さ」を打ち明けることもできず、「家」に「閉じこもる」ことが多くなっていきました。「見えない障害」で「誤解」も多く、「自己と他者」の関係も徐々に壊れていきました。今でも「周囲の誤解」は感じています。「現在」は、少し良くなったこともありますが、8年経った今でも、「仕事復帰」への思いがあり、また「心の問題」を抱え「治療中」です。

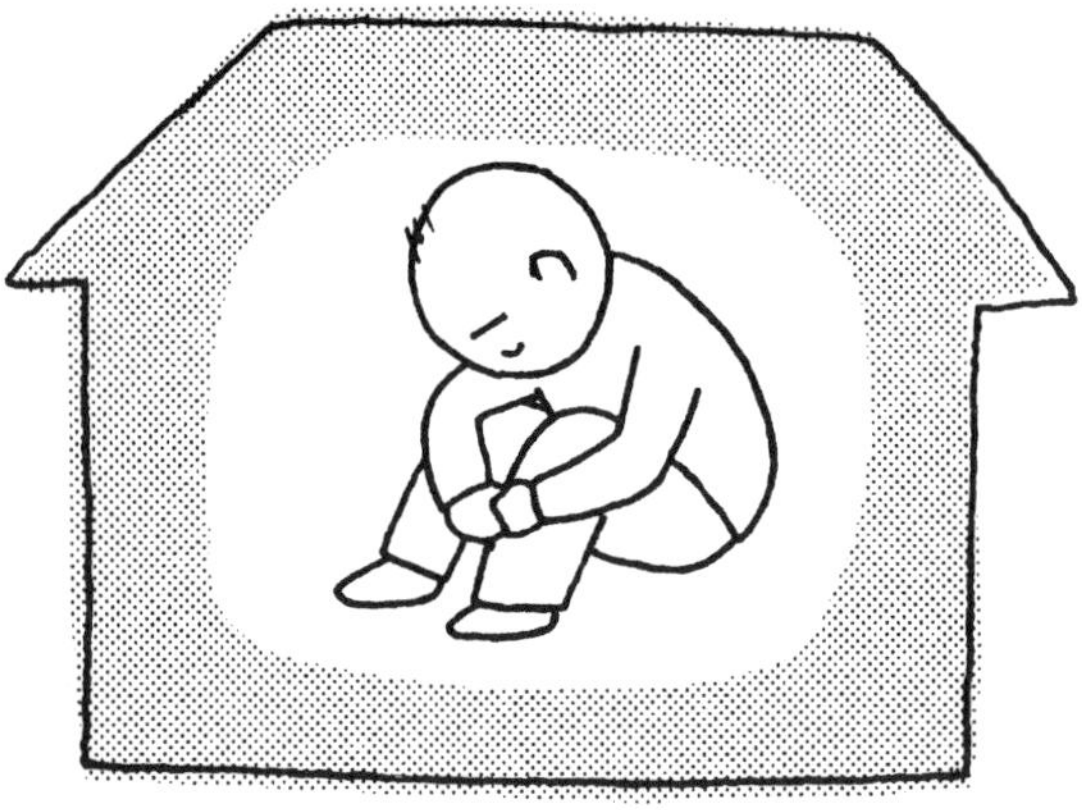

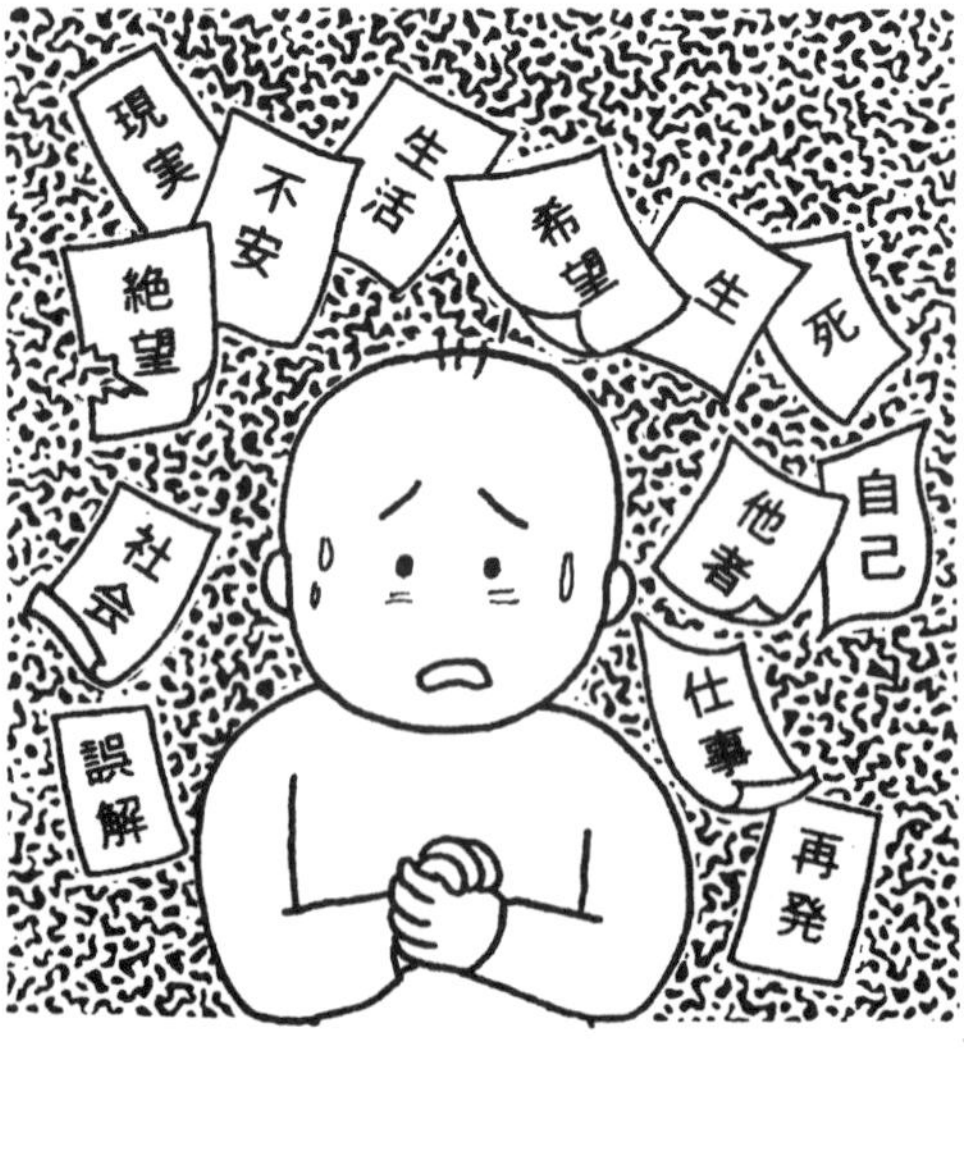

263-01487

今でも、少し続いていること

「家」に閉じこもっている時は、「社会」と関わりたいけど、「一人」では手立てが見つからず、「社会」からも閉ざされてしまい、「独房」に入っているように感じました。今でも「一人」では、「社会」と関われませんが、「独房」に入っているようには、あまり感じなくなりました。しかし、「孤立感」は今でも続いています。

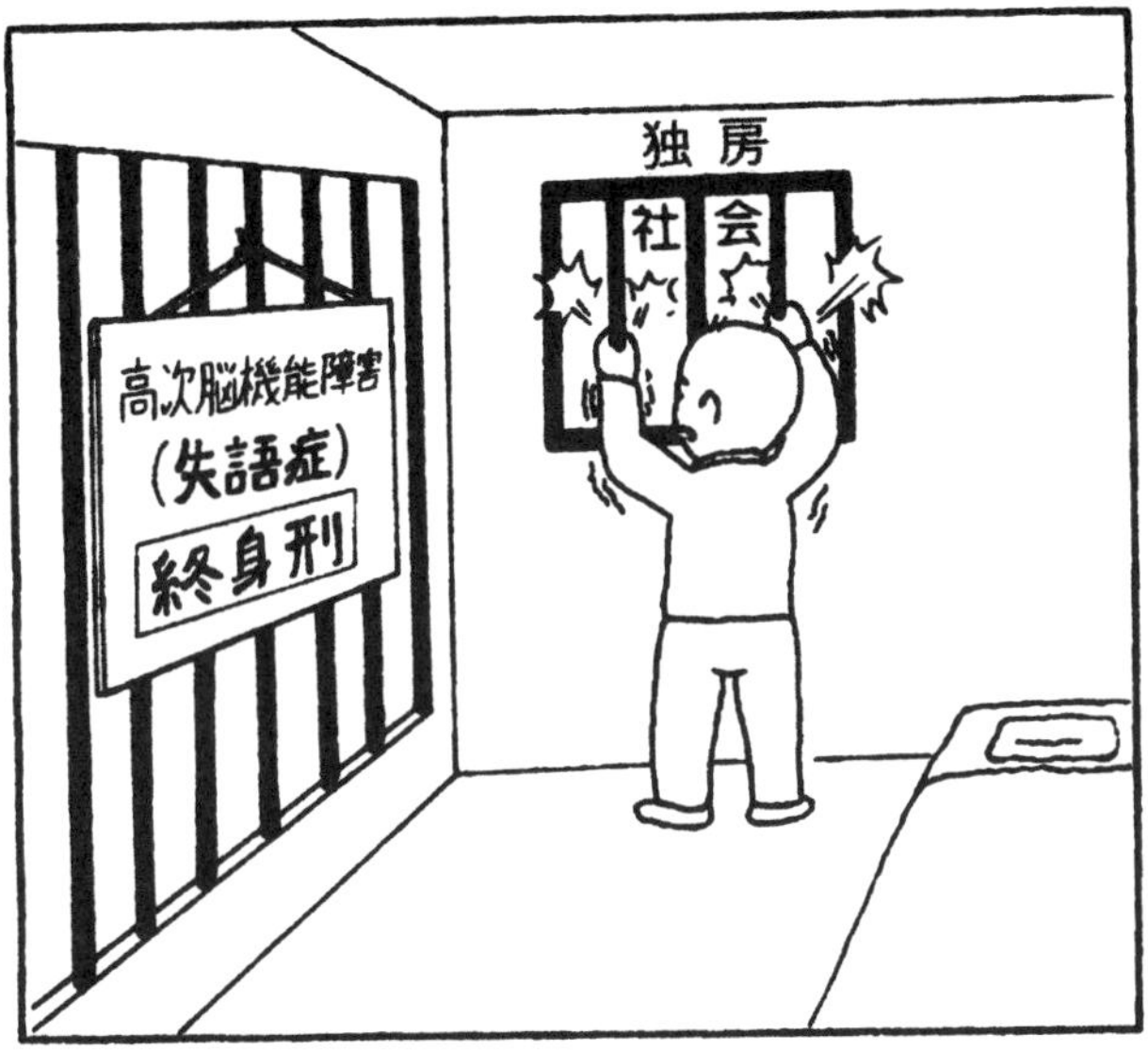

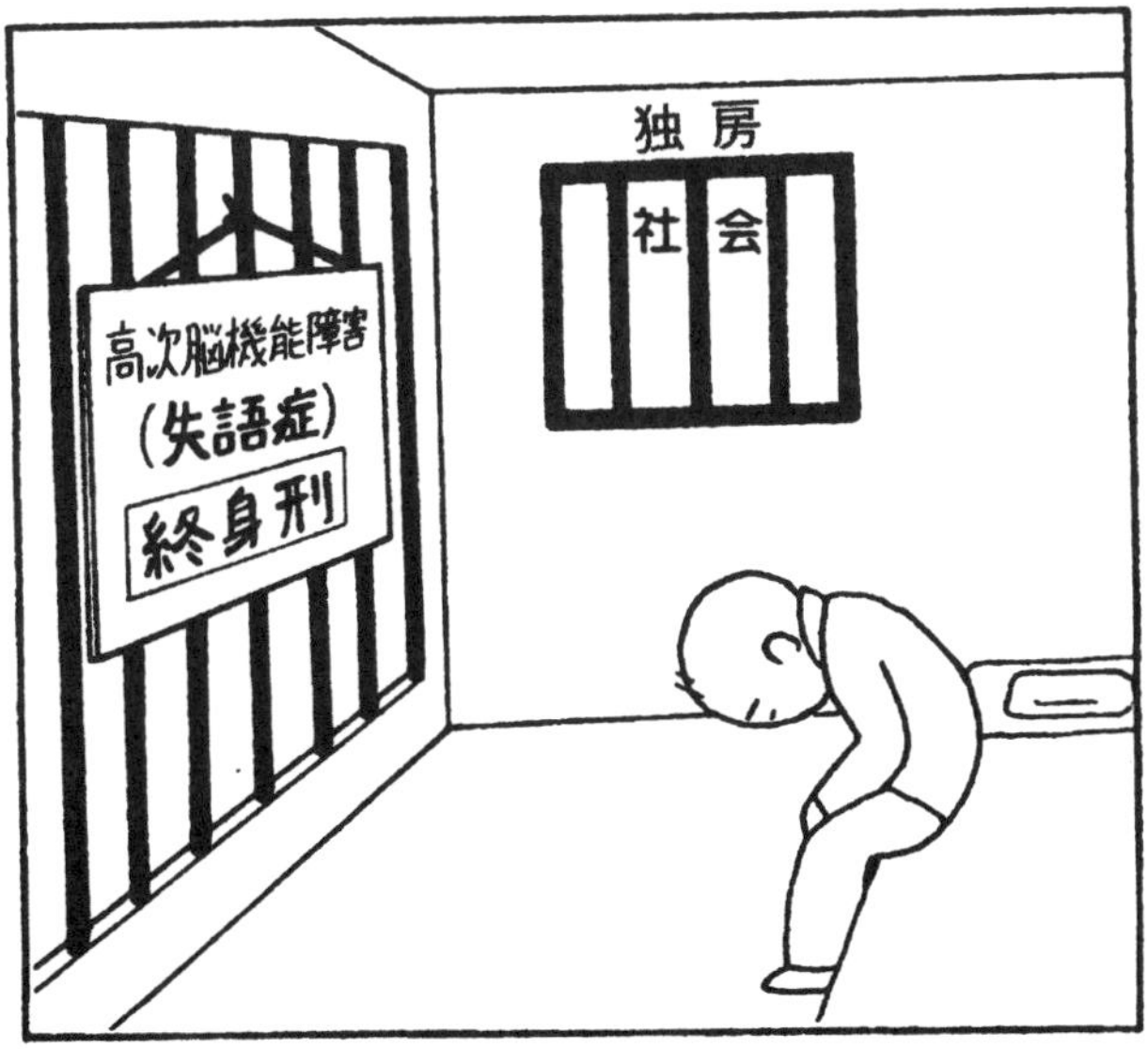

今も、続いていること

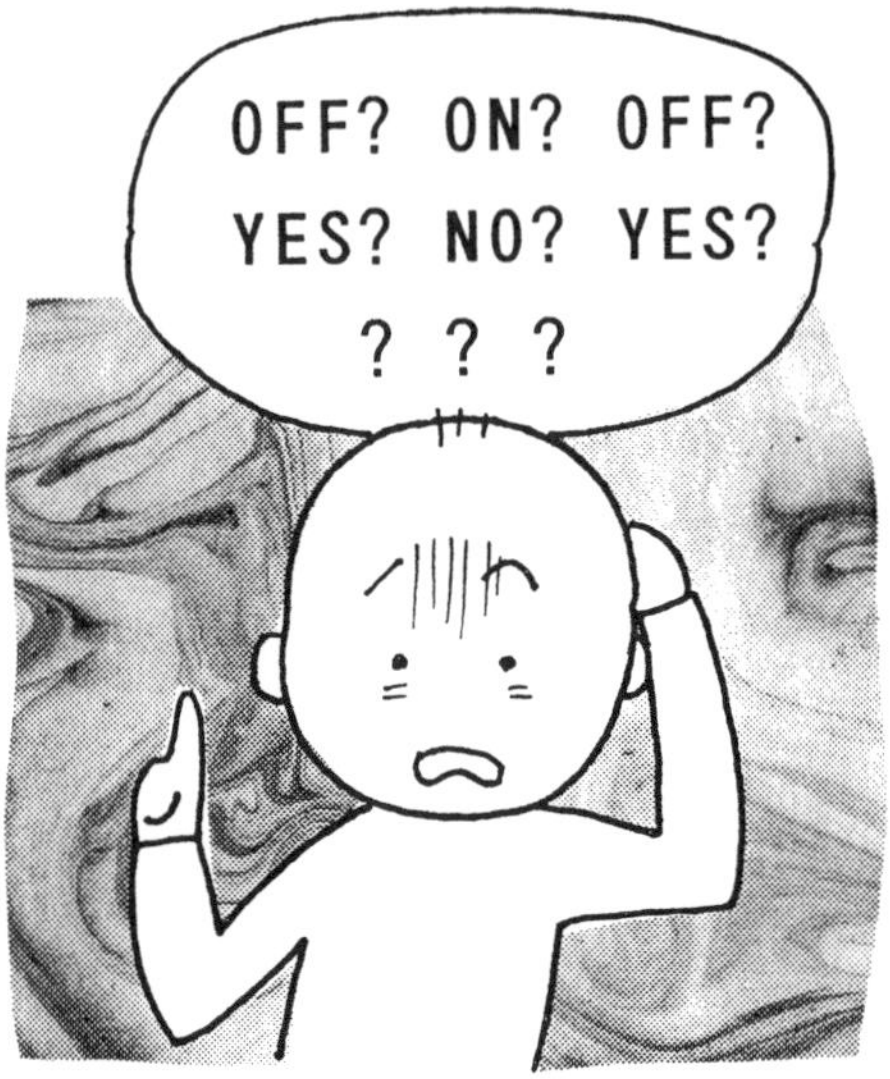

★「決断力」「判断力」が衰え、ささいな事でも迷って、「決められない」ことが多くなりました。お店での「洋服選び」でもなかなか「一つ」に決められず、また「病院」での手続きの「手順」も、次に何をしたらいいのかわかりません。

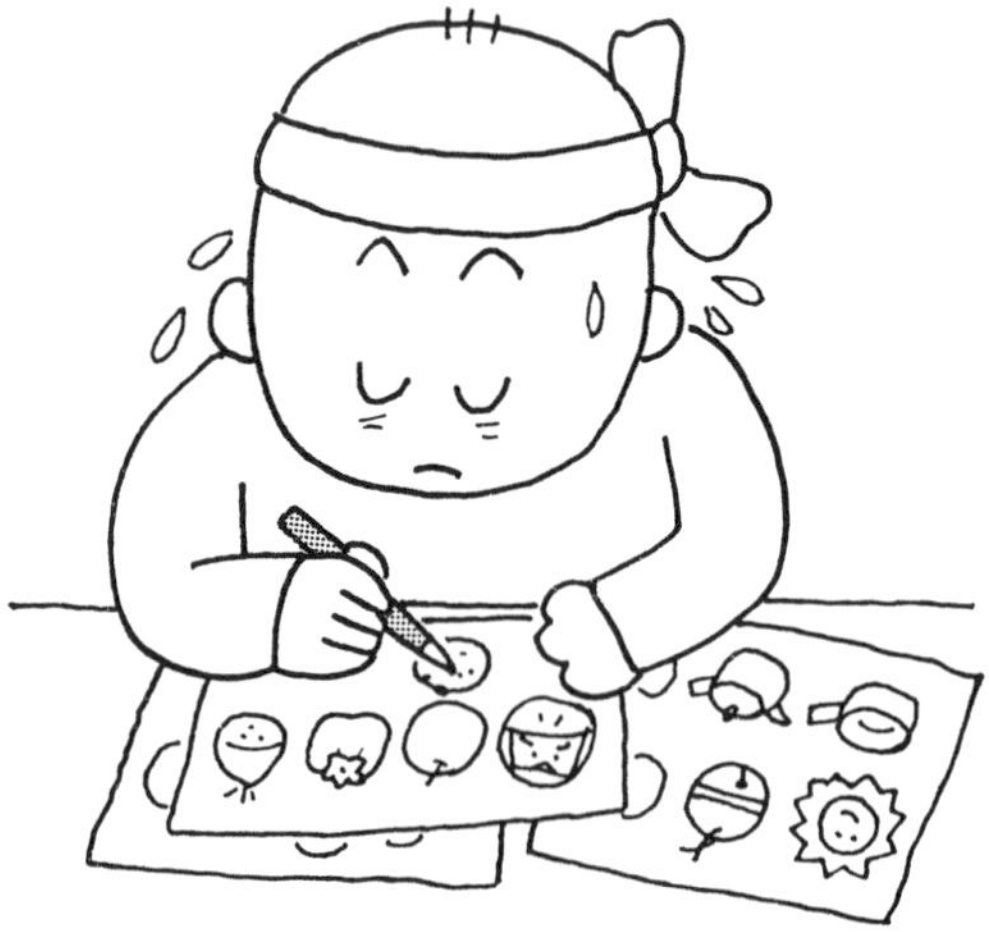

「熱中」し過ぎて、「時間」を忘れてしまうことがあります。「一つの事」に、「集中」すると、他の事が考えられません。特に、「イラスト」や「絵」を描いている時、「頭の中」がその事だけで、「一杯」になってしまいます。

★福元さんの高次脳機能障害は言葉の問題（失語症）のみではありません。注意障害や遂行機能障害など（「参考１（164頁）」）も合併しているようです。このように、失語症のみという単一の高次脳機能障害を有する方はむしろ少なく、たいていは程度の差こそあれ、注意障害や遂行機能障害を合併しています。

今でも、少し続いていること

以前の「嫌な事」が、突然「頭」に浮かび「怒り」が込み上げ、「妻」に「感情」をぶつけていました。あとで「後悔」しますが、また「同じ」ことの繰り返し。今では「薬」で、落ち着いていますが、発症から「7年」位ずっと続きました。

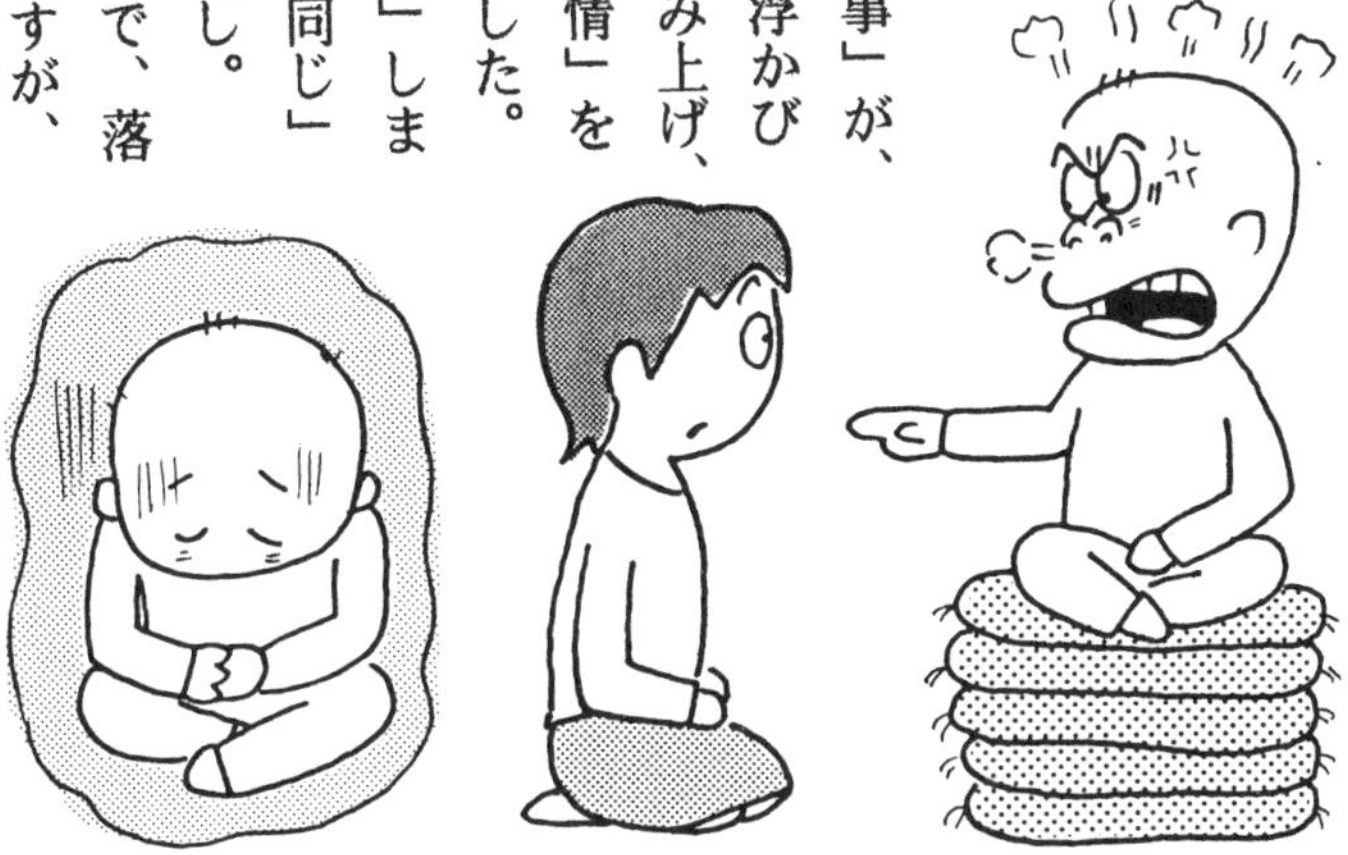

今も、続いていること

発症以来から慢性の「ストレス性胃炎」が続き「薬」が手放せなくなりました。「ストレス」を強く受けると、「痛み」も「強く」なります。

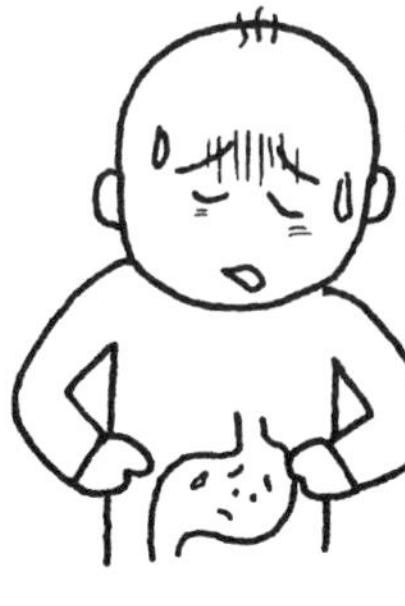

「イライラ」することが多くなり、とても「短気」になりました。道路で「タクシー」待ちをしていても、すぐに「来ない」と怒りが込み上げ「妻」に当たってしまいます。「並んで待つ」ことも、できなくなりました。

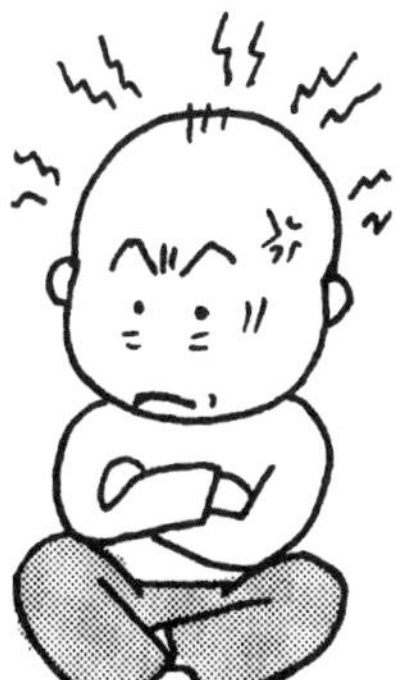

今でも、少し続いていること

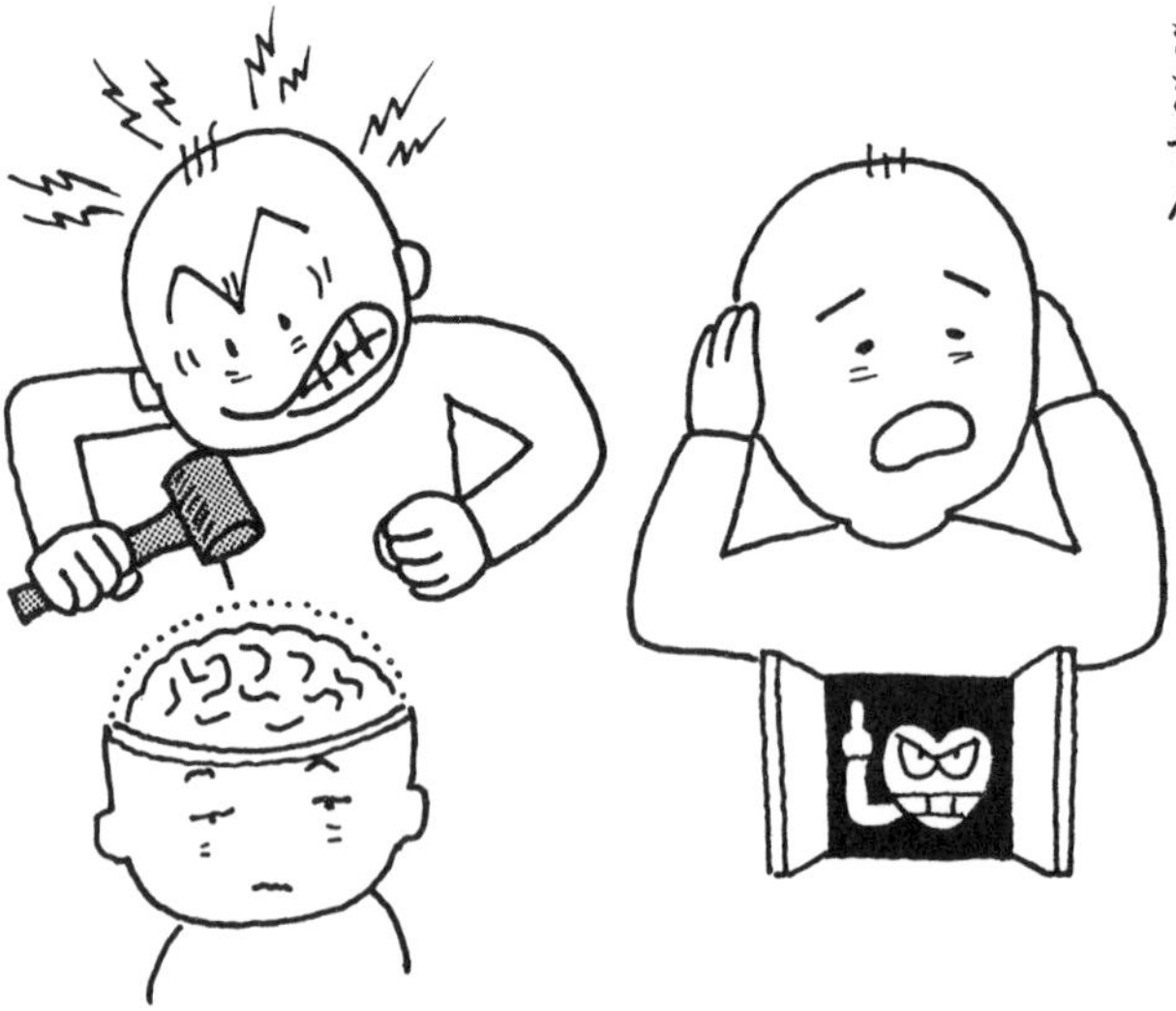

「病気前」の、「失敗」した「嫌な事」が、「突然」思い出され、「怒り」を自分に向け「破壊」したい「衝動」や、「自責の念」になり、「心の整理」ができません。

今も、続いていること

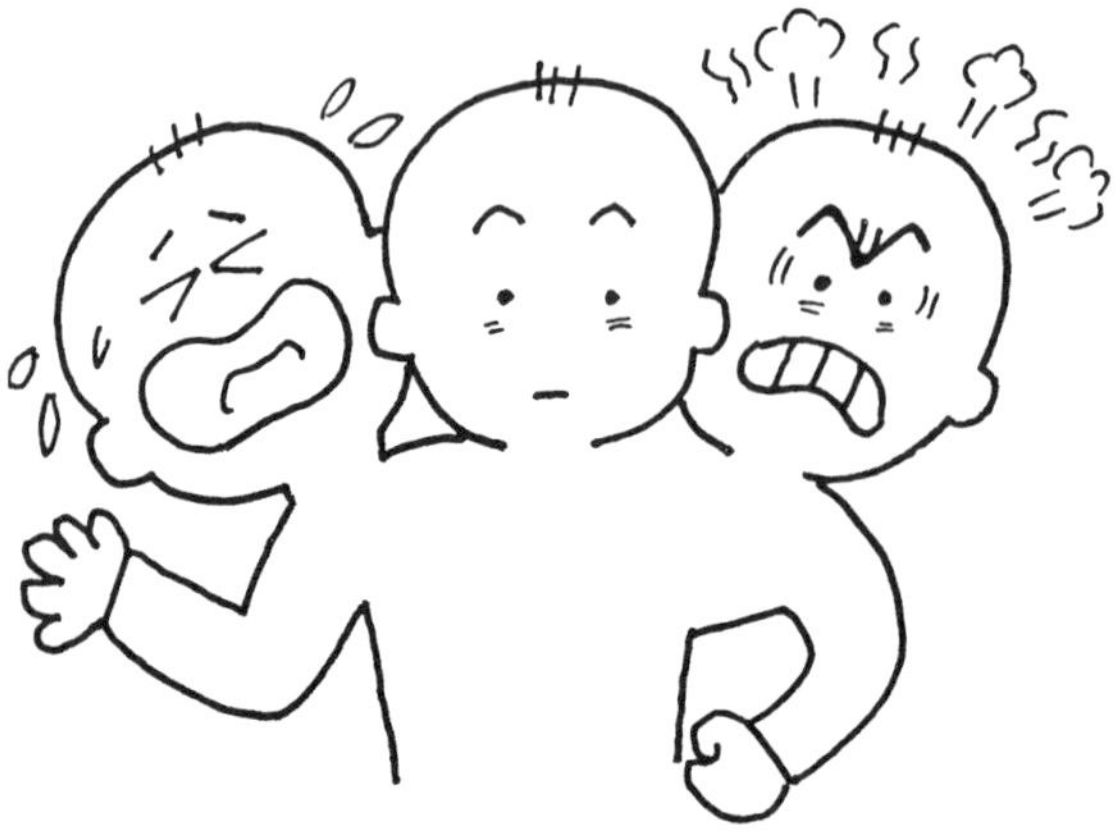

★「感情の抑制」がうまくできず、ささいな事で怒ったり、泣いたりします。特に「思っている」ことを、急に「変更」されたりすると、「納得」できず「怒り」が込みあげてきます。

★高次脳機能障害の一つとして、このような行動と感情の障害（「参考1（164頁）」）も、頻度の高い症状です。しかし、行動と感情の障害は、できることが増える、落ち着いた環境を取り戻せる、自分の生きがいがみつかる、楽しい時間が増えるなどの、自己および環境の変化によって改善することが多いと思います。

今でも、少し続いていること

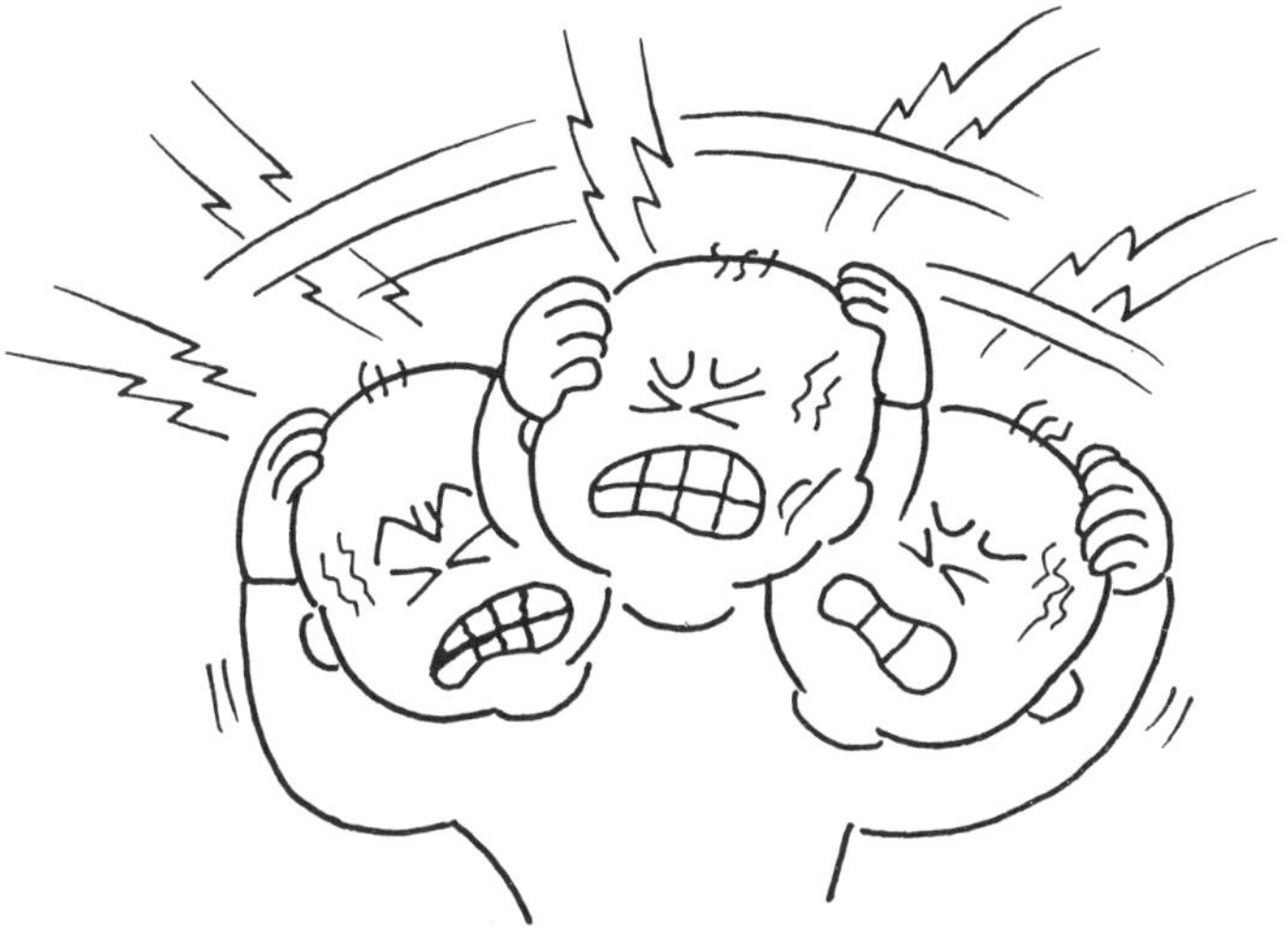

自分の「思いや考え」が、すぐに「妻」に伝わらないと「癇癪」を起こします。「他人」では「直接、否定」された時などに、たまに起こすことがあります。

今も、続いていること

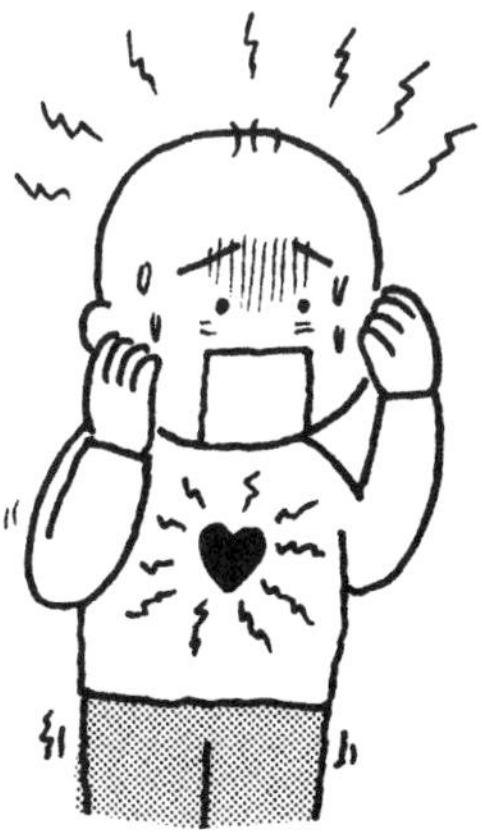

「突然」の「状況の変化」があった時や、あれも、これもと「同時」に考えなければならない時などに、「頭が混乱」し、「不安」で、「パニック」になります。

回復したこと

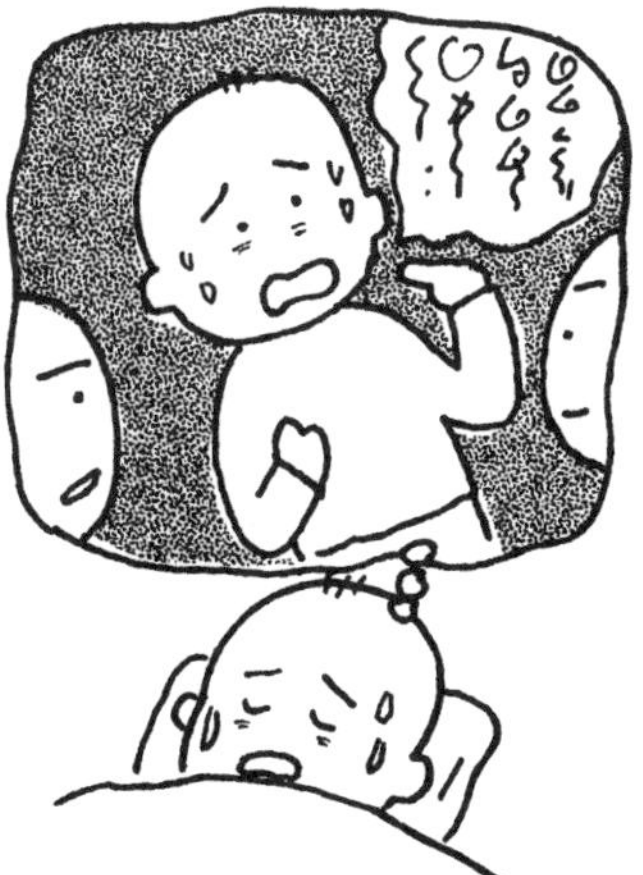

当初よく、「悪夢」でうなされ「大声」を出していました。

僕のこころ

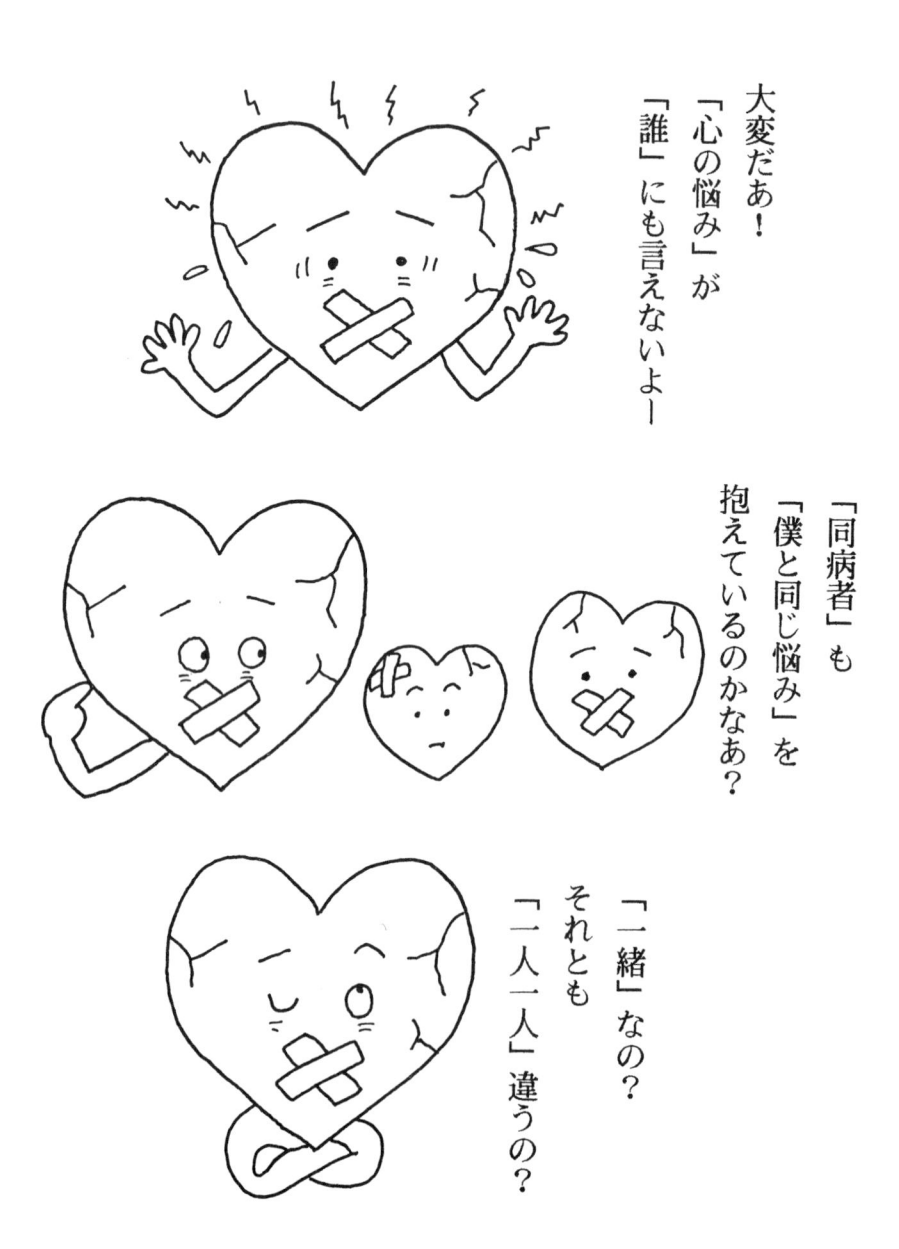

大変だあ！
「心の悩み」が
「誰」にも言えないよー

「同病者」も
「僕と同じ悩み」を
抱えているのかなあ？

「一緒」なの？
それとも
「一人一人」違うの？

第5章

SOSカード
できなくなったこと
苦手になったこと
楽しめなくなったこと
楽しんでいること
対人関係の変化
発症初期の夫婦

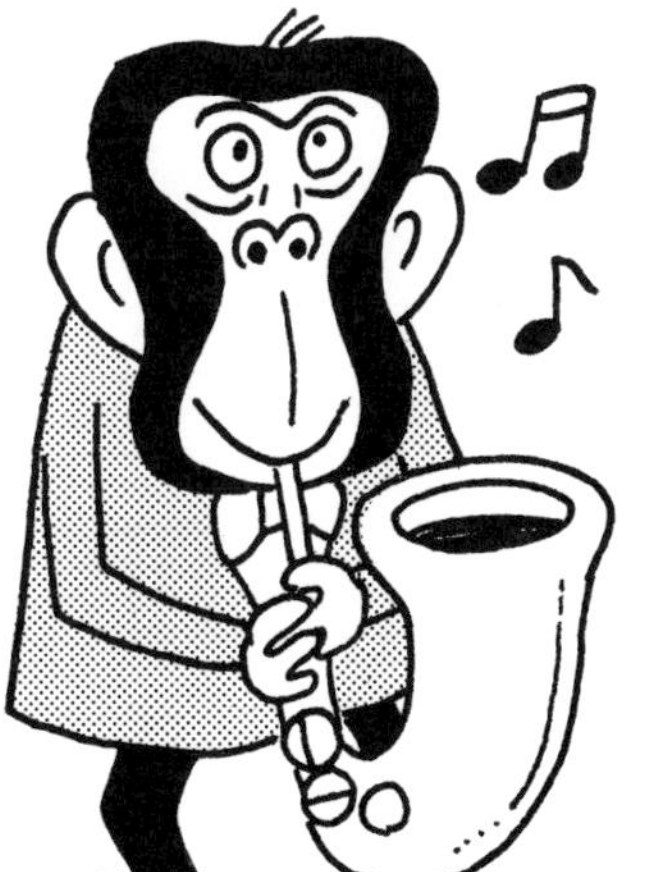

コミュニケーション・SOSカード

「胸ポケット」に入るサイズの「ＳＯＳカード」です。「私は失語症です」と書いていましたが、「誤解」が多く「言語障害者」に変えました。「最近」は使用することも「少ない」のですが、「携帯」しているだけで「安心感」があります。

〔原寸〕

私は言語障害者です。
相手の言葉を理解したり
○ 話す事が難しいです。
ゆっくり話すか、なるべく
漢字の筆談でお願いします。

自宅　〒住所
名前
TEL／FAX
年令
家族名　その他の連絡先
緊急時の掛り付け病院名
住所　　TEL
主治医名
既存病歴
服用薬

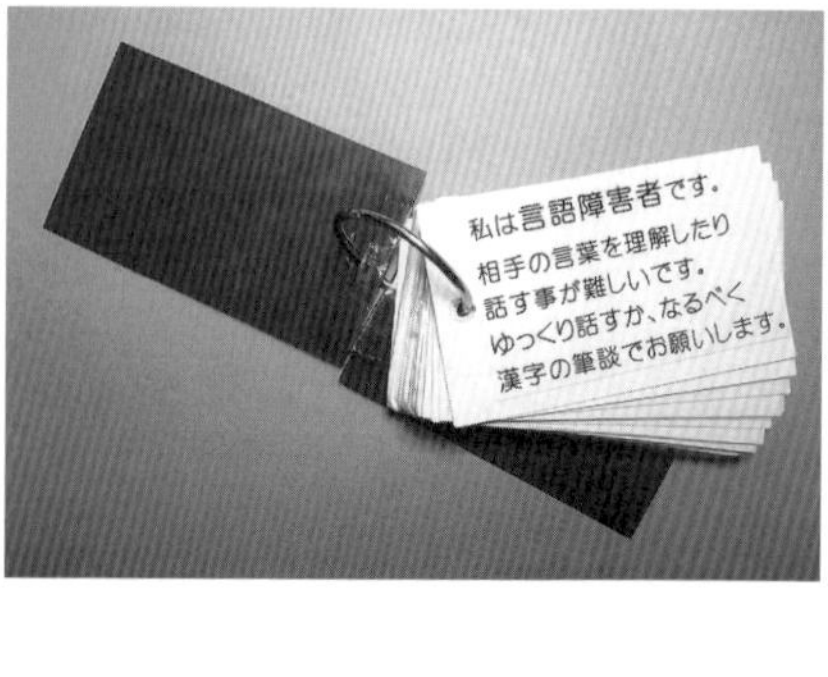

当初は、「たくさんのカード」を作り使用していました。数年前から「通院、交際、買い物」などの「外出」が減り、使うこともあまりなくなりました。

今では「２～３枚」使っているだけです。

日常生活

◆ 宜しくお願いします。

◆ お世話になります。
なりました。

◆ 有り難うございます。
ございました。

◆ ポイント使います。
貯めます。

◆ 値段はいくらですか？

◆ 金額を書いて下さい。

◆ レシートまたは
領収書下さい。

◆ 妻とはぐれました。
呼び出して下さい。

◆ 私の代わりに電話を
かけ話して下さい。

病院関係

◆ （名前）です。
呼ばれていませんか？

◆ 今日、病院の帰りに
薬を受け取ります。

◆ 検査時の指示、問い
かけが正確に理解で
きません。

◆ 体調／気分
良い 少し良い 普通
少し悪い 悪い 不明

緊急時用

◆ 救急車（１１９）を
至急呼んで下さい。

◆ 警察を（１１０）を
至急呼んで下さい。

人の話が理解できない

「早口で話す人」「回りくどい言い方をする人」「話題をすぐ変える人」が、「苦手」で「頭が混乱」してしまいます。

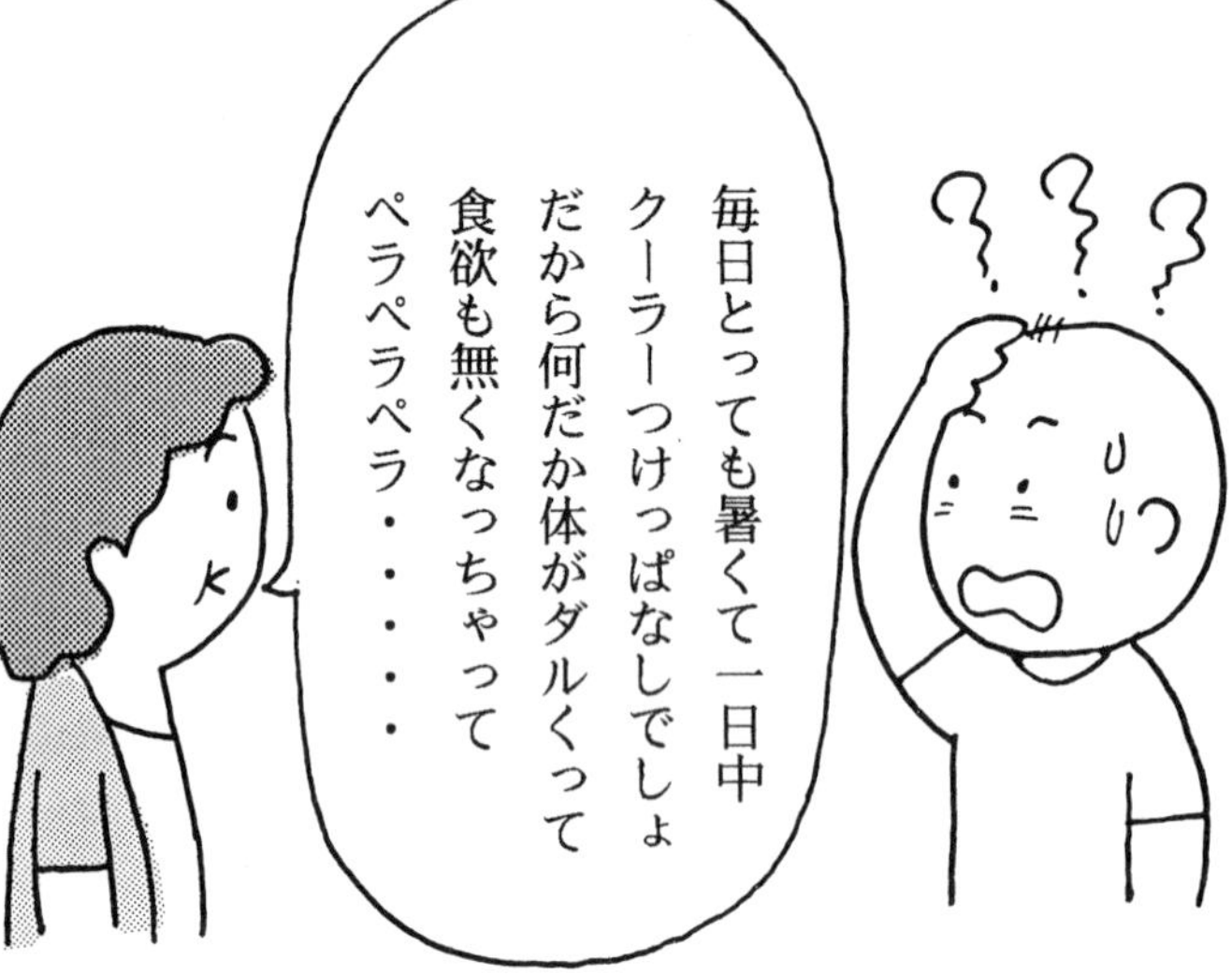
毎日とっても暑くて一日中
クーラーつけっぱなしでしょ
だから何だか体がダルくって
食欲も無くなっちゃって
ペラペラペラ・・・・・・

「相手の言葉」と、「同じ言葉が出る」時がありますが、その「言葉の意味」や「話の内容」はわかりません。

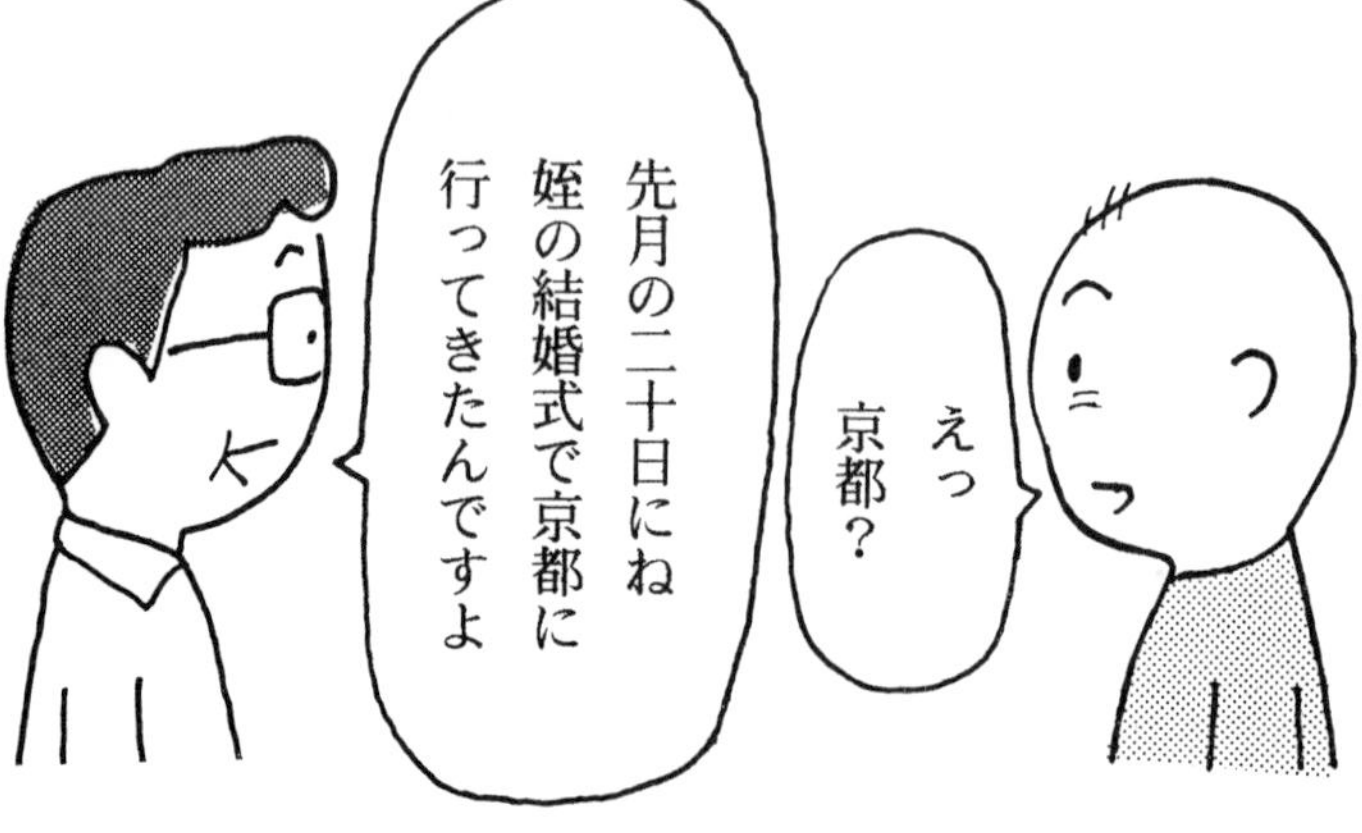
先月の二十日にね
姪の結婚式で京都に
行ってきたんですよ
えっ
京都?

失語症についてよくおわかりでない人との会話は、話が「通じない」ことが多いのですが、「理解のある人」でも、「二対一」の「三人が限度」です。

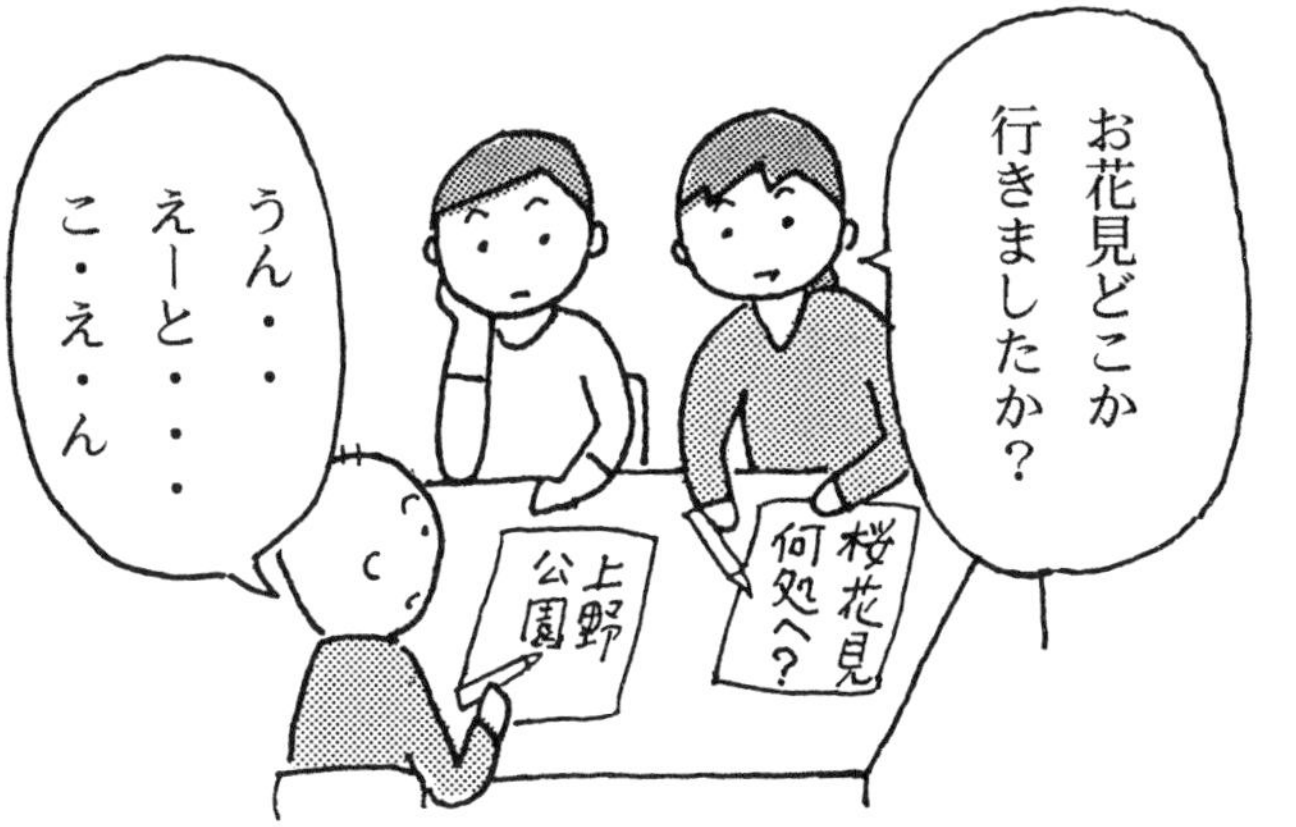
お花見どこか行きましたか？
桜花見何処へ？
上野公園
うん・・
えーと・・・・
こ・え・ん

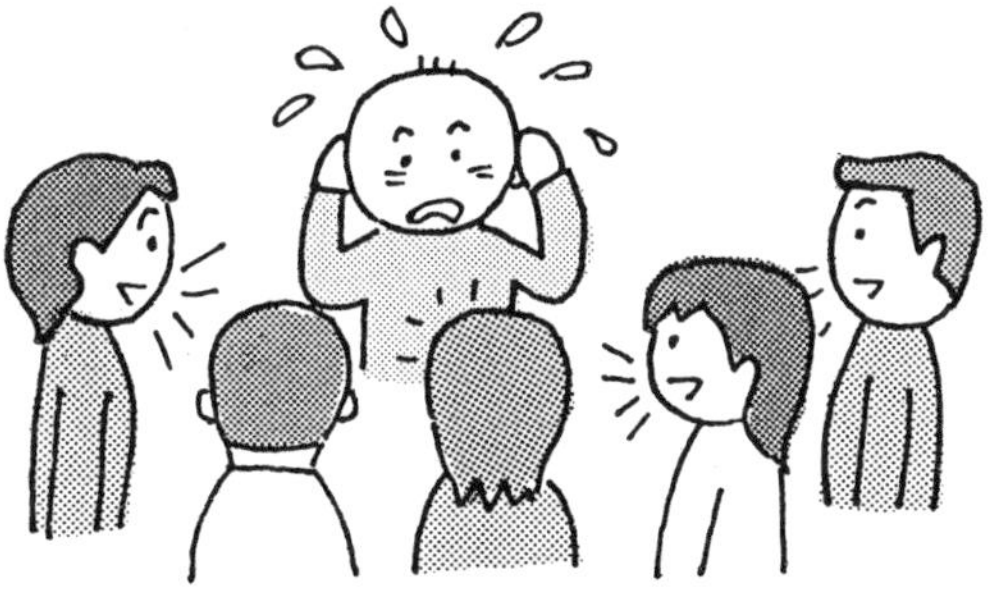

まだらに「時々、わかる言葉」もありますが、「正確な話の内容」は理解できません。

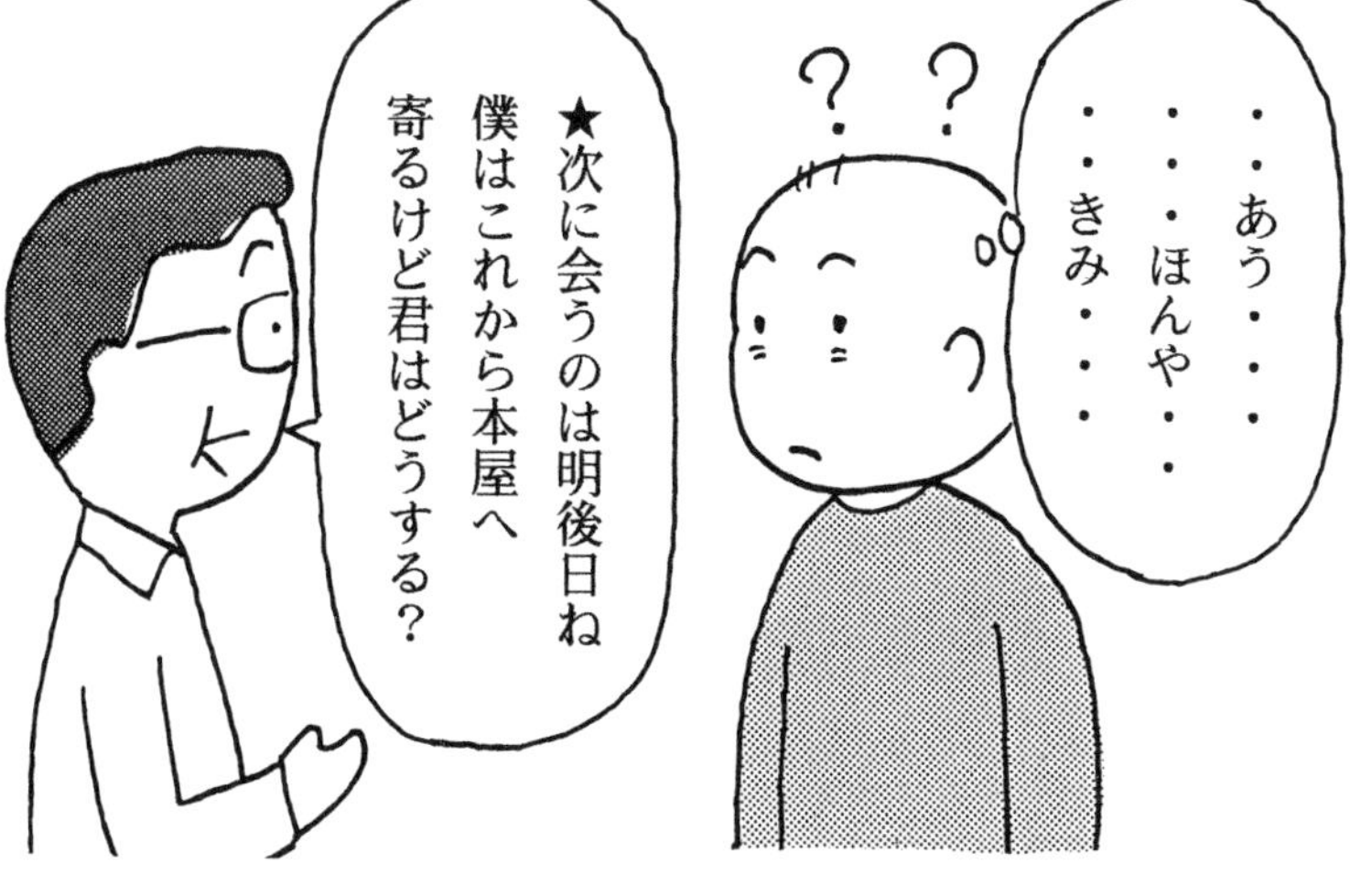
・・あう・・・
・・・ほんや・・・
・・きみ・・・
★次に会うのは明後日ね
僕はこれから本屋へ
寄るけど君はどうする？

★失語症の方は，聴いた内容を会話中に，頭の中に留めておく量が少ないと言われています．これを聴覚的把持力と言います．そのために，文章が長くなるとその前半部分は，留めておくことが苦手になります．

人の話が理解できない

「話の内容」が「わかっている」ような「返事」をしてしまいます。「うん・はい・いいよ・あそう・へえ・それで・なんで・わかった・まーいいか」という言葉は「わりと出やすい」言葉です。

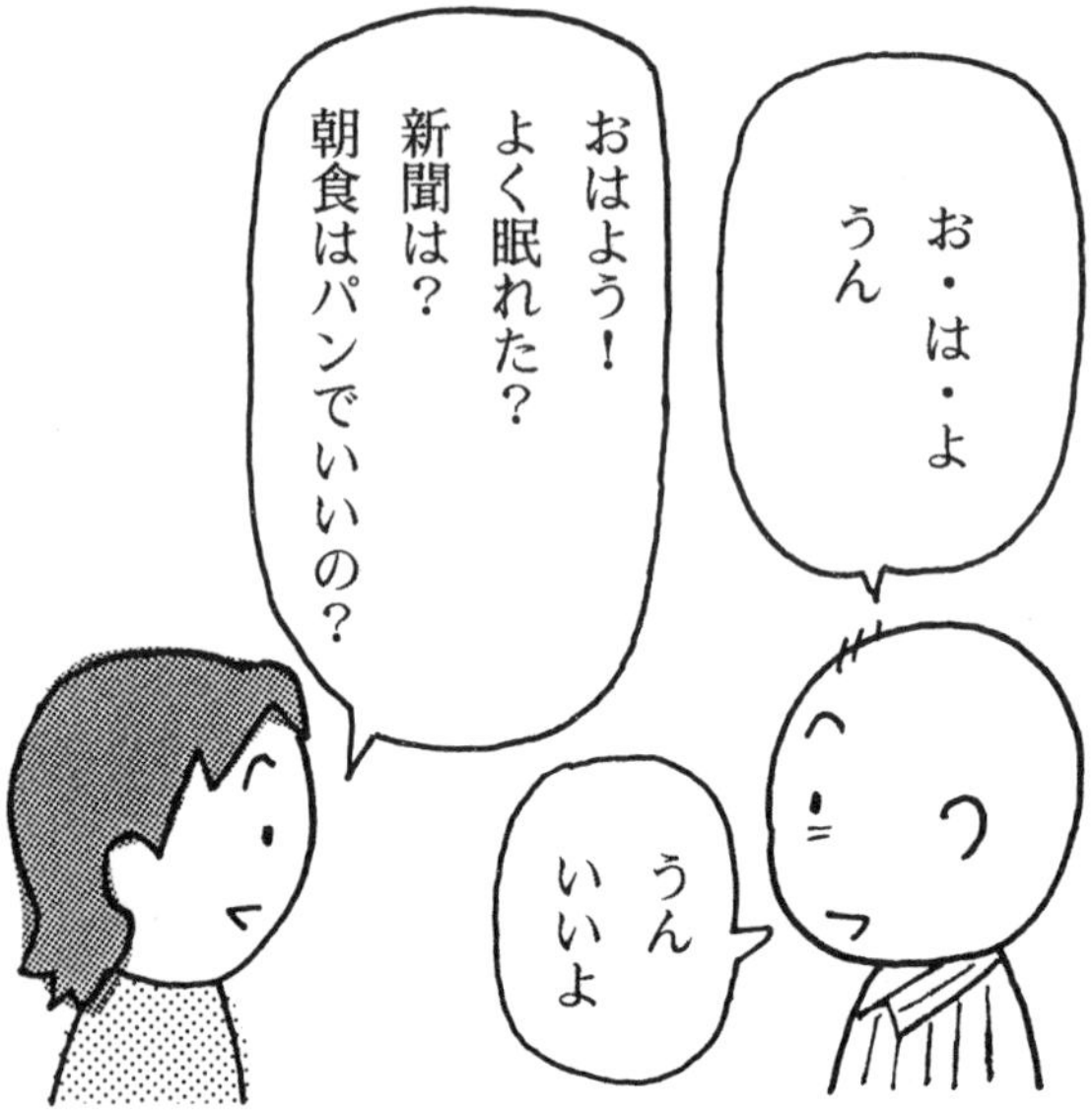
お・は・よ
うん
おはよう！
よく眠れた？
新聞は？
朝食はパンでいいの？
うん
いいよ

何か頼まれた時、「正確に理解」できないのに「うん、わかった」とか「うんうん」と返事をしてしまいます。

★「二つの事」を頼まれると「一つ」しかできないこともあります。

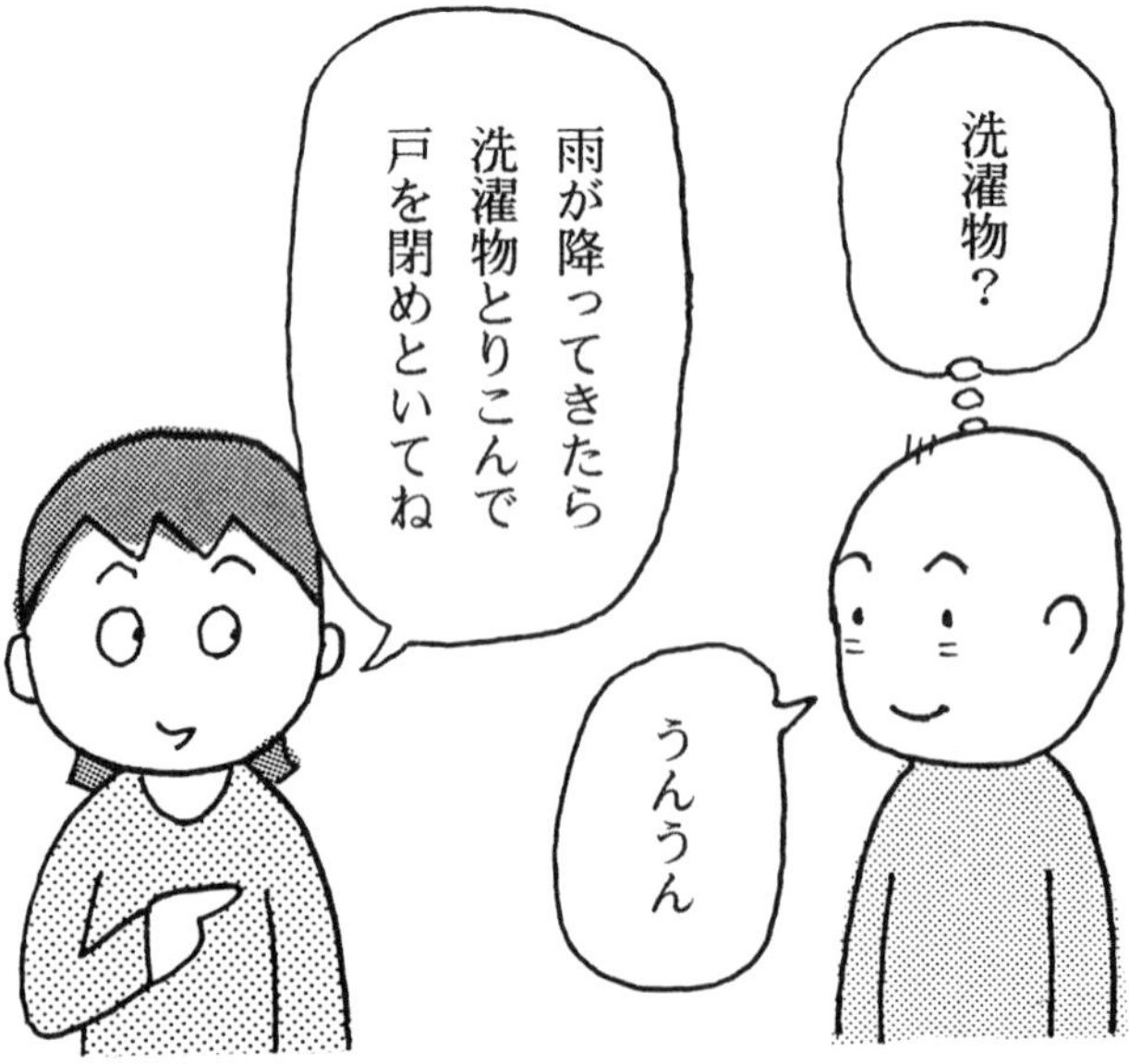
洗濯物？
雨が降ってきたら
洗濯物とりこんで
戸を閉めといてね
うんうん

★注意を複数に配分することが難しいので，この場合は，ひとつをこなしたら次のことを頼むようにします．

話す

「言いたい言葉」が、なかなか「出ない」ことや、言葉が出ても「言いたい言葉」と「違う言葉」が出たり、「今、言えた言葉」が急に「言えなくなる」ことがあります。

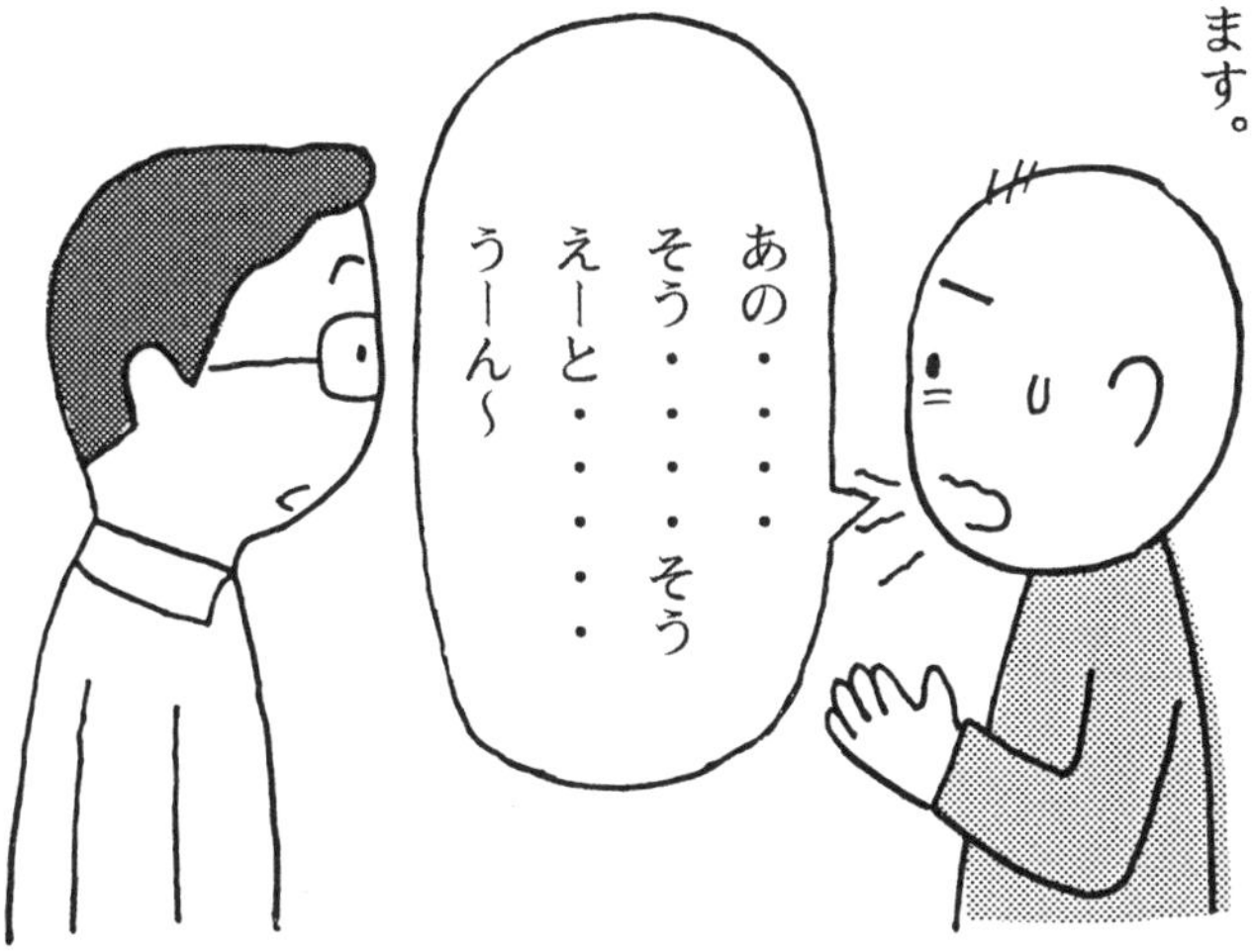

あの・・・・・
そう・・・・・そう
えーと・・・・・
うーん～

言葉が出ても、まったく「関係ない言葉」や、「少し違った言葉」★「反対の言葉」がでることもよくあります。

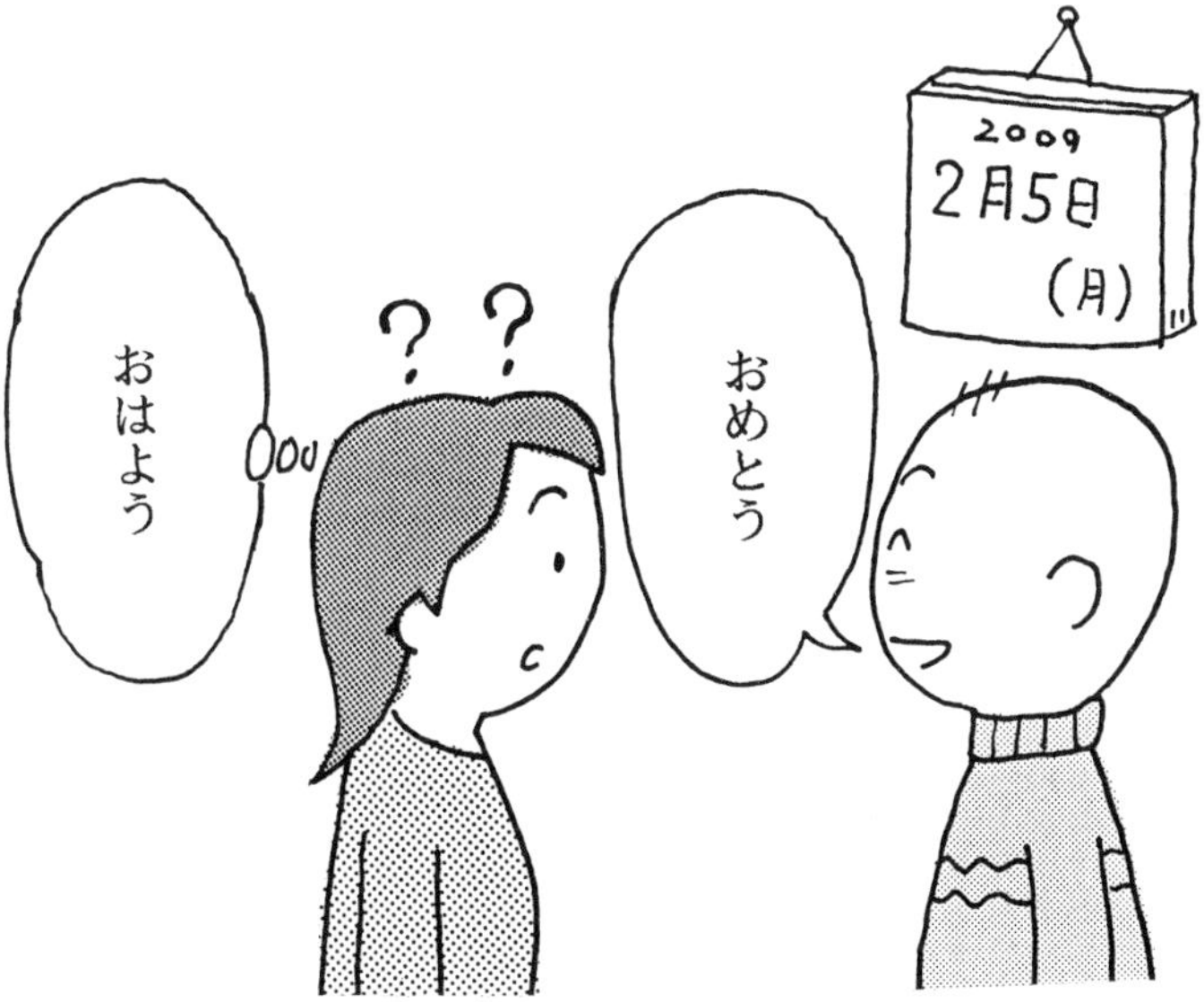

2009
2月5日
(月)
おめとう
??
おはよう

★脳内の言語野には､関連のある語は各々近い部分に蓄積されていると言われています。‘高い’と‘低い’、‘ちゃわん’と‘おわん’など、似ている言葉、同じ用途の言葉、正反対の言葉は近い部位に蓄積されていることから、‘低い’と言おうとして‘高い’と言ってしまうことがあるのです。

書く

「漢字」はある程度「書ける」のですが、★「文章」は「短文」でも「書けません」。「手紙の返事」などは、妻が「相手にも僕」にも理解できるように「漢字だけ」の文章作成を手伝ってくれます。

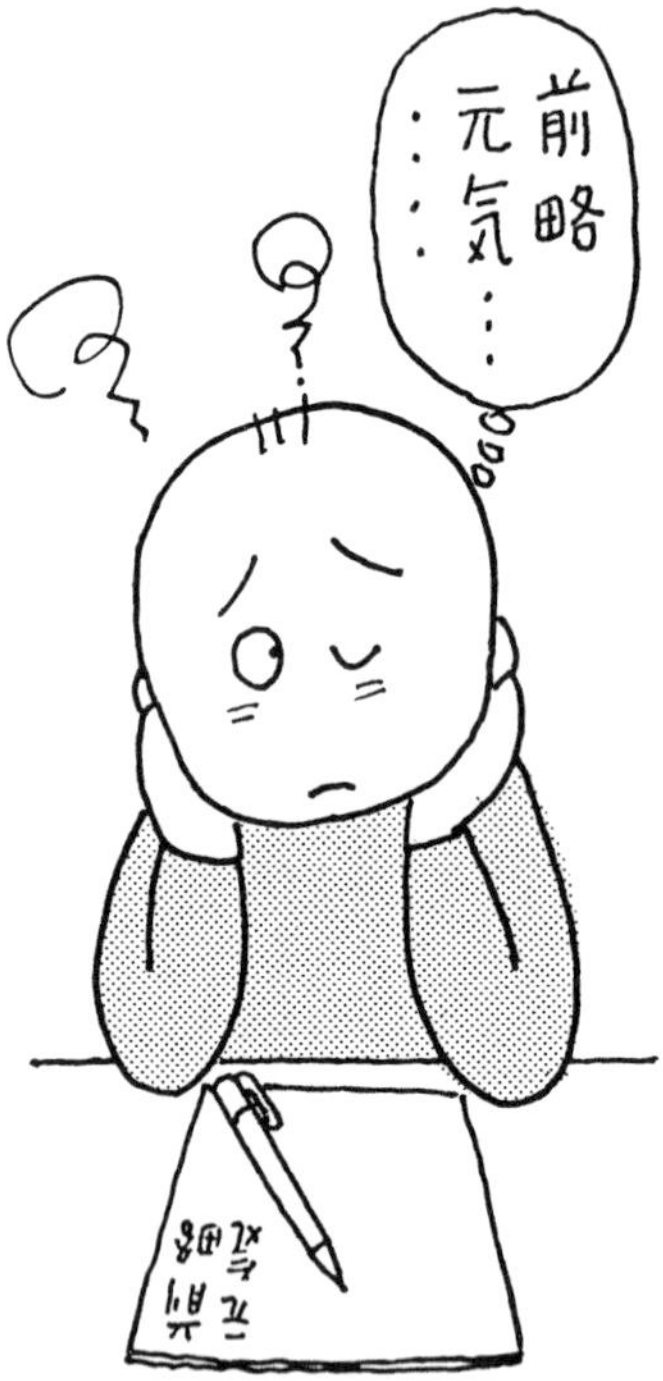

前略
元気……

手紙を書く場合、「前略・元気・感謝・健康祈」は一人で書けますが、それ以外の「思いを伝える言葉」は書けません。

手紙 例

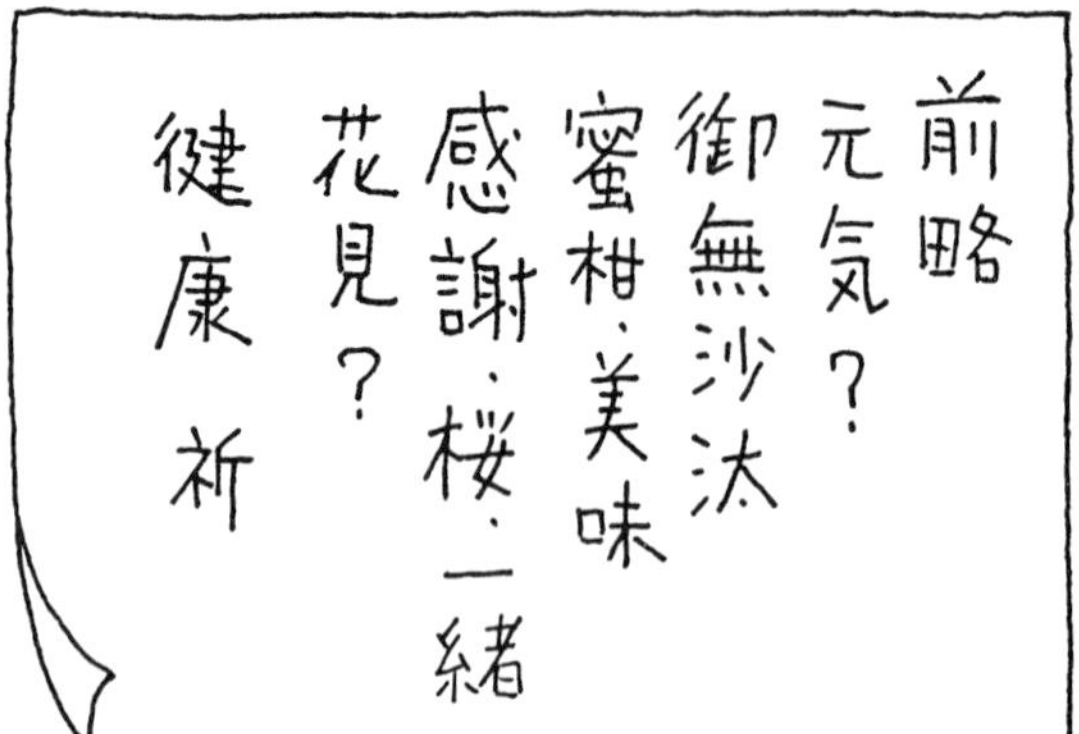

前略
元気？
御無沙汰
蜜柑、美味
感謝、桜、一緒
花見？
健康 祈

★単語と単語をつなぐ助詞の使い方が，とくに苦手になっているからだと思います．

263-01487

「正確な漢字が書ける」時もありますが、「漢字の一部」が違っていたり、いくら「考えても書けない」時もあります。「片仮名」は普段あまり書くことはありませんが、「漢字と同じ」で「類似する形」の文字と間違ってしまいます。

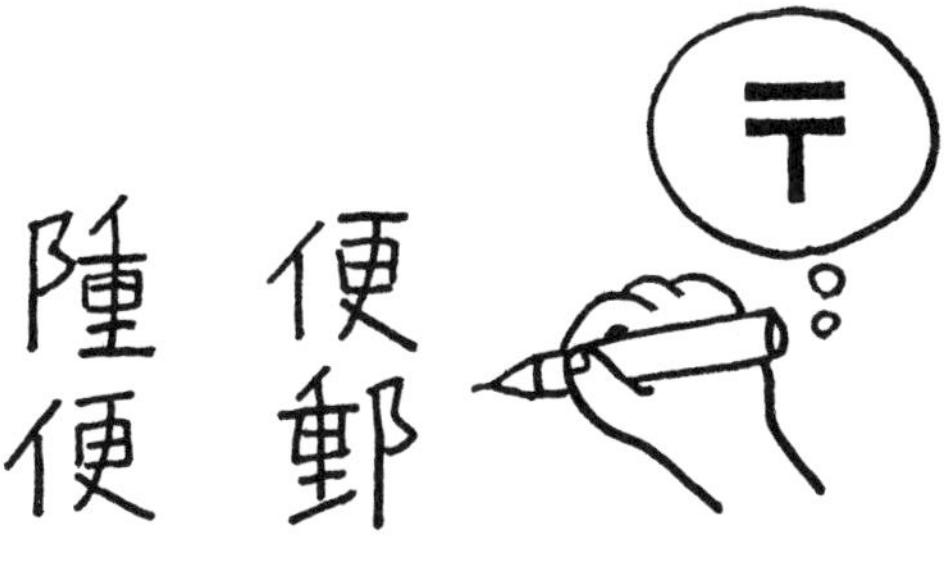
便郵
陲便

（正解）郵便

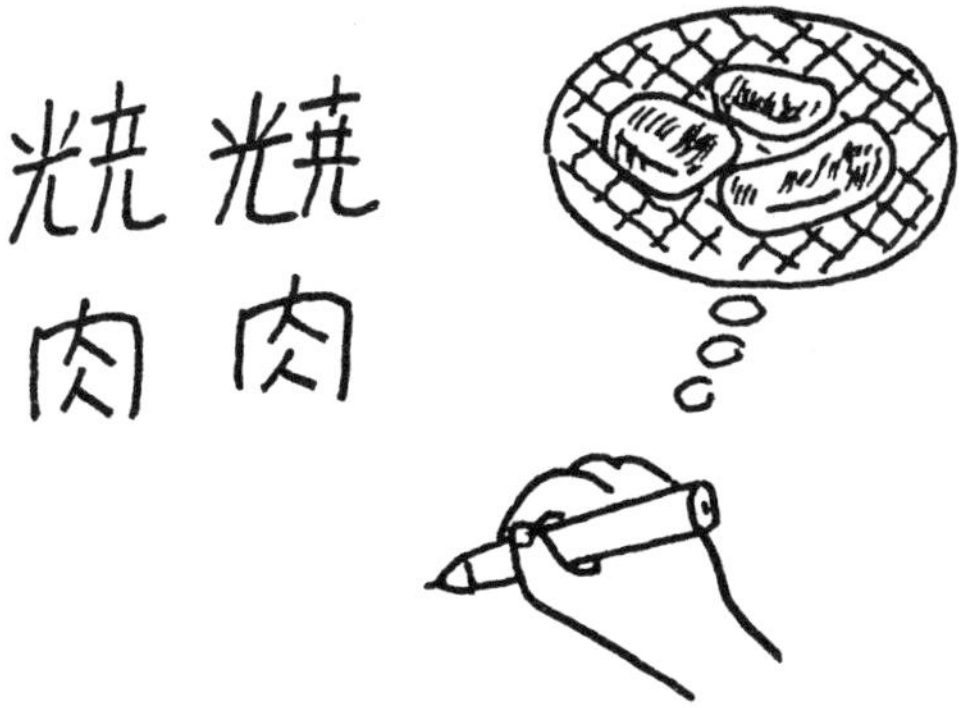

（正解）焼肉

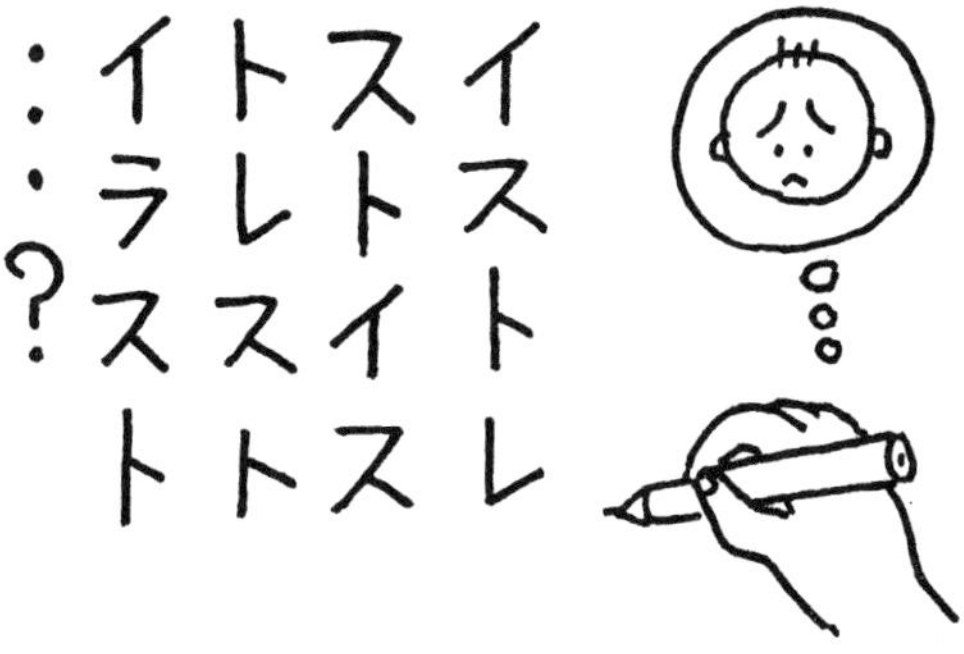
イストレ
ストイス
トレスト
イラスト
…？

（正解）ストレス

音読

★文章の漢字に「ルビ」が付いていても、「正確な音読」はできません。

少し音読できても「正確に読んでないなあ」という自覚はあります。

回りからは「意味不明」の「デタラメな言葉」に聞こえるそうです。

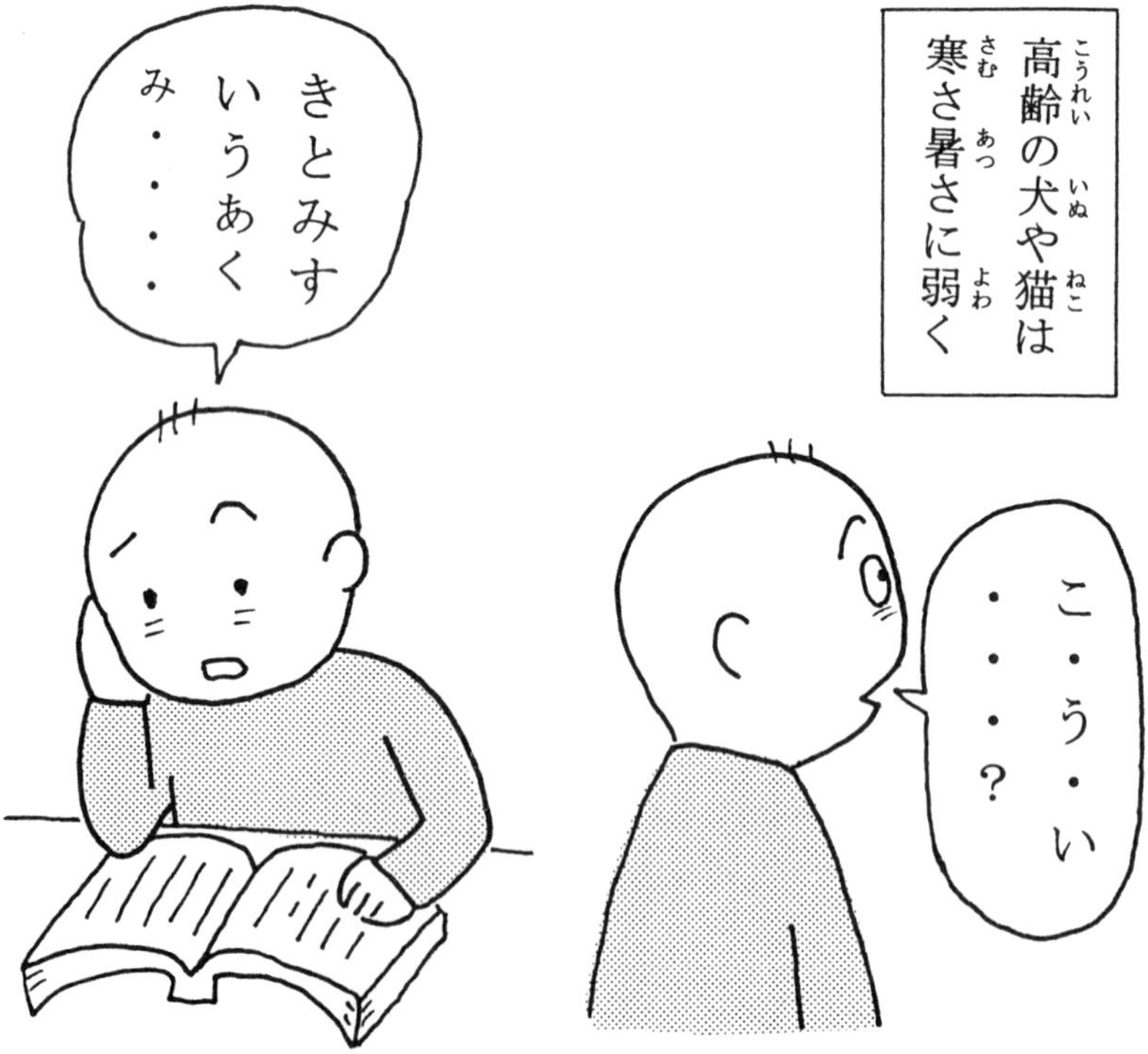
高齢《こうれい》の犬《いぬ》や猫《ねこ》は
寒《さむ》さ暑《あつ》さに弱《よわ》く
こ・う・い
・・・?
きとみす
いうあく
み・・・・

★漢字よりも平仮名がとくに理解しにくく，しかも発声が苦手なためと思います．

263-01487

読んで理解する

「新聞」を読む時は、まず「見出しの漢字」だけを見ます。「興味や関心」があれば「記事の漢字」をつなげ内容を汲み取ります。何の事なのか、「最初からわからない」場合や「間違った解釈や憶測」で、理解してしまうこともあります。日本語特有の「曖昧で回りくどい文章」は、特に難しく理解できません。ある程度、「社会の出来事」は知りたくて、「流し読み」でも毎日、目を通しています。

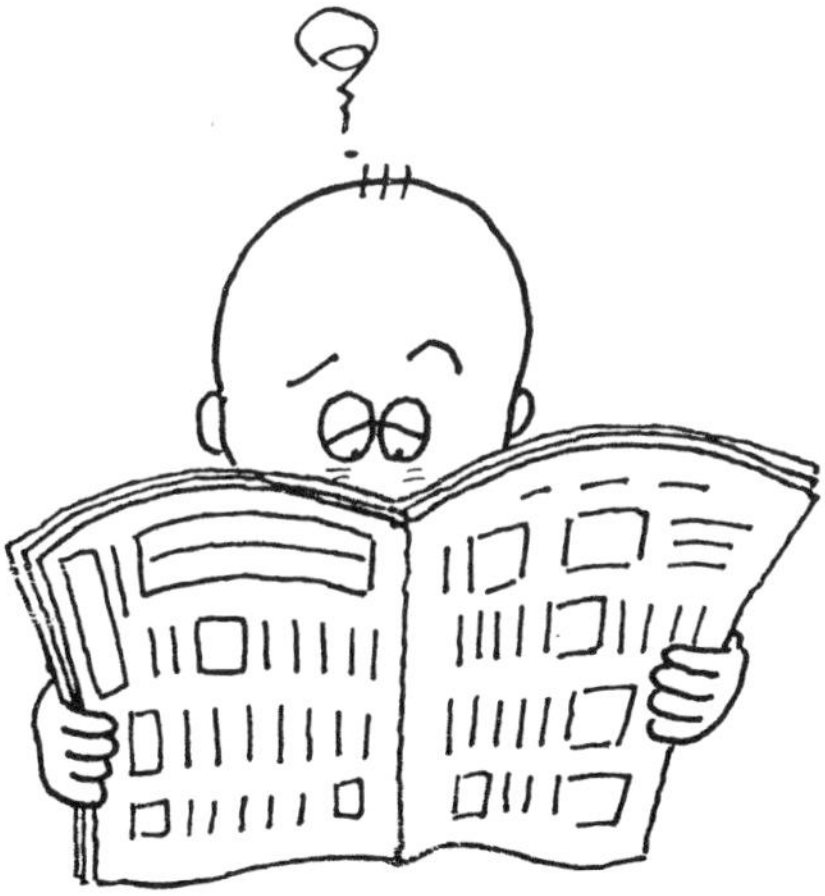

① **AがBに負けた**
② **BがAに勝った**
③ **Bが勝ち、Aが負ける**
①②は「理解できません」
③は「理解できます」

- **Aは悪くない**
- **Aが良くないと思う**
- **Aが良いのかもしれない**
- **良いのはAの方だと思う**
- **悪いのはAでもBでもない**

「良い」「悪い」は理解できても、「右記の文章」はすべて理解できません。

- **打たない**
- **良くはない**
- **終わらない**
- **～だけではない**
- **～しかできない**
- **～しなきゃ**

他にもたくさん「理解できない文章」があります。

★ 計算

一桁の「足し算」はわりとすぐにできても、「引き算」は少し時間がかかります。
二桁の「足し算」はできないので、時間がかかっても「電卓」を使っています。

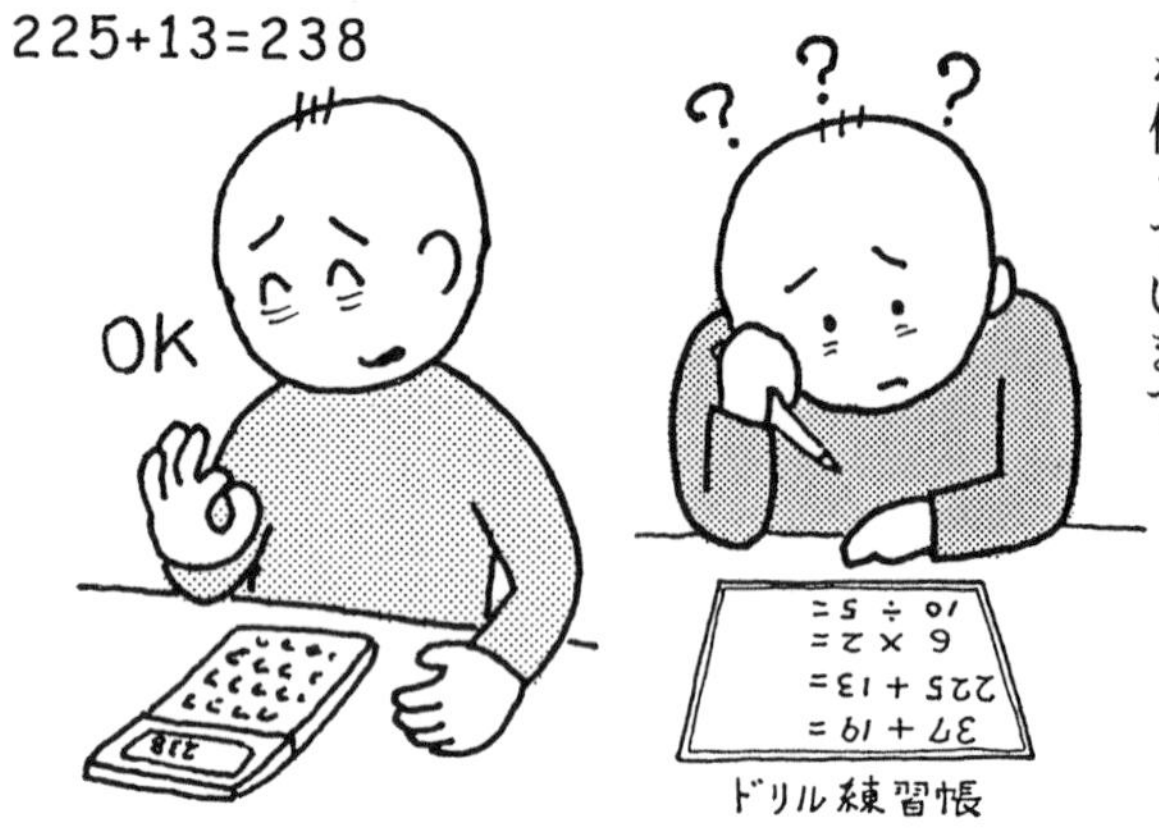
225+13=238
OK
218
37＋19＝
225＋13＝
6×2＝
10÷5＝
ドリル練習帳

数字の聞き取り

「時間・金額・月日・電話番号・年令・番地・年号」など「数字の付く言葉」は特に難しく、聞いただけでは理解できません。

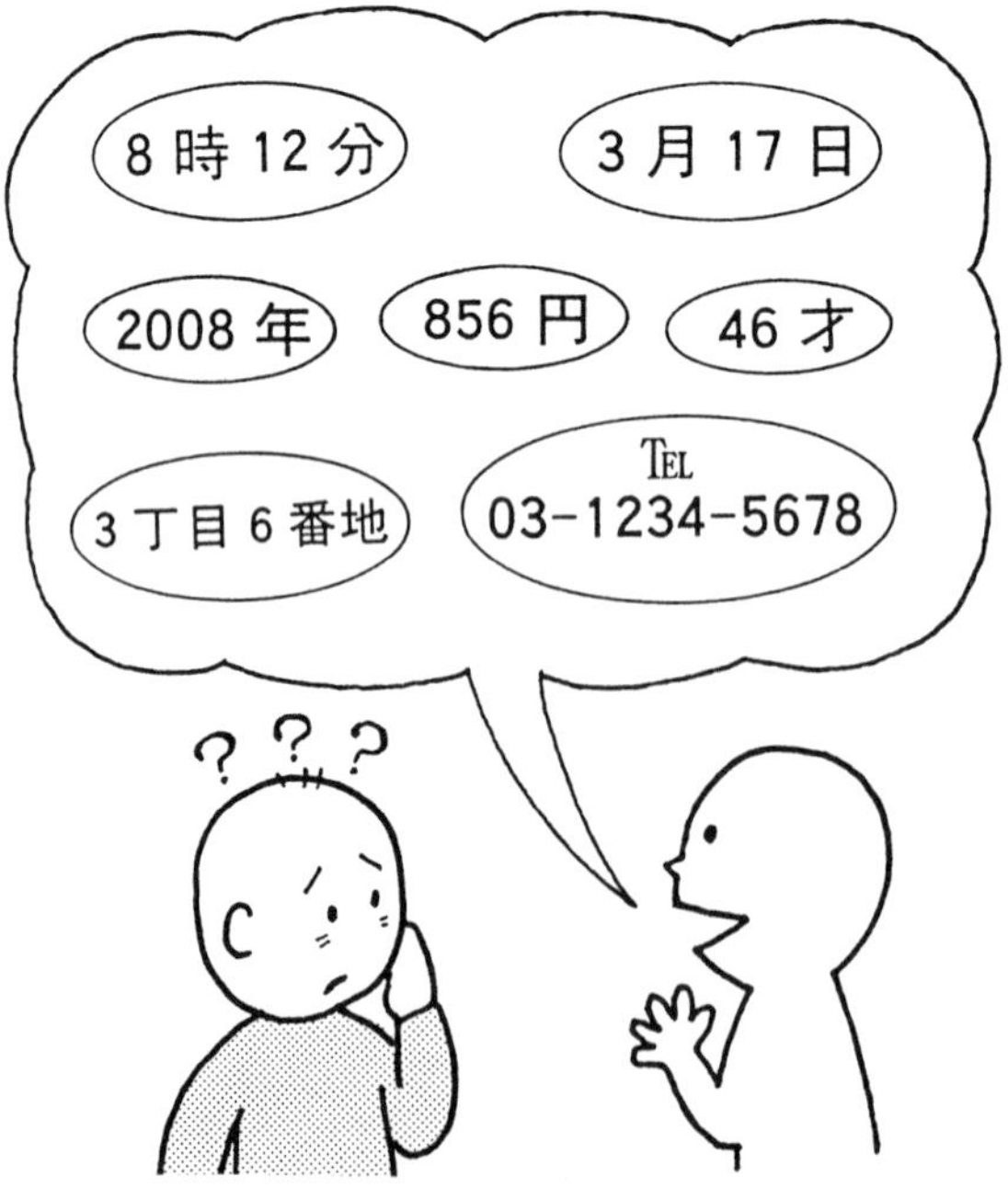
8時12分
3月17日
2008年
856円
46才
3丁目6番地
TEL
03-1234-5678

★失語症のある方は数字が苦手になる方が多いです。「失算」といいますが、障害の程度に差があり、3という意味がわからない方、3＋2などの計算が苦手の方、1個のりんごのおおよその値段がわからなくて、1万円ぐらいと答えてしまう方など様々です。

263-01487

電話

相手の「話の内容」も理解できず、言葉も出ないので「受け答え」ができません。

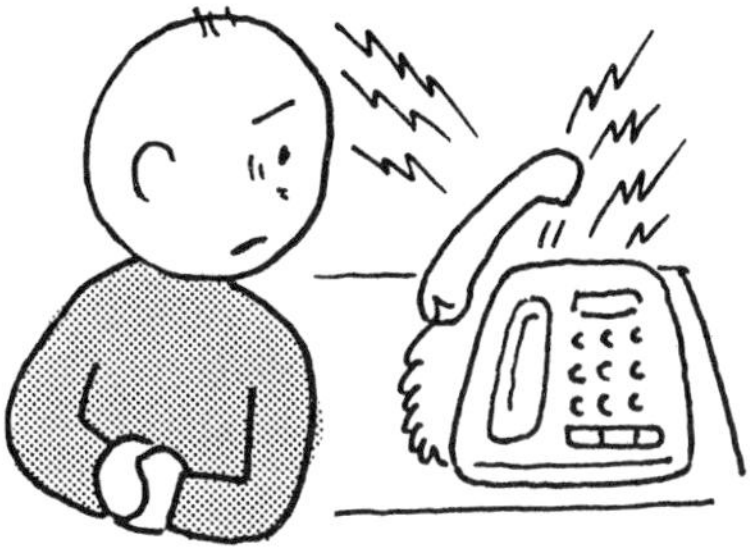

携帯メール

「電話」で話せないなら「メール」にしたらと言われますが、「平仮名」がわからないので「発信」できません。

パソコン

「キー入力」はできません。時間はかかりますが、文字をみながら「ＩＭＥパッド」で少し「入力」できます。

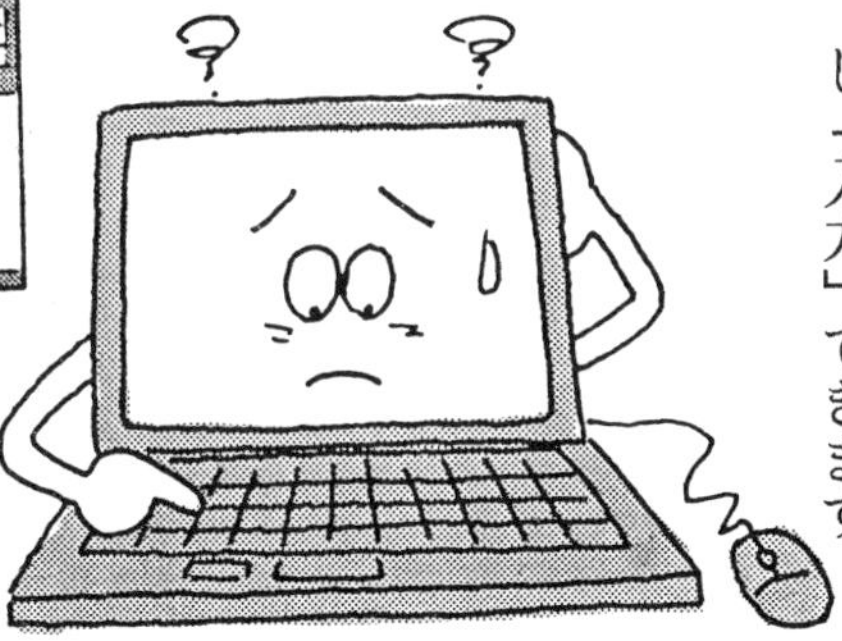

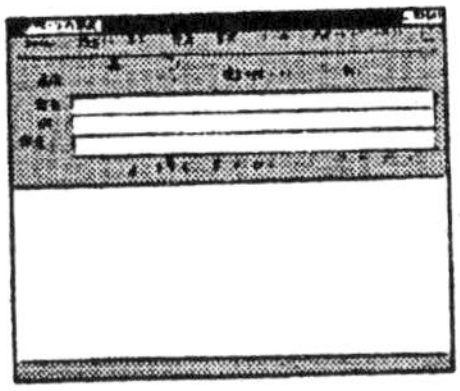

「短文」でも「文章の理解」と「作成」ができないので、「メール」の「受信、発信」はできません。

FAX

★文面を「漢字」だけで書き、「送信方法」を見ながら、送ろうとしてもできません。

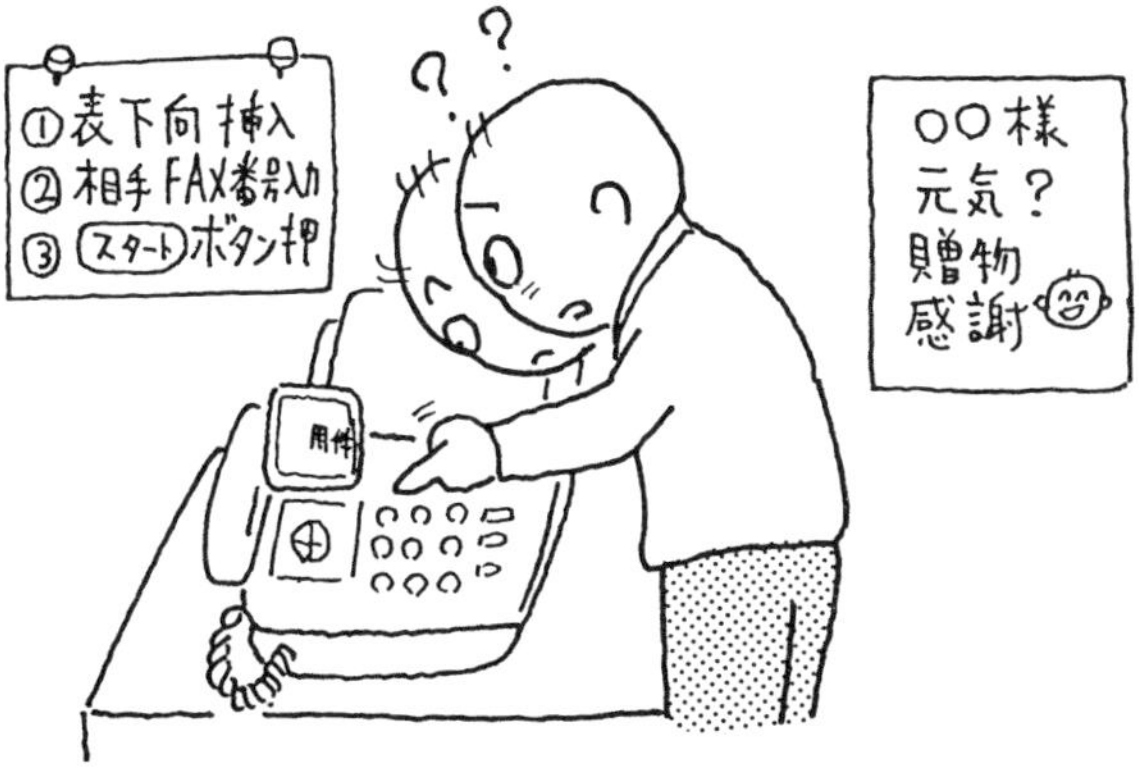

★「参考1」（164頁）に解説した‘失行’と思われます。失語症の方に時に合併する、物品の使い方や手順を忘れてしまう症状です。

人混みが苦手

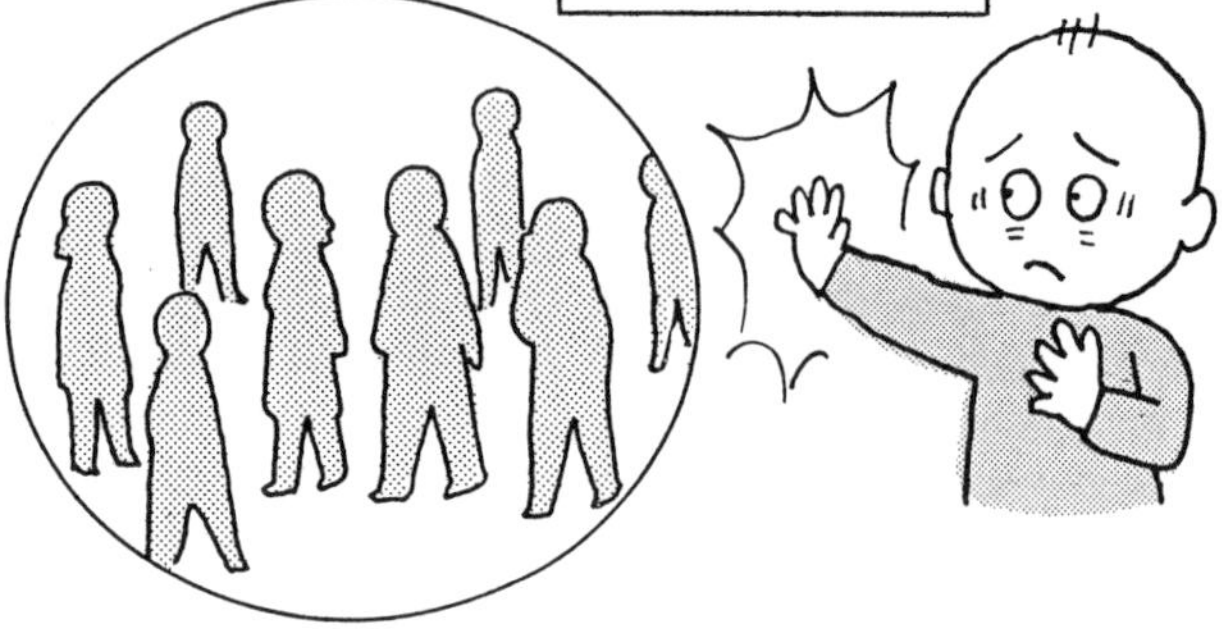

「大勢の人混み」の中にいると、とても「不安」で、「疎外」されているような気分になります。

複数の会話に混乱

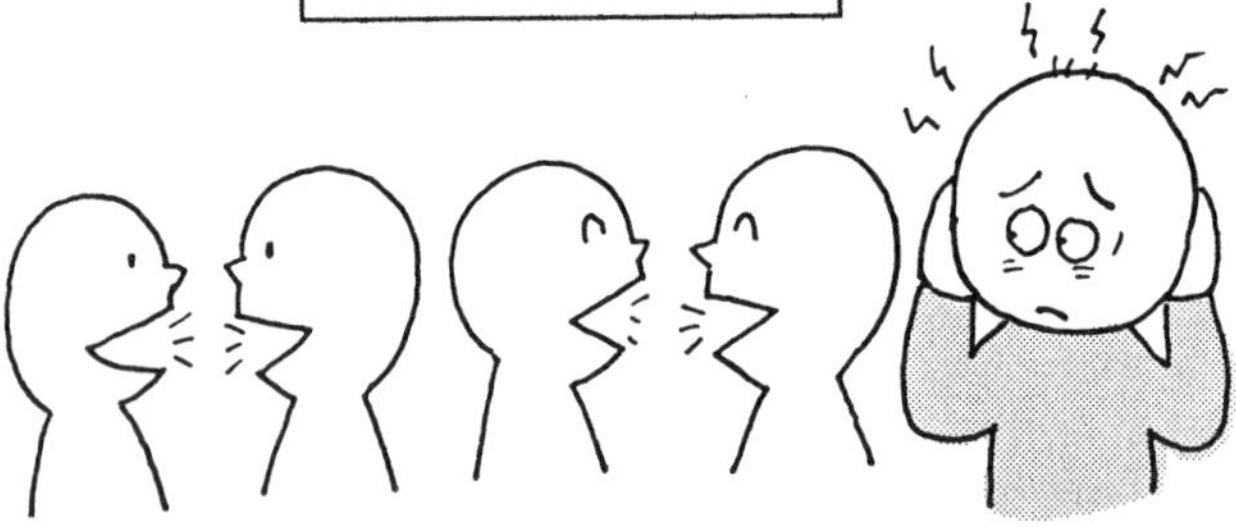

回りの「大勢の会話」が「耳障りな★雑音」に聞こえ、長く続くと「パニック」になることがあります。

静かな所が好き

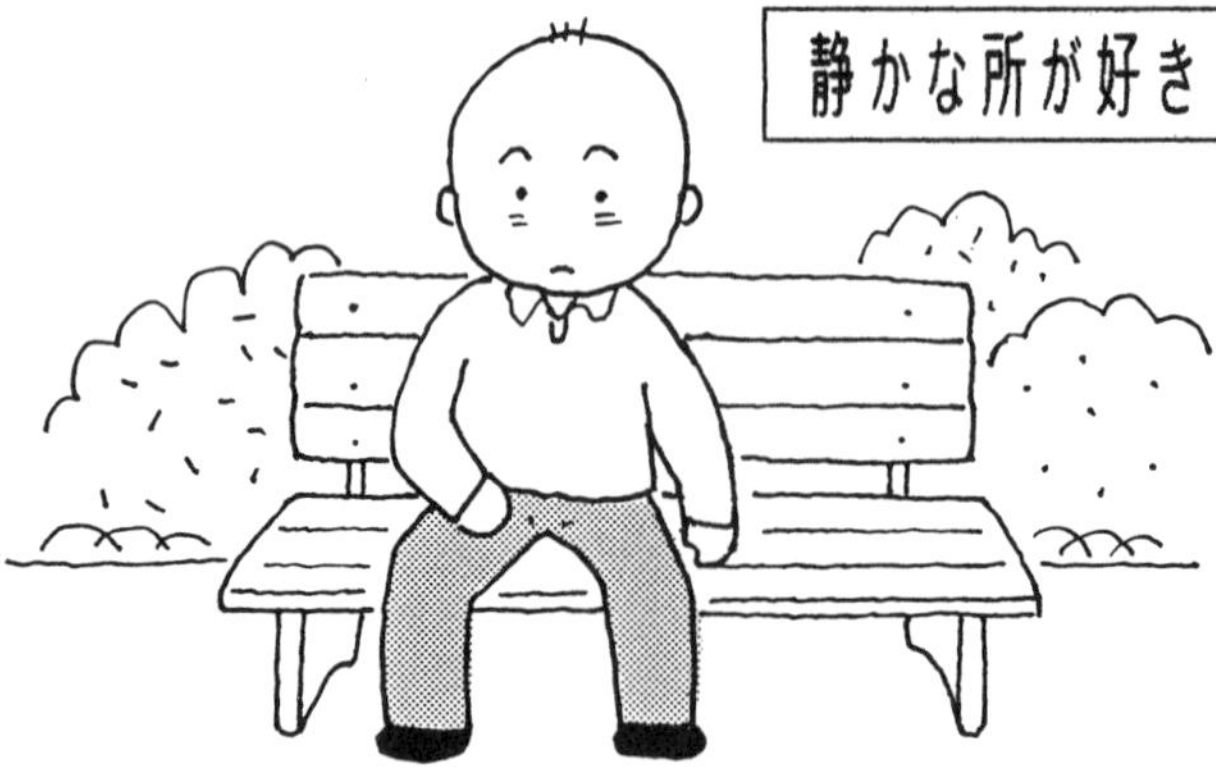

「会話の声」が飛び交わない「静かな場所」が、とても落ち着きます。

★失語症の方に限らず､高次脳機能障害をもつ方のなかには人混みを嫌う方が多くいらっしゃいます。誰かに話しかけられたらどうしようという不安もありますが､前頭葉には注意集中力の機能があって､1人の人と会話をするときには、他の人の話し声や雑音を抑制するという働きがあります。フィルターをかけるという言い方もあります。すなわち、前頭葉の障害によって、フィルターがかからないとすると、他人の話し声や雑音がそのまま頭に入ってくるので、うるさくてしかたがないと自覚されるのです。

263-01487

外出が不安

玄関から「一歩、外に出る」時は、何故か今でも、とても「緊張」します。

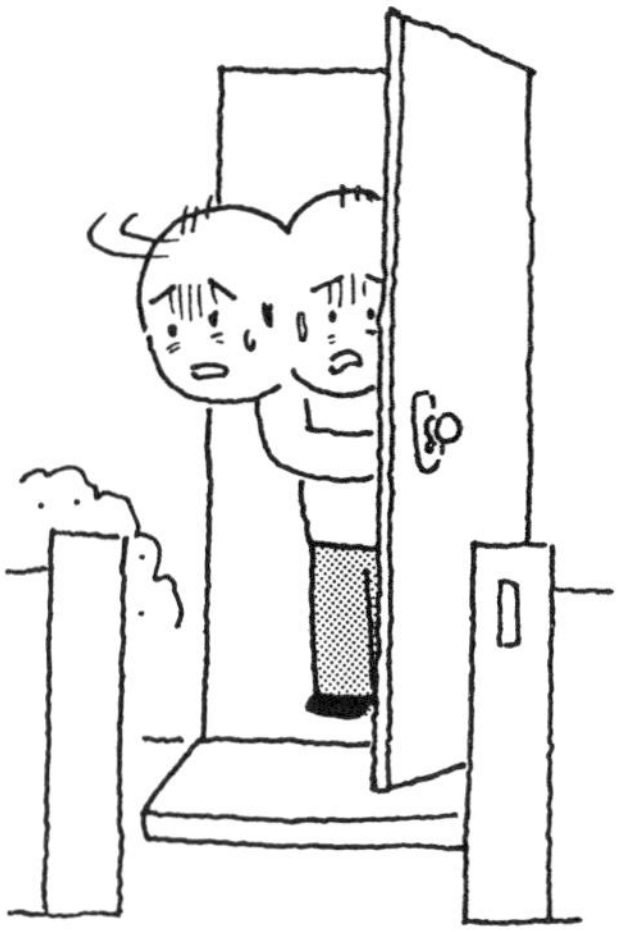

「一人」で歩いている時、「通行人」から「突然」何か尋ねられたりしないかと、「少しドキドキ」します。

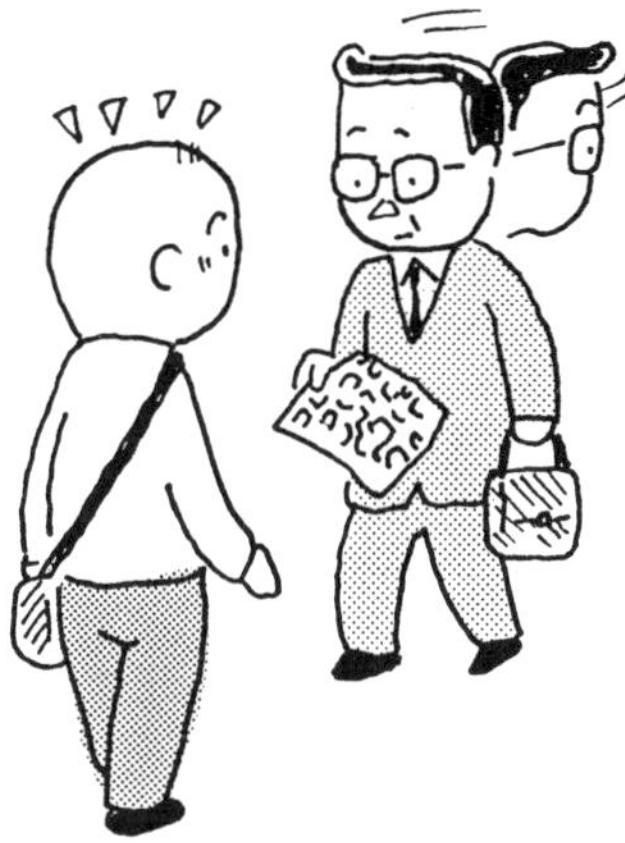

「近所の人」に会った時、すぐに「挨拶の言葉が出ない」ことや、出ても「意味不明な言葉」になり、とても「挨拶が苦手」になりました。

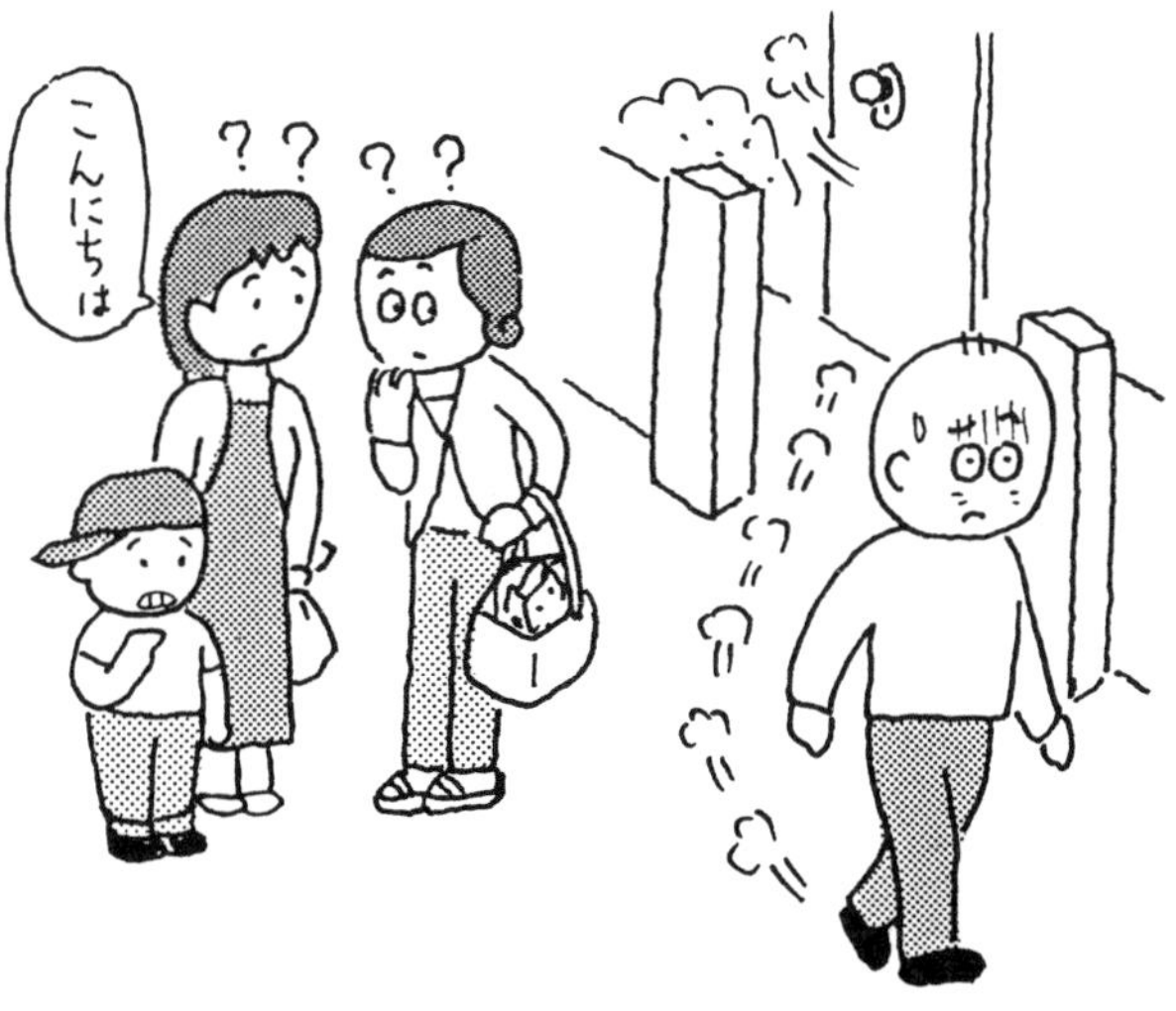

訪問者

以前、一度「対応」できず、「困った」ことがあり、それ以来、一人でいる時は「出ない」ようにしています。

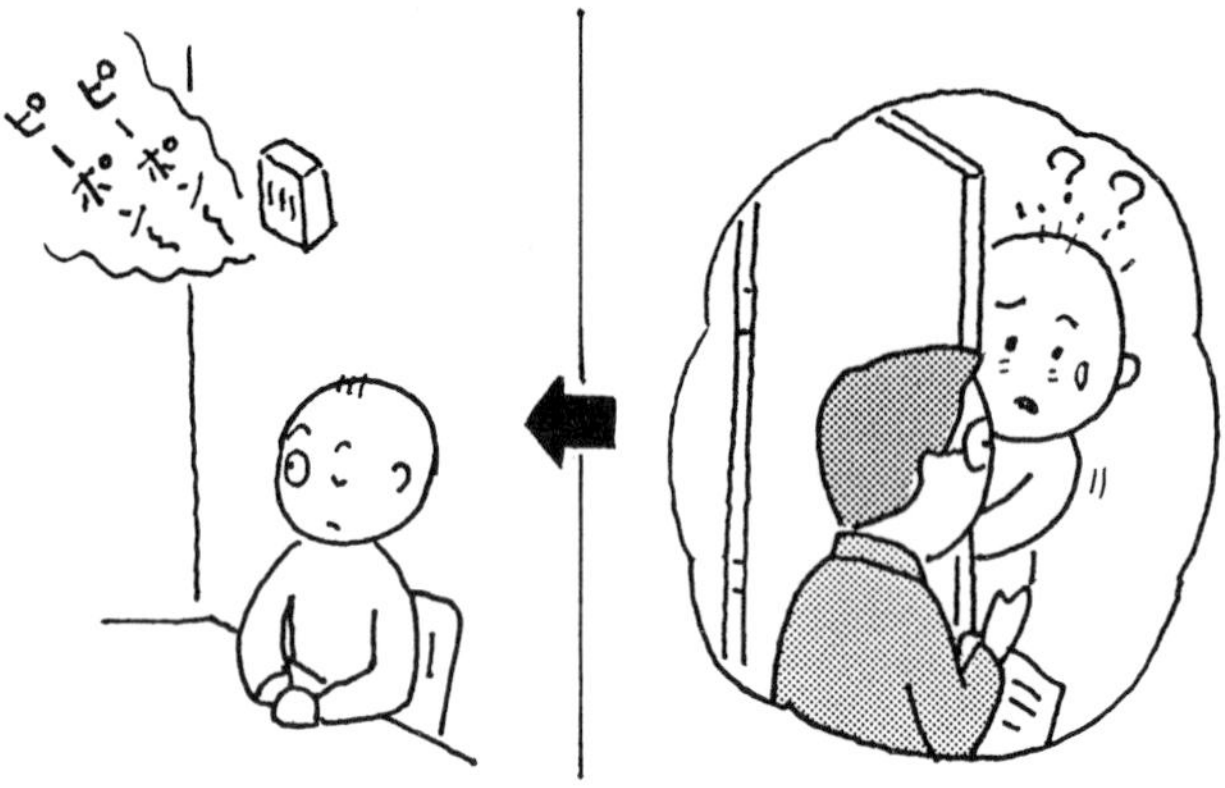

病院

「問診の内容」が正確に「理解できない」のに、つい曖昧な「ハイ・イイエ」で答えてしまいます。レントゲンなどの検査時、前もって「SOSカード」を見せても、別室からの「問いかけや指示」に「対応できない」こともあります。

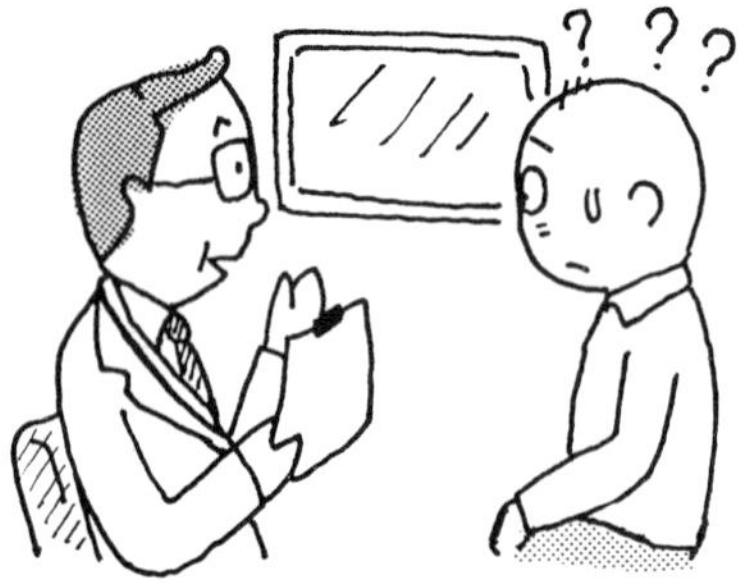

援助SOS

困った時、「通行人」に尋ねようとしても「咄嗟に言葉が出ない」ので「SOSカードの携帯」はやはり「必要」です。

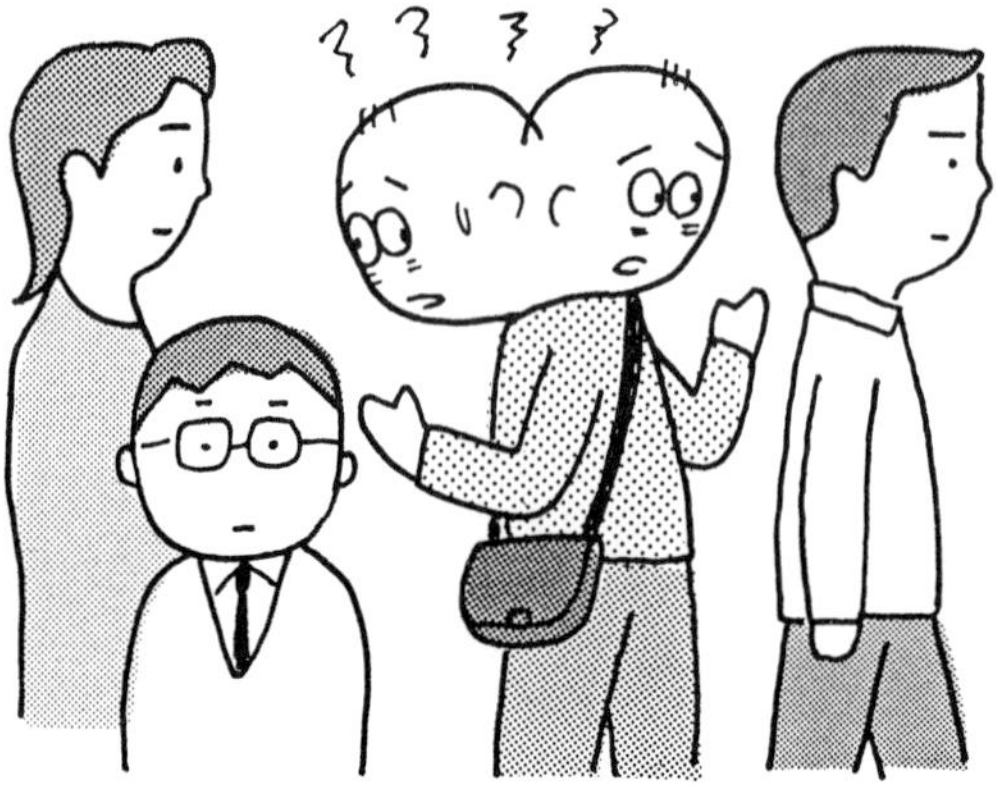

263-01487

ATM

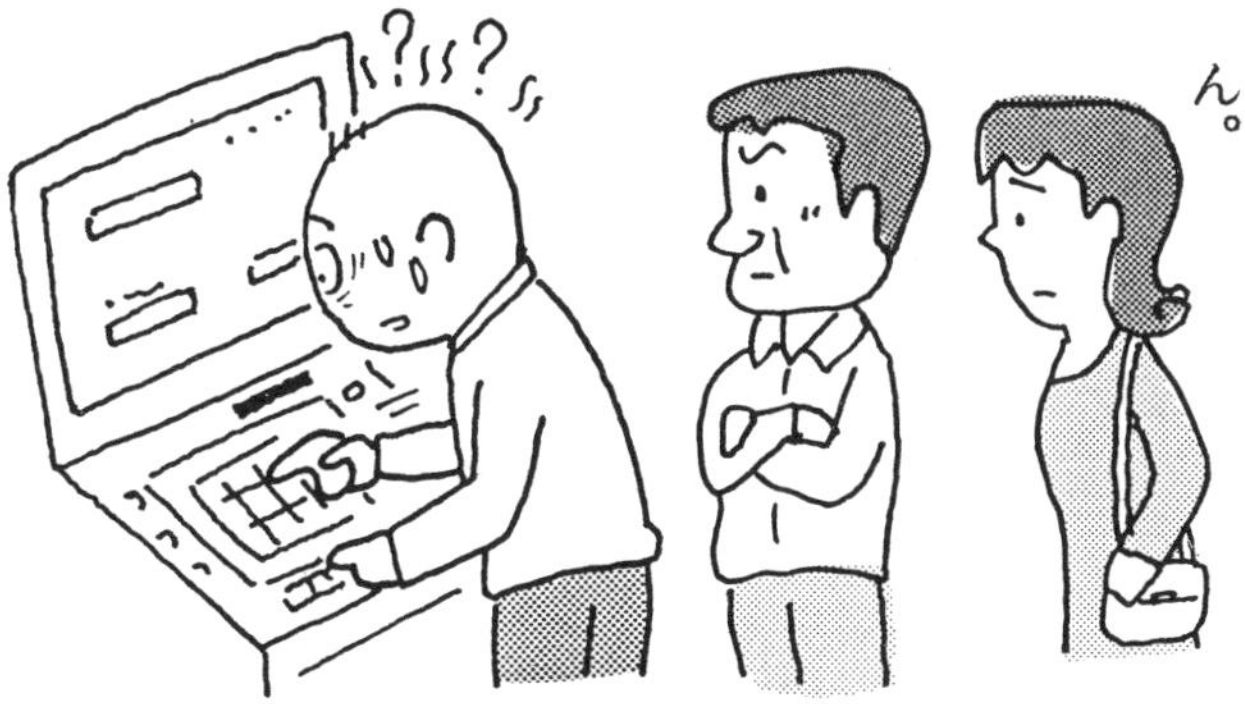

「ボタンの操作」にまごついていると、★「画面」がすぐに「変わる」ので「一人での操作」はできません。

★一般に障害はスピードが増すと顕著になりやすいという性質があります。軽微な歩行障害も、早く歩くと顕著となります。同じように、失語症者では、早く話すこと、あるいは早く話されることが苦手です。また、遂行機能障害のみられる方、すなわち物事の計画から実行までを行うことが困難な方では、短時間に、計画を立てたり、判断を求められたりするのが苦手です。記憶障害があって、一日の出来事を覚えていられない方でも、時間をかけたゆっくりとしたイベントなら頭に入っていることがあります。脳のなかの情報処理は、たくさんの神経の伝達にほかなりません。その神経に傷害がある場合、伝達は迂回するか、まったく違う場所が請け負うことになるので、当然に時間はかかってしまうのです。したがって、高次脳機能障害者、それぞれの能力にあわせて「せかさない」「時間をかけて傾聴する」「ゆったりとした時間をつくる」などの配慮が必要です。

銀行

「書類の記入」ができず、「受付の問いかけ」にも答えられません。金額などの「数字」はわからず困ってしまいます。

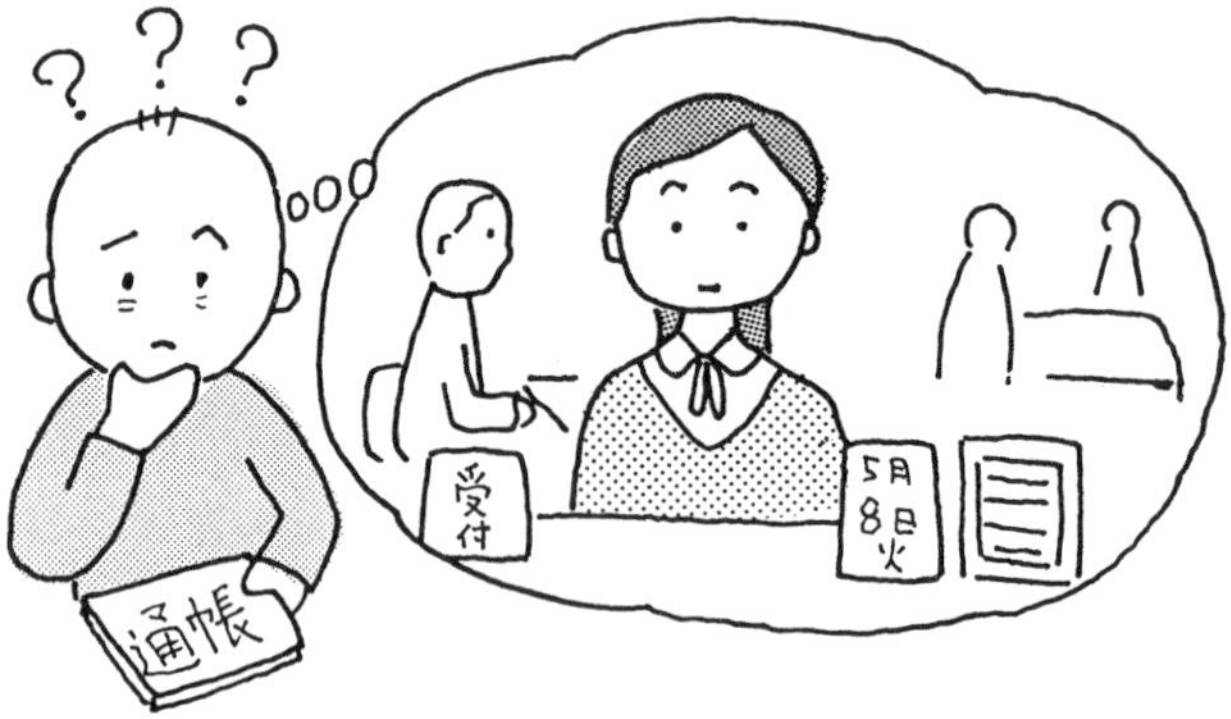

役所

「手続き方法」を尋ねることもできず、「書類」をもらっても、「内容」が理解できず「記入」もできません。

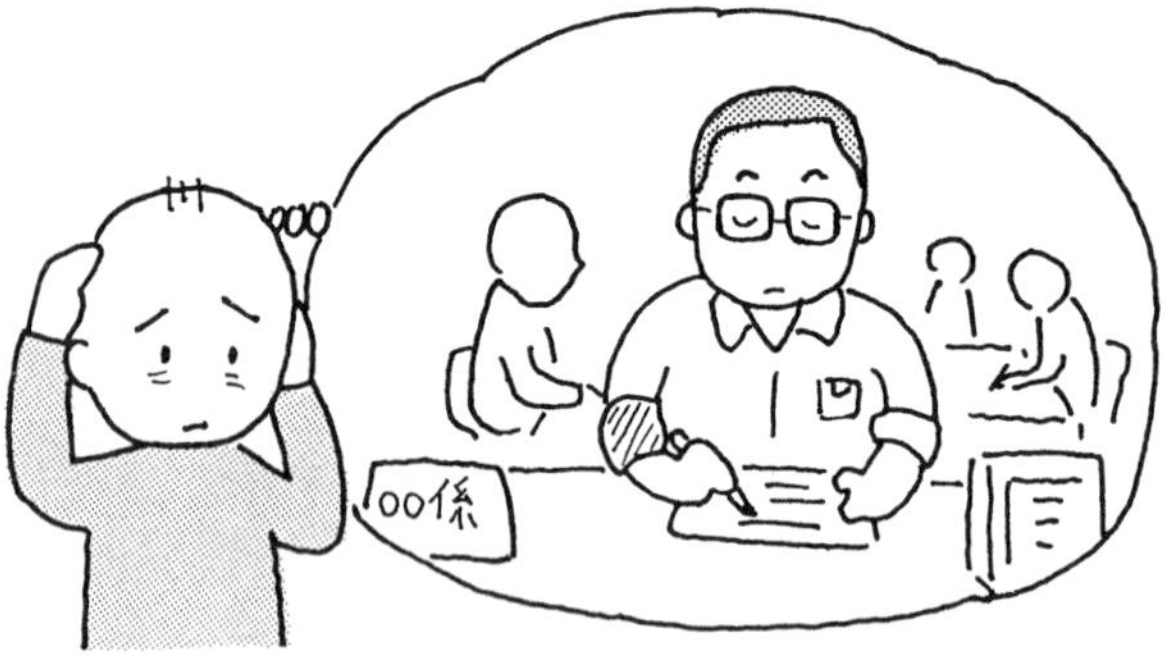

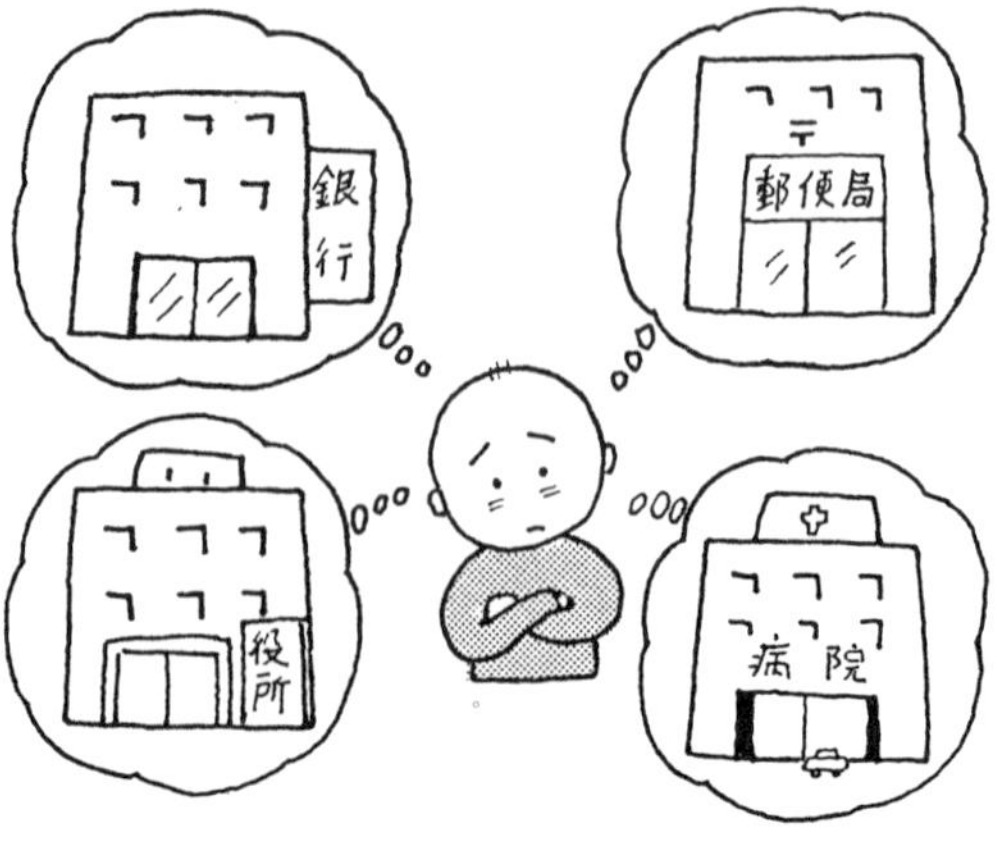

手続きは苦手だなあ！

道に迷う

「妻と一緒」の時、目的地がわかっているのに、「曲がる角」を間違ったり、「止まる場所」なのに、止まらず★「一人でズンズン直進」してしまうことがあります。また「地図」が読めず「迷う」こともあり、「初めての場所」には行けません。

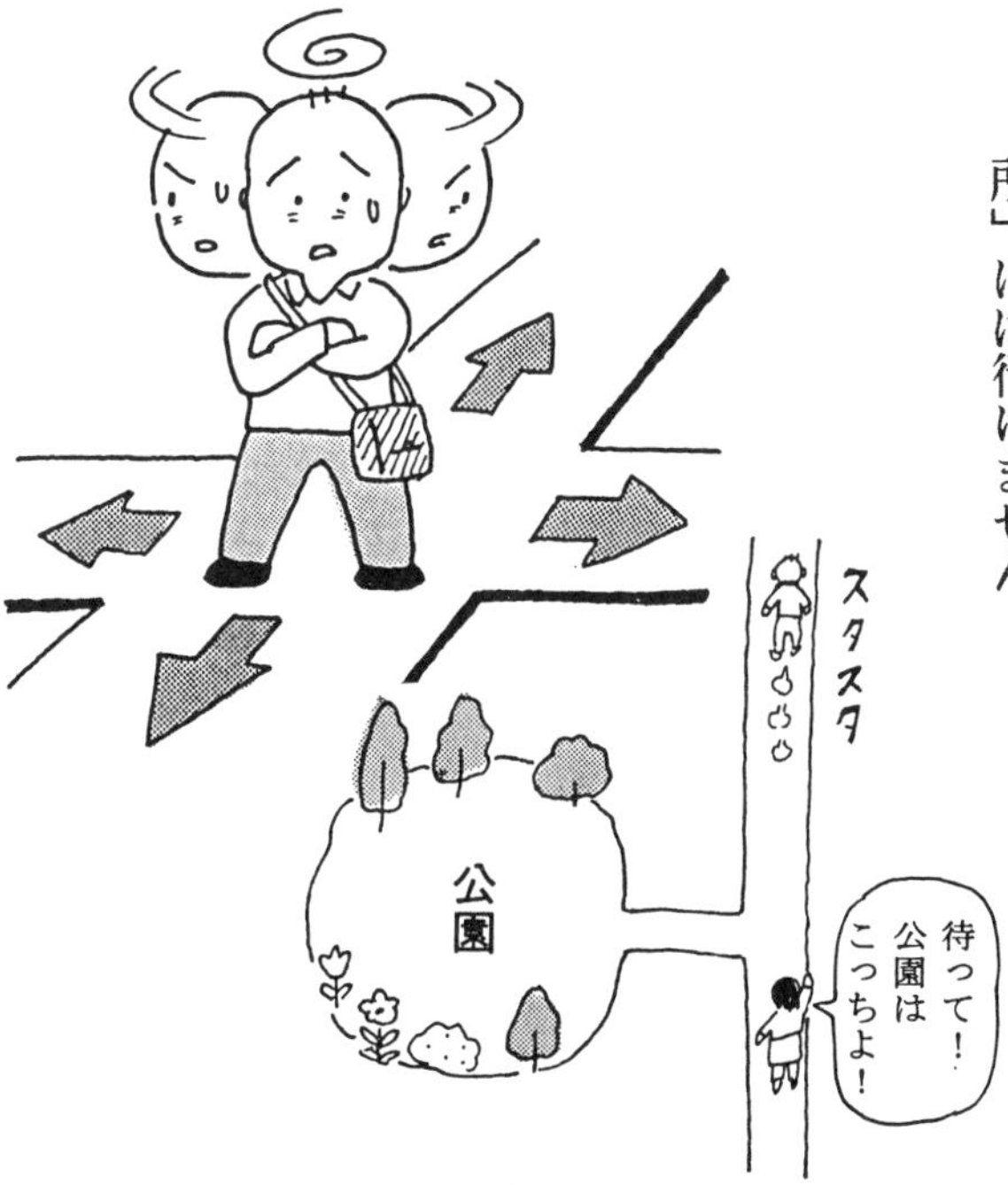
スタスタ
公園
待って！公園はこっちよ！

表示の判断

エレベーターの「上下、開閉の表示」が、「瞬時に判断」できず焦ってしまいます。「一人」の時は、「階段やエスカレーター」を利用しています。

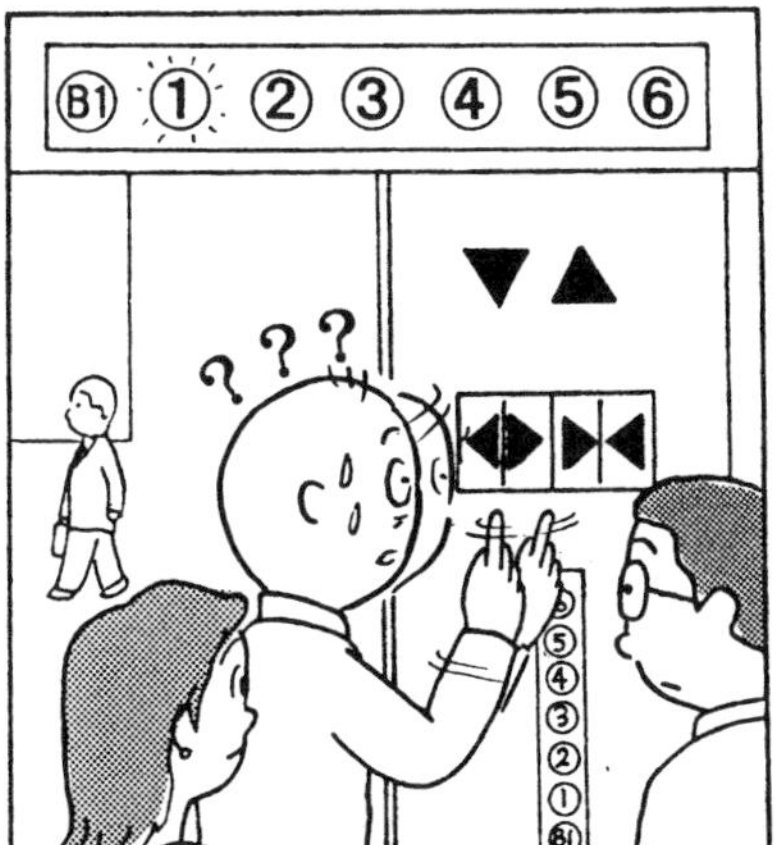
B1 ① ② ③ ④ ⑤ ⑥

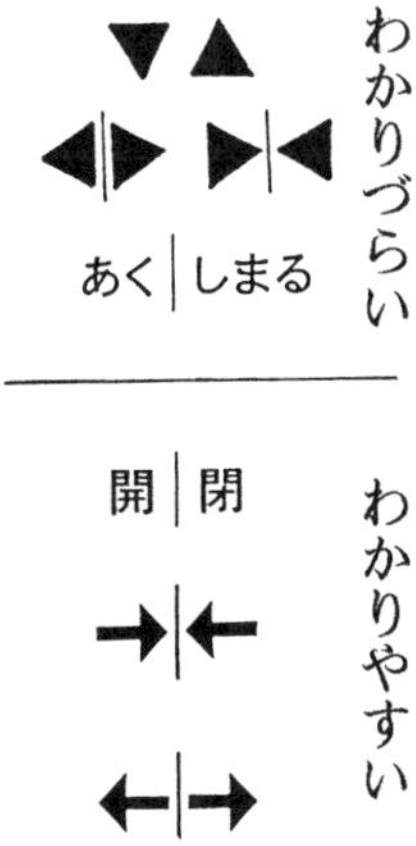
わかりづらい
あく
しまる
わかりやすい
開
閉

★２人で一緒に歩くという行為には、相手の運動速度を認識して、それに歩調を合わせるという認知機能が必要です。福元さんはおそらくこの能力が苦手だったのでしょう。

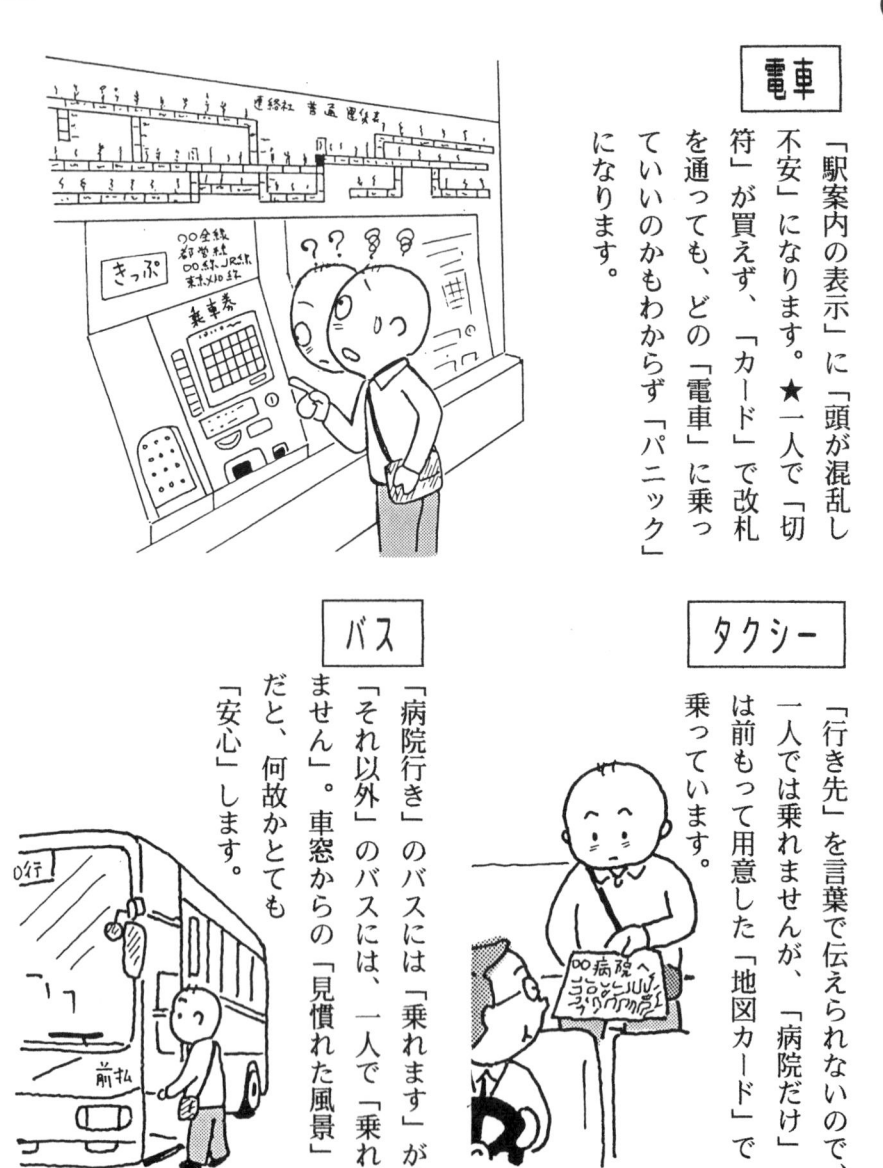

電車

「駅案内の表示」に「頭が混乱し不安」になります。★一人で「切符」が買えず、「カード」で改札を通っても、どの「電車」に乗っていいのかもわからず「パニック」になります。

タクシー

「行き先」を言葉で伝えられないので、一人では乗れませんが、「病院だけ」は前もって用意した「地図カード」で乗っています。

バス

「病院行き」のバスには「乗れます」が、「それ以外」のバスには、一人で「乗れません」。車窓からの「見慣れた風景」だと、何故かとても「安心」します。

★切符を買うには、①左右に広がる路線図を眺めながら、②目的地を選択し、③その運賃を確認し、④視線を移して対応する運賃のボタンを探す、という一連の認知能力を要します。福元さんは、やや右側の空間を見落としがちなので路線図を見ても混乱し、じっと目的地を頭に留めながら探すという注意集中力もやや低下しがちで、運賃の数字も苦手だったので、切符を買うのに苦労されたのだと思います。

楽しめなくなったこと

「複数の健常者」との「会話」は「話の聞き分け」ができず、「騒音」に聞こえます。以前のような「楽しい会話」ができません。

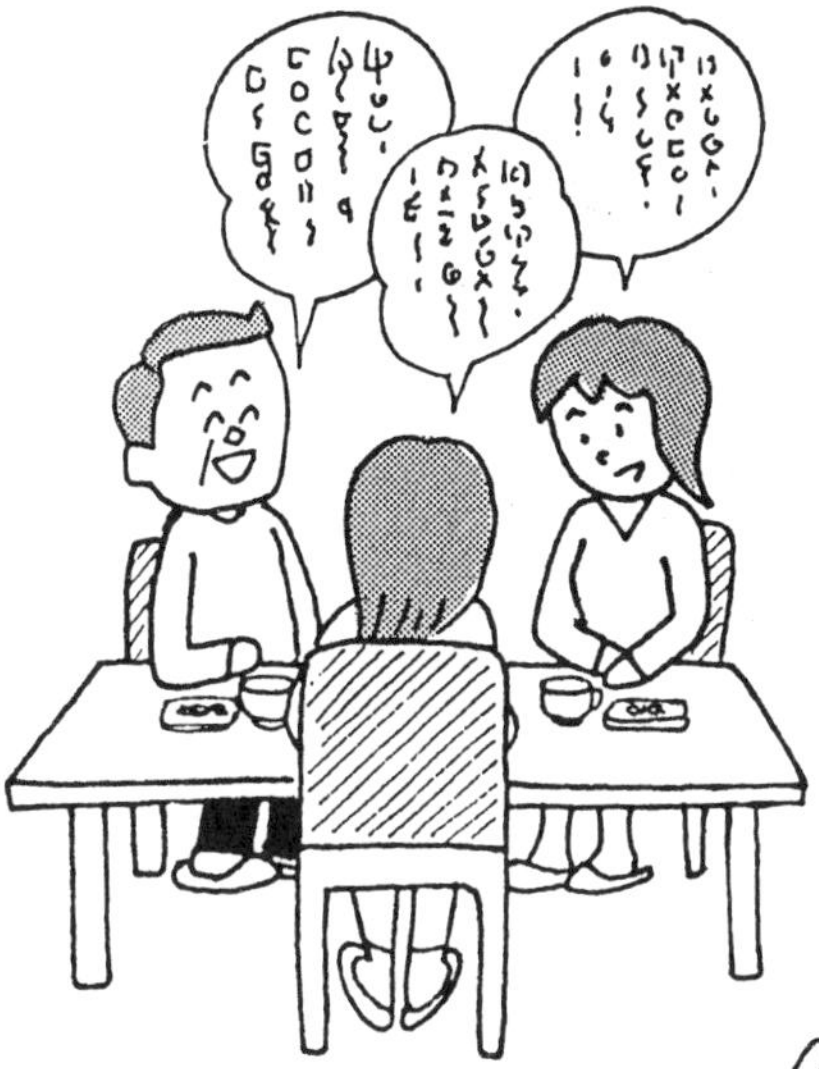

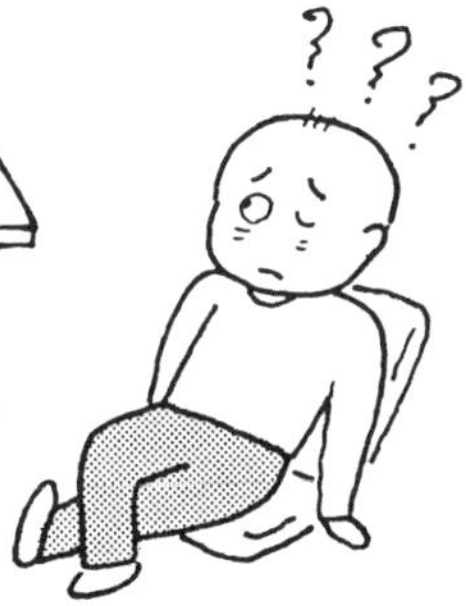

「映画、テレビ」の★「スポーツ観戦、自然・動物の映像、無声映画、マジック、クラッシック音楽」などの映像は、楽しめますが、それ以外はあまり「楽しめません」。

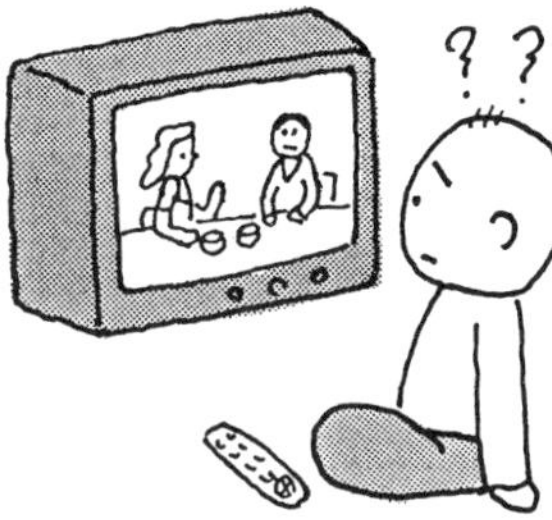

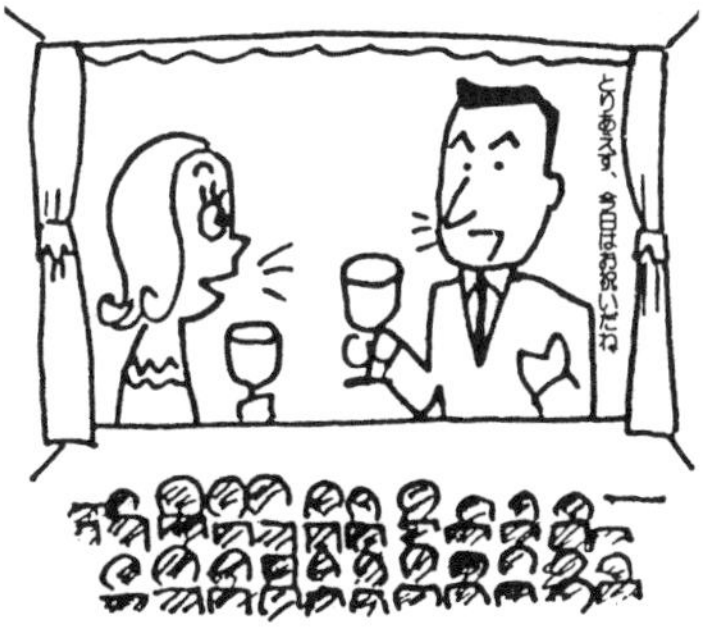

「洋画の字幕」は、「回転が早く」ついていけません。

★左脳損傷者は、福元さんのように、言語的な刺激が少なく、映像などの視覚的刺激を中心とした娯楽にほっとするようです。

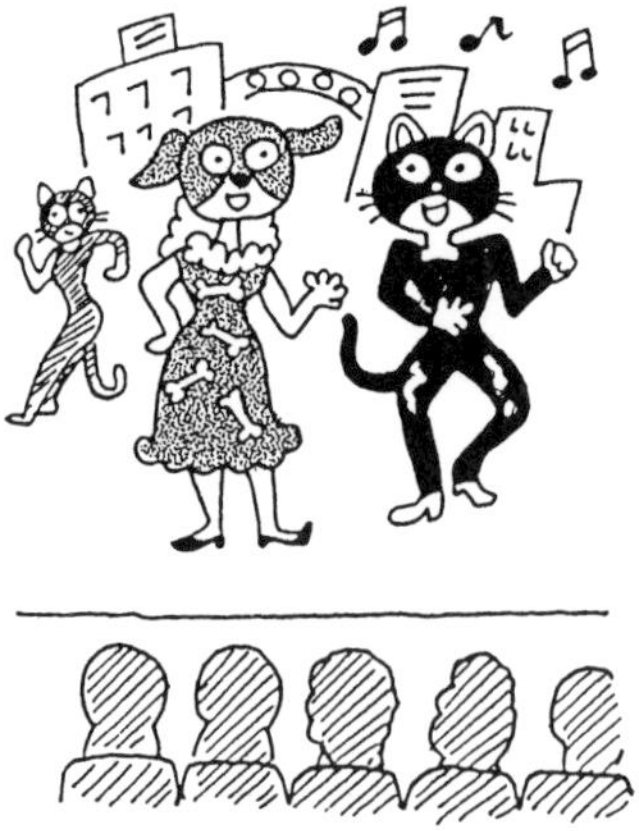

演劇・歌劇

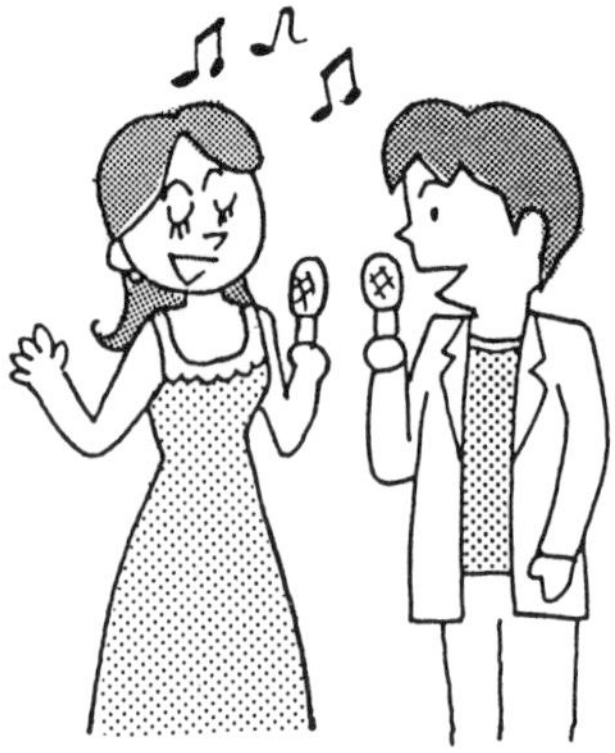

歌謡ショー

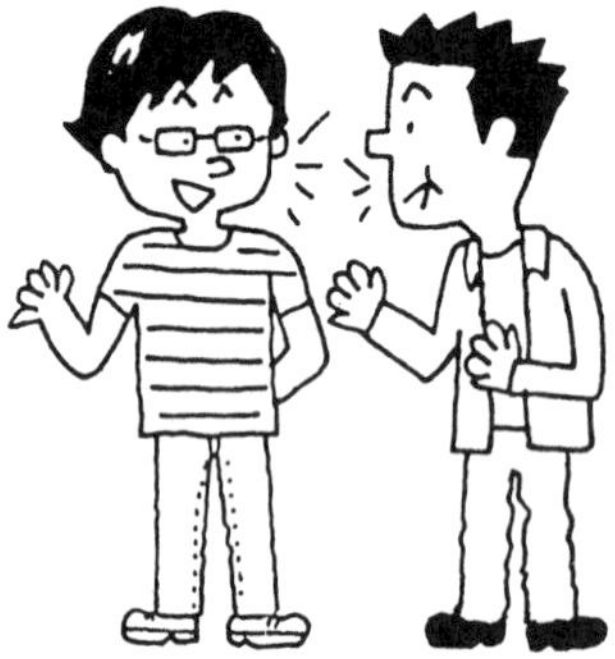

漫才・コント

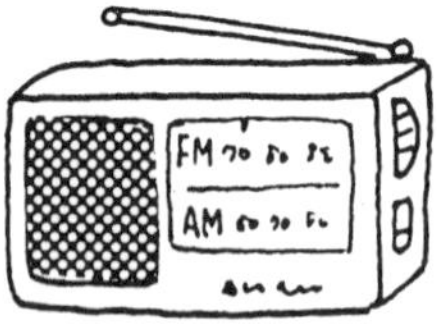

ラジオ

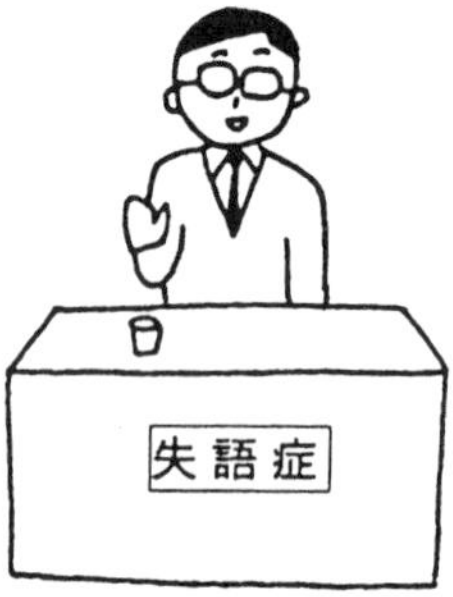

講演会

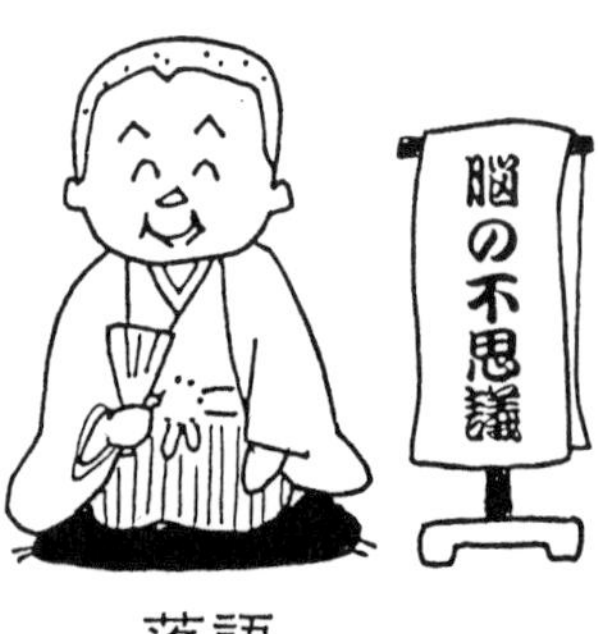

落語

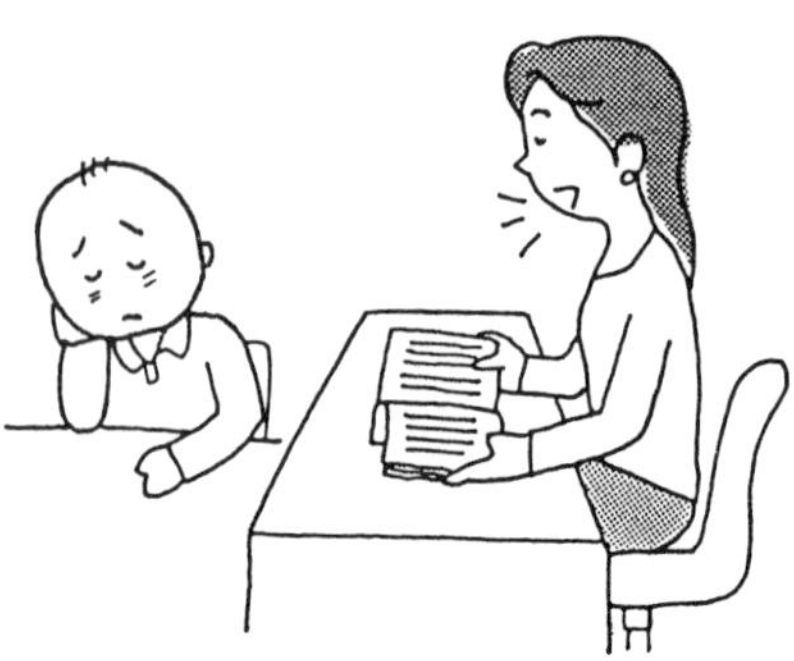

朗読

最近、楽しんでいること

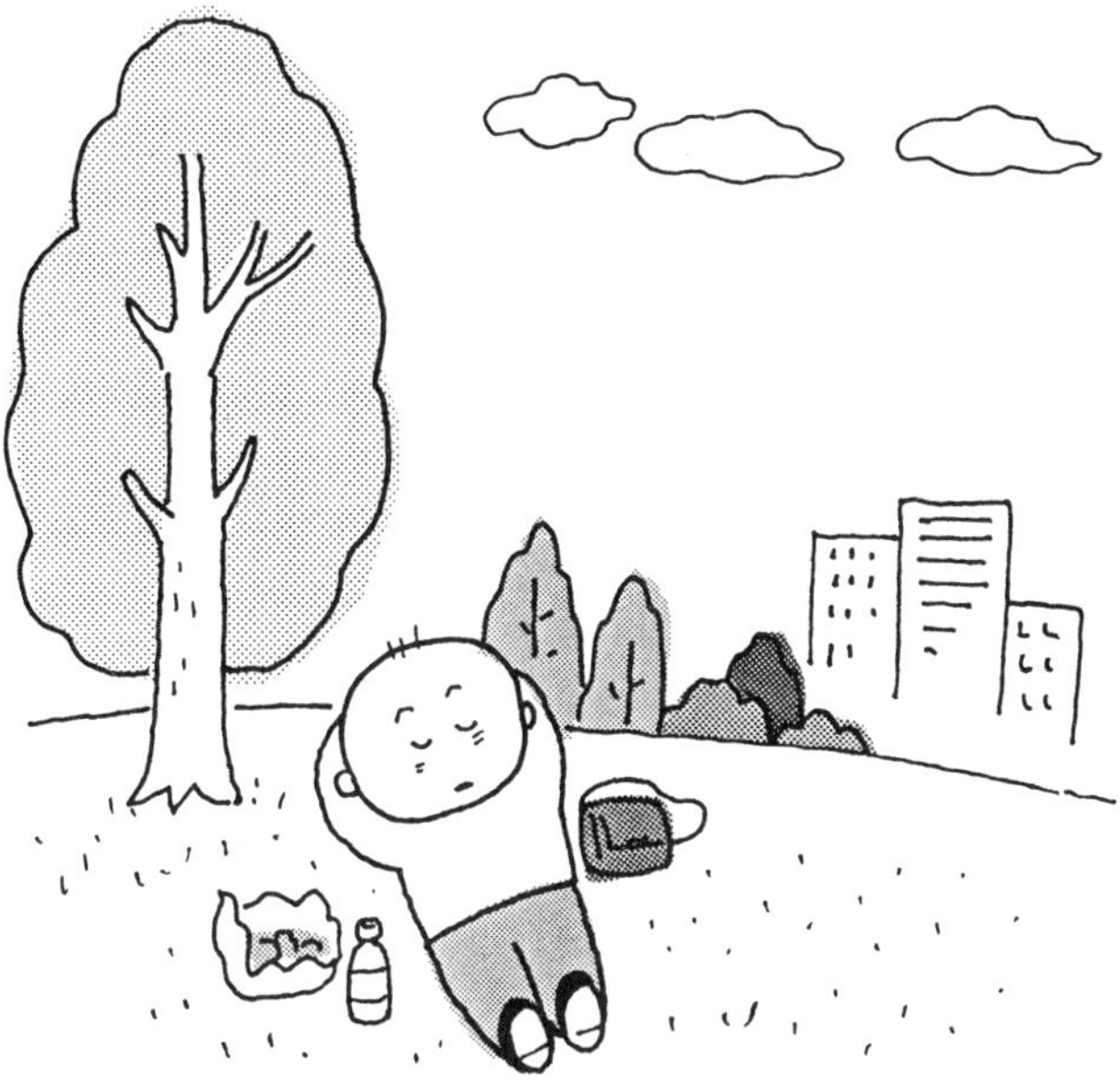

「緑」の多い身近な「公園」に、「お弁当」を持って出かけ「風、草花、雲」など自然との「会話」がとても落ち着き、「心と自然」が「溶け」込み、「同化」するような「安らぎ」を感じます。

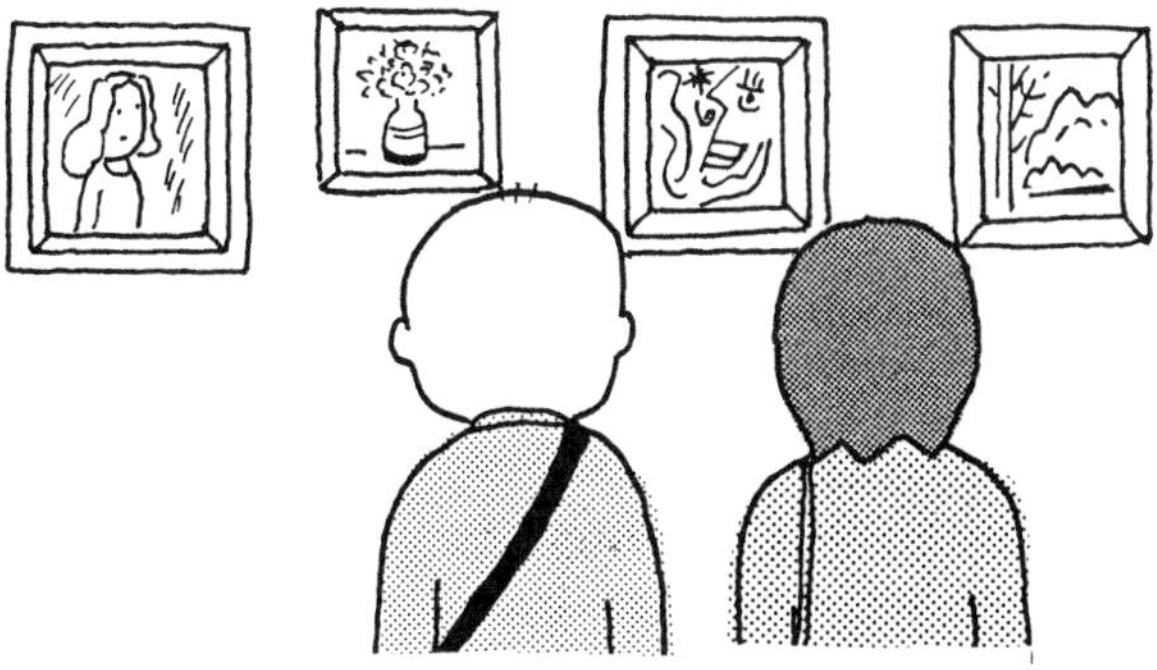

「障害者手帳」を提示し、「夫婦」で「美術館や博物館巡り」をしています。

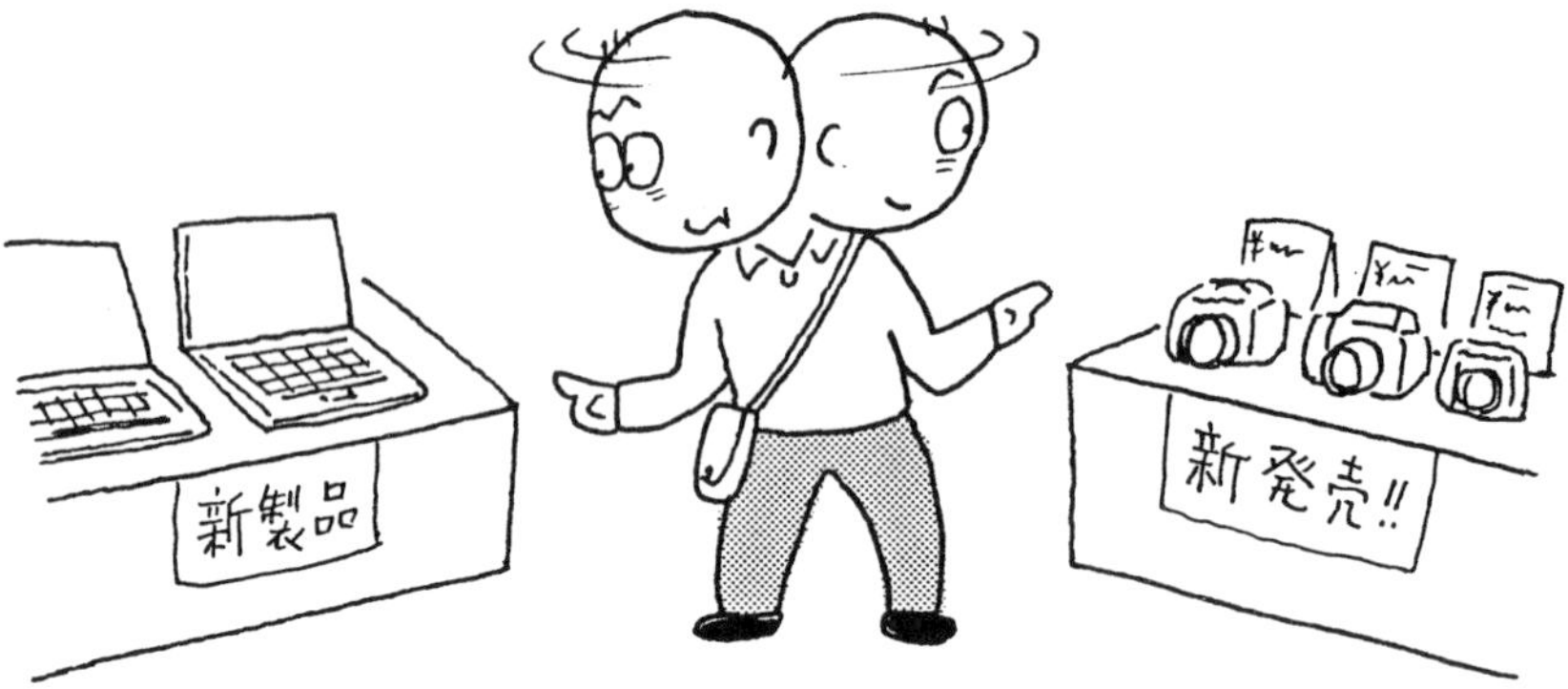

「家電量販店」で「操作方法」がわからないものの、「新機種」を「見て回る」だけで「ワクワク」し、「時間」を忘れてしまいます。

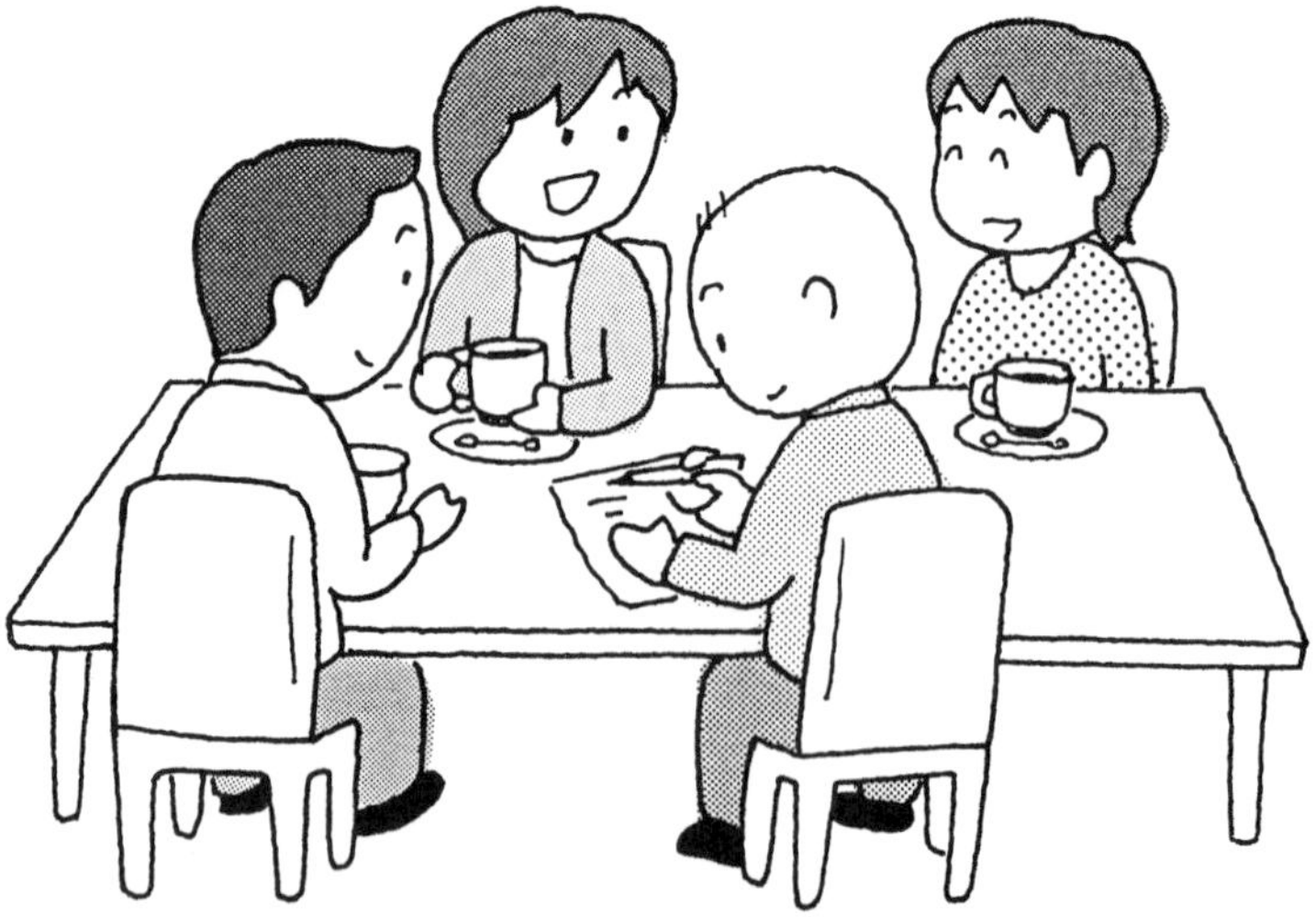

以前、ある会で知り合った「同年配」のご夫婦です。年に１～２回会って「お茶や食事」をしながら、筆談や身振りで「近況報告」などをしています。「症状」は違っても、「肩の力」がとれ、くつろげる「同病者」の知人です。

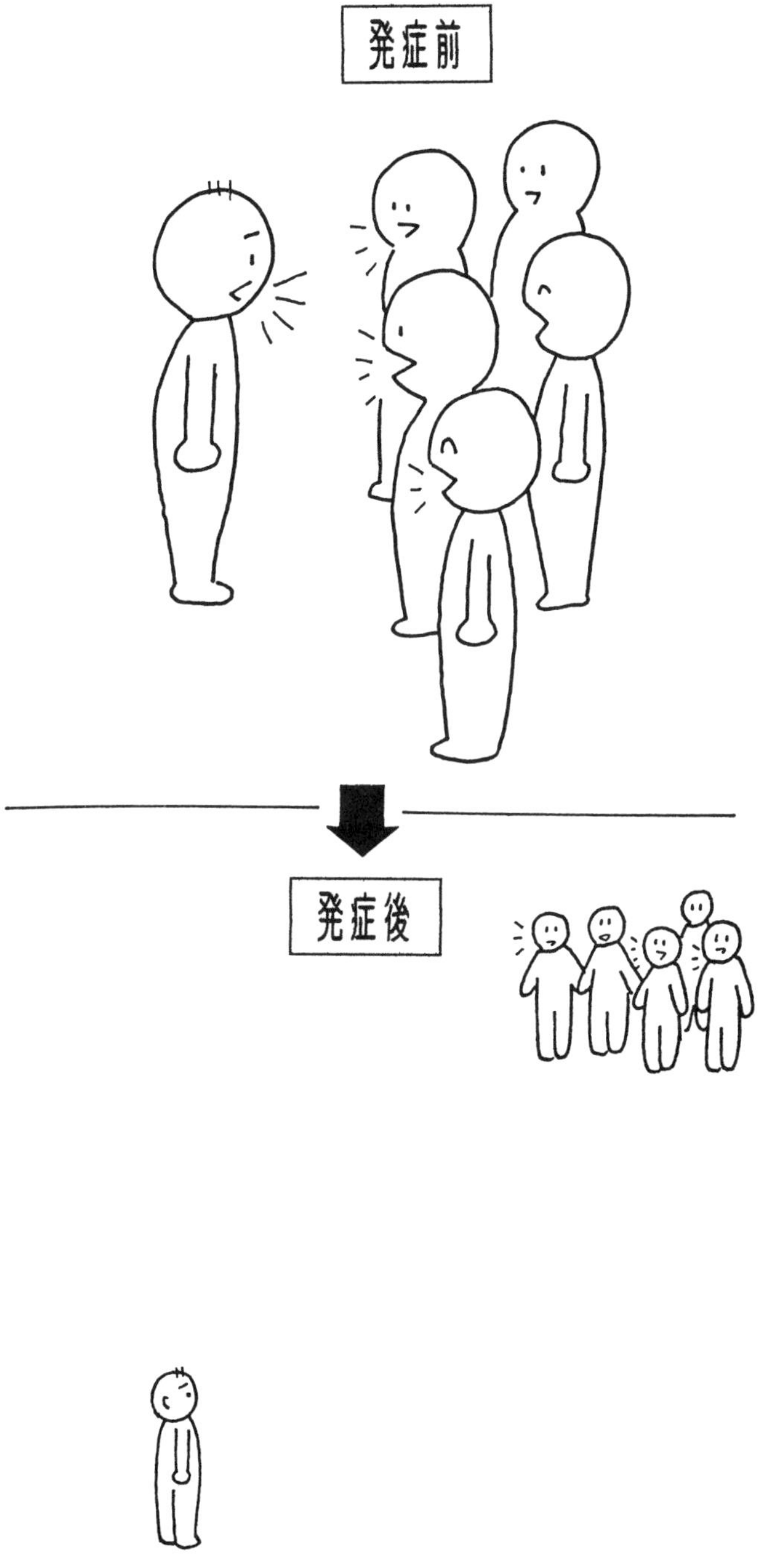

「発症前」は、「簡単に意思の疎通」がとれていた「人達」が「今」は途方もない「隔たり」を感じます。

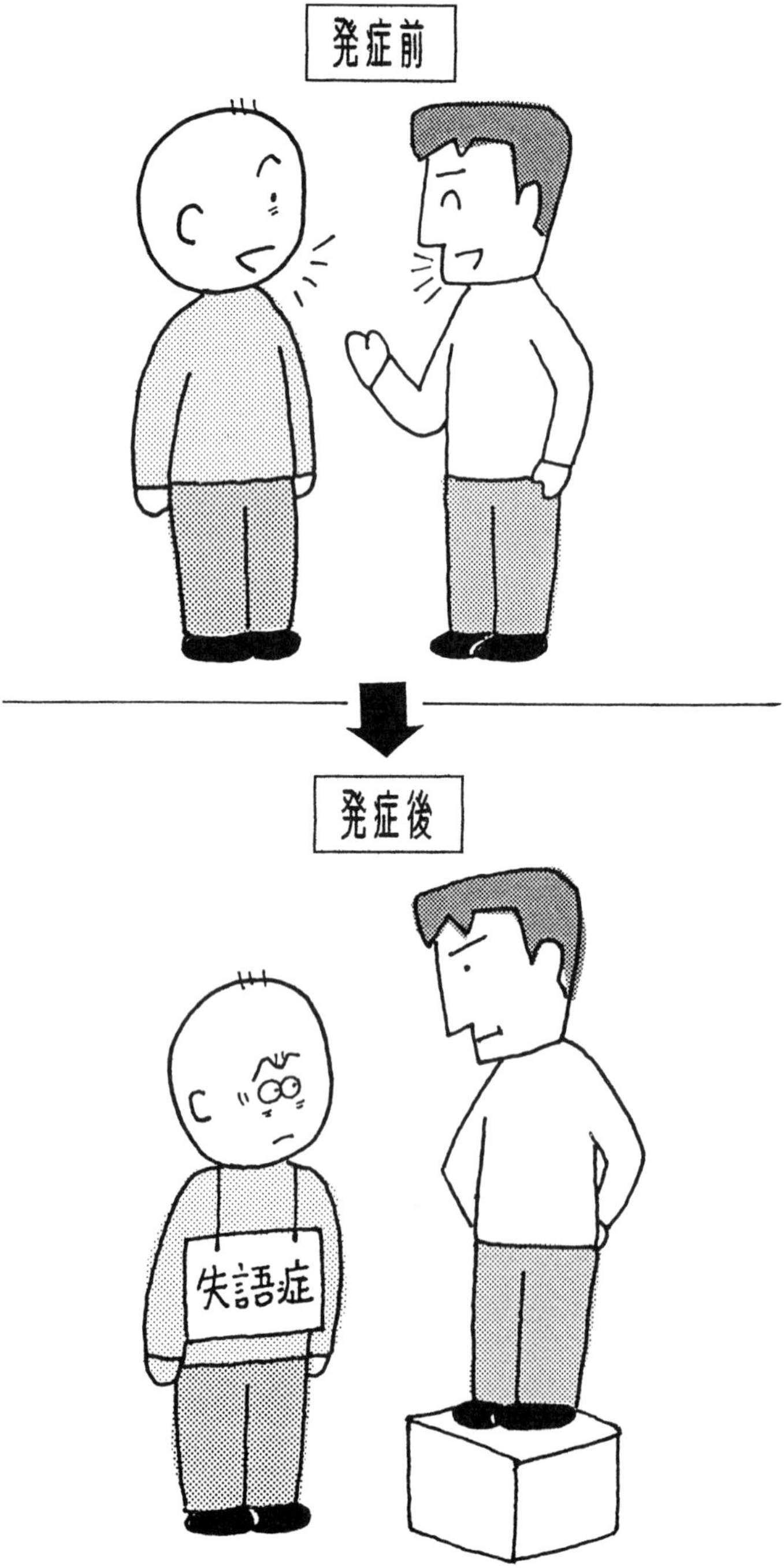

「発症前」、「良い関係」だった「人達の態度」が、「今」は「上から見下ろされている」ように感じます。

263-01487

発症前

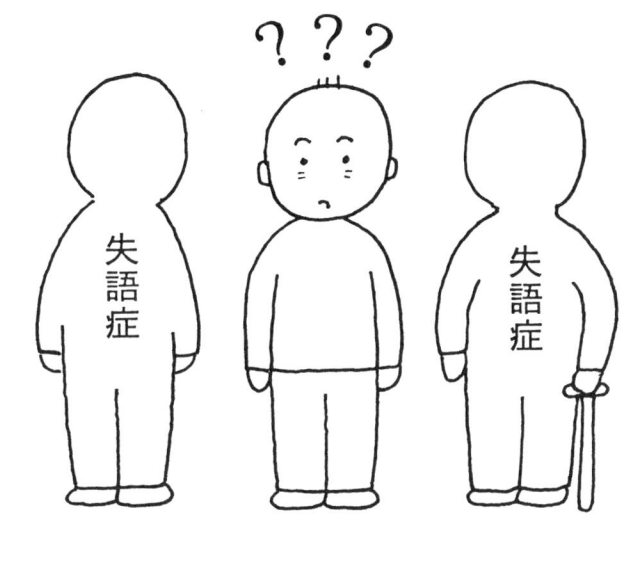

「失語症」がどんな障害なのか
「理解」できなくて、
「無知」だった僕でした。

発症後

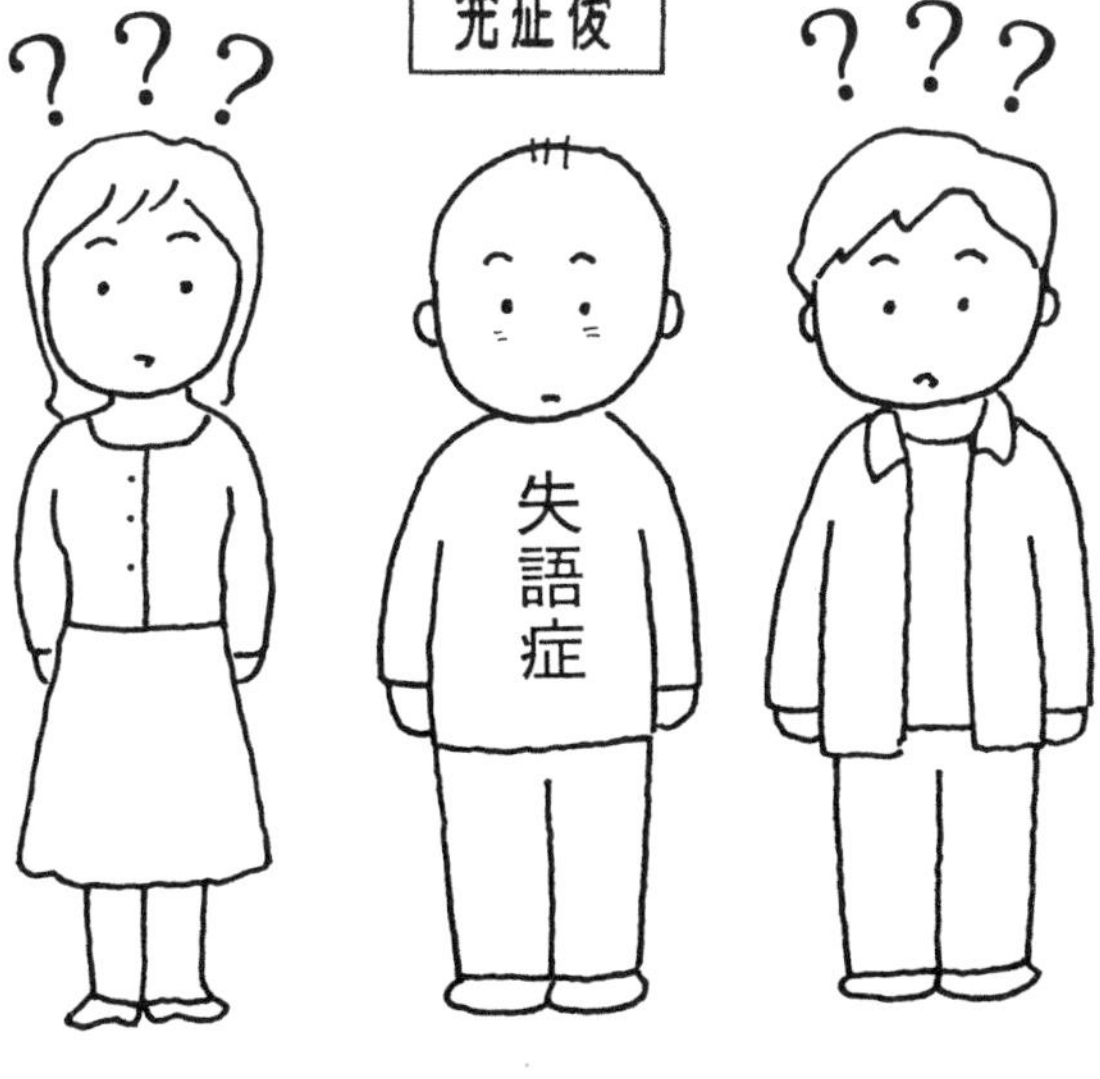

「病気」になって、初めて知った
「失語症」。「発症前の僕と同じ」
ように、「無知な人」が多いと思
います。

発症初期には こんなこともありました

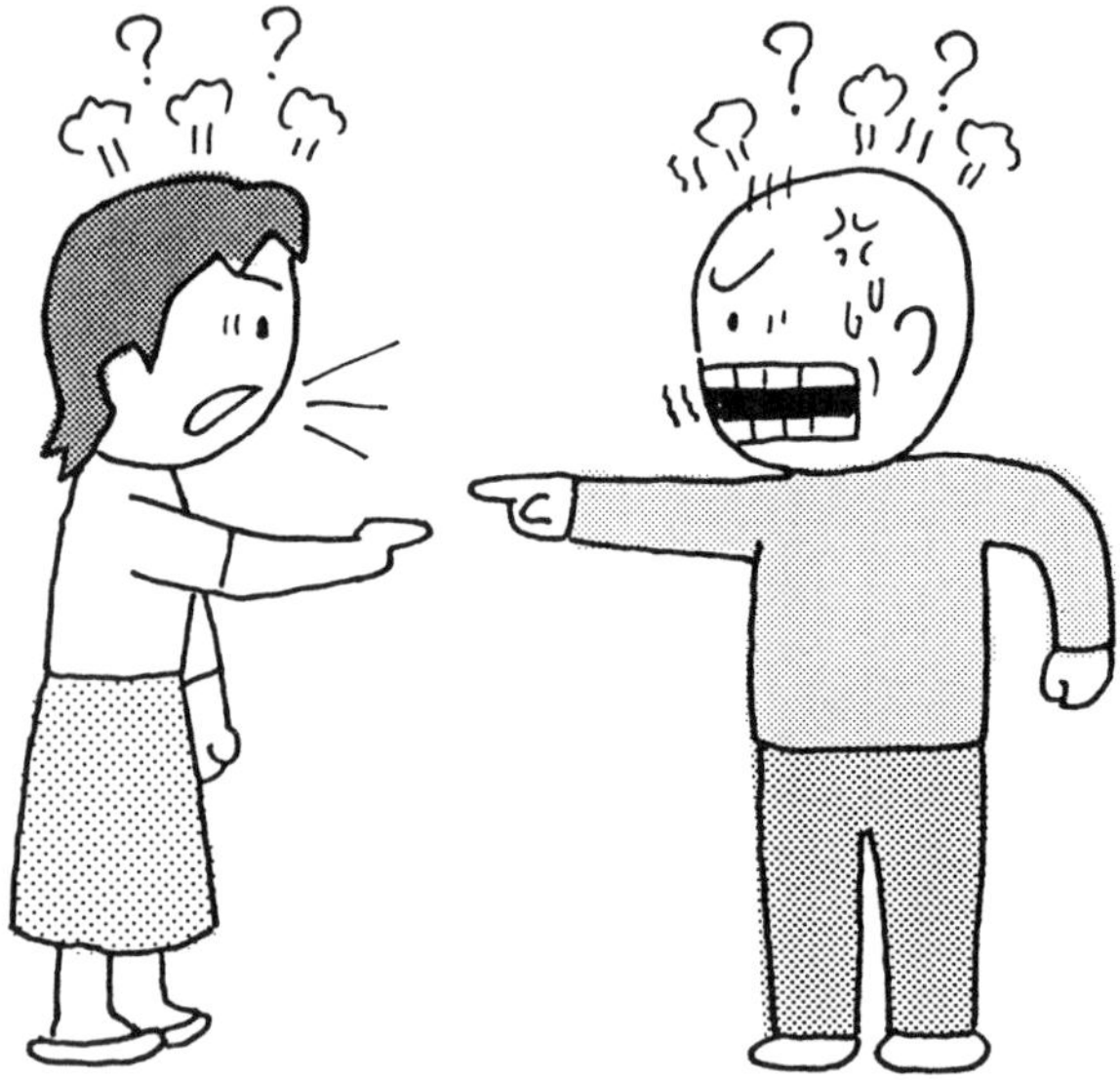

当初は「夫婦」で、お互い
「何を言っている」のか
「何を怒っている」のか、
「理解」できませんでした。

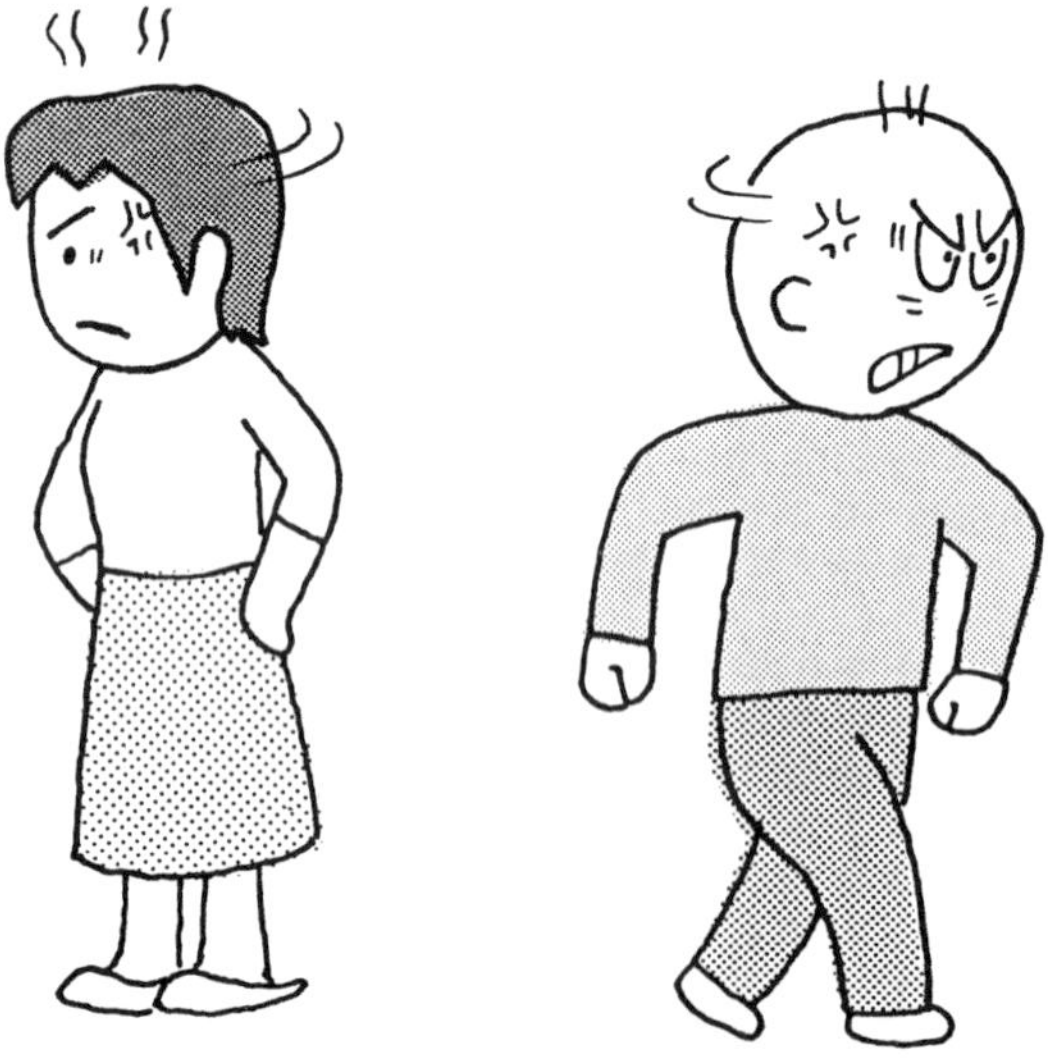

「筆談」でも「理解」しあえず、
「言いたい事」が「ストレートに
伝わらない」苛立ちで、ささいな
事で「誤解」が生じていました。

263-01487

夫

「障害」だけでも「辛い」のに、「妻」とも「意思の疎通」がとれず、「哀しい」思いをしていました。

妻

認知症の親の在宅介護をしながら、夫のリハビリの付添いや生活の立て直しなど、突然山積した問題を一人で抱え、途方に暮れていました。

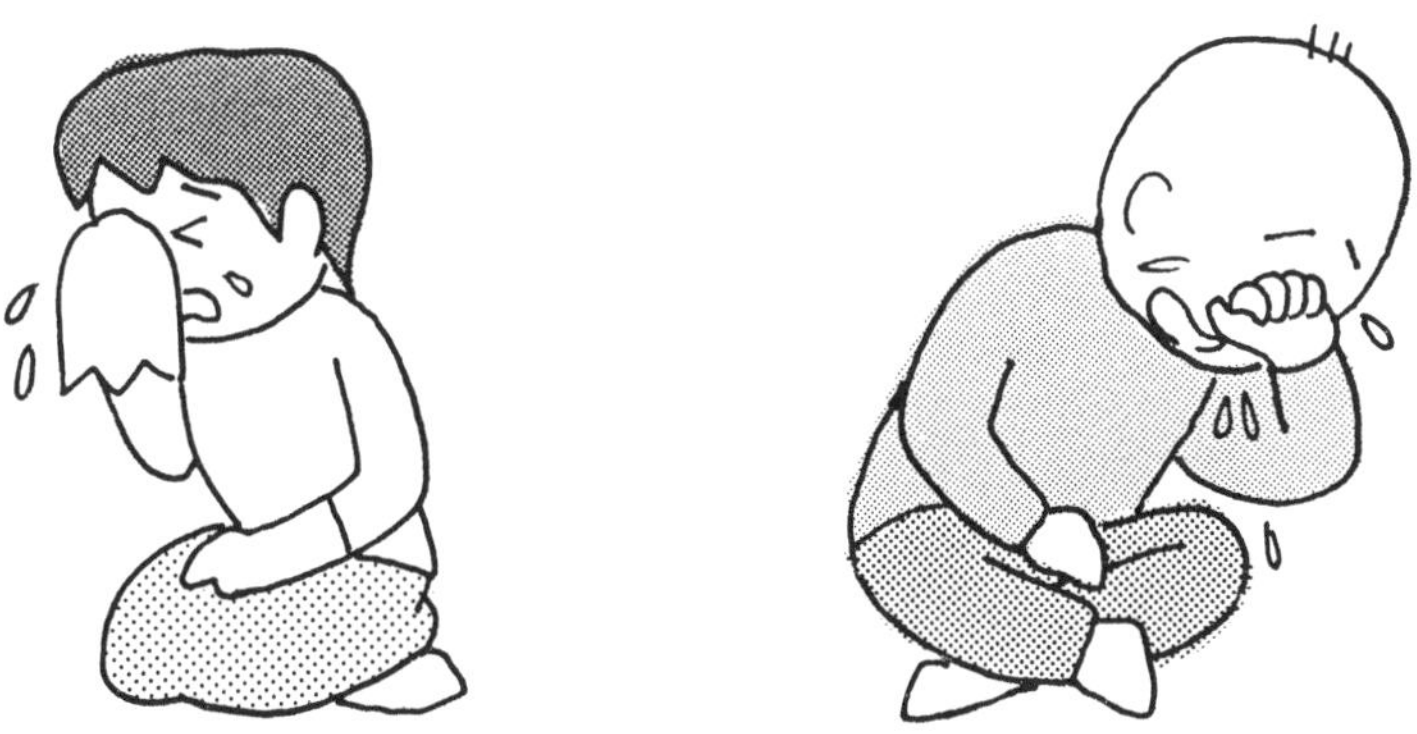

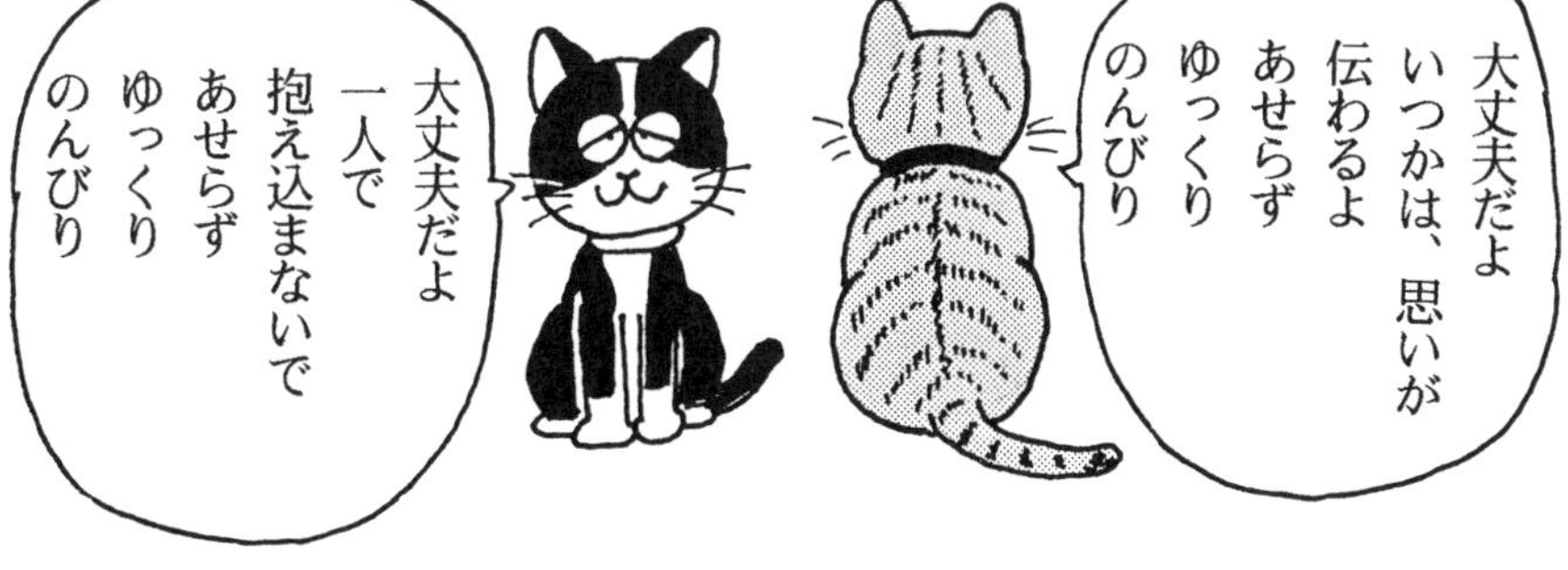
大丈夫だよ いつかは、思いが 伝わるよ あせらず ゆっくり のんびり
大丈夫だよ 一人で 抱え込まないで あせらず ゆっくり のんびり

第6章

四コマ漫画

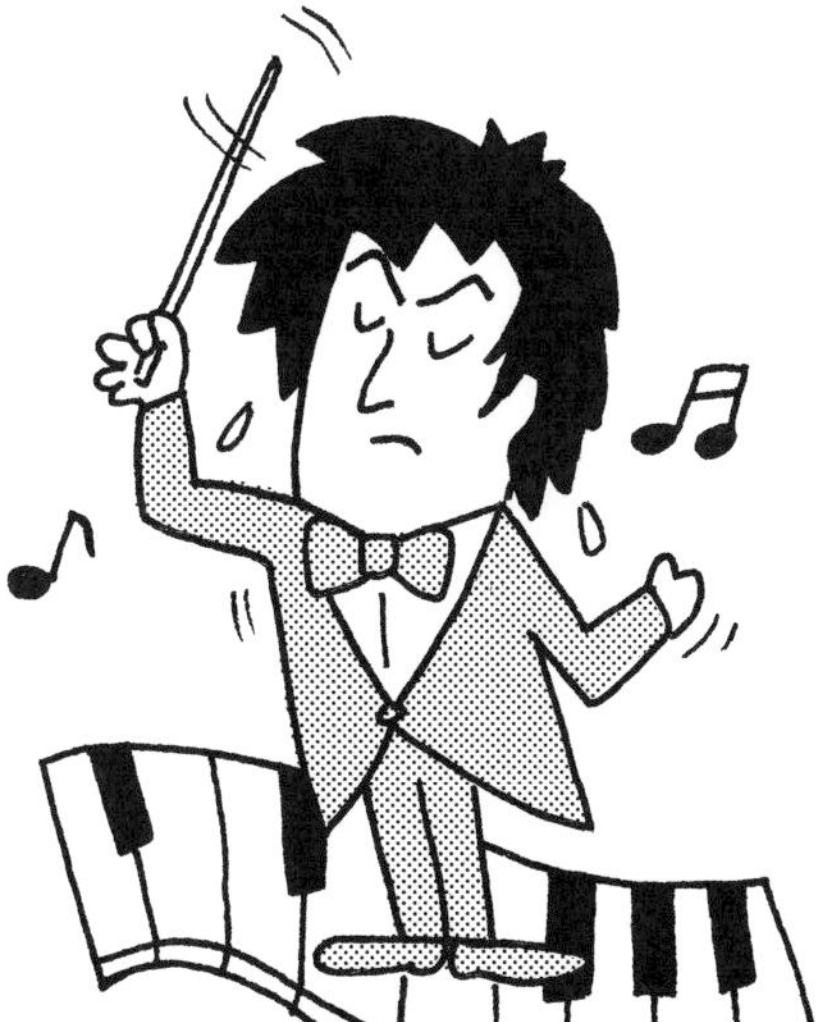

自分流の断り方

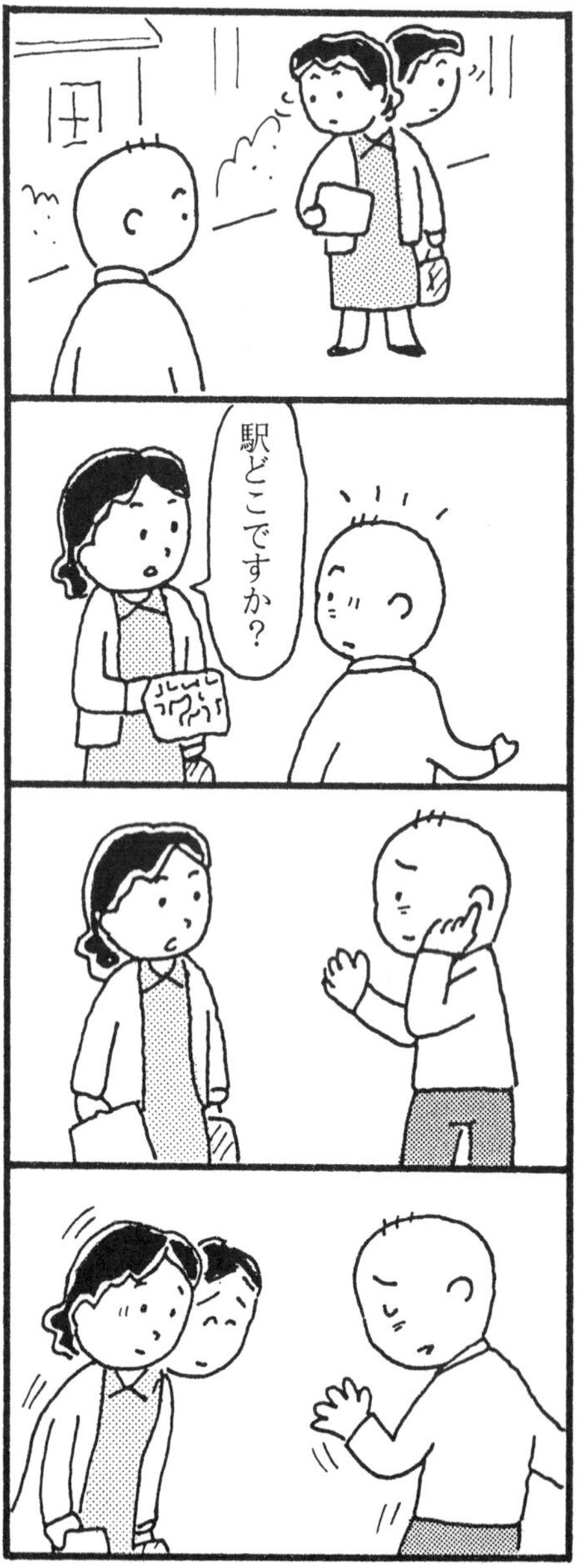

声をかけられ逃げる

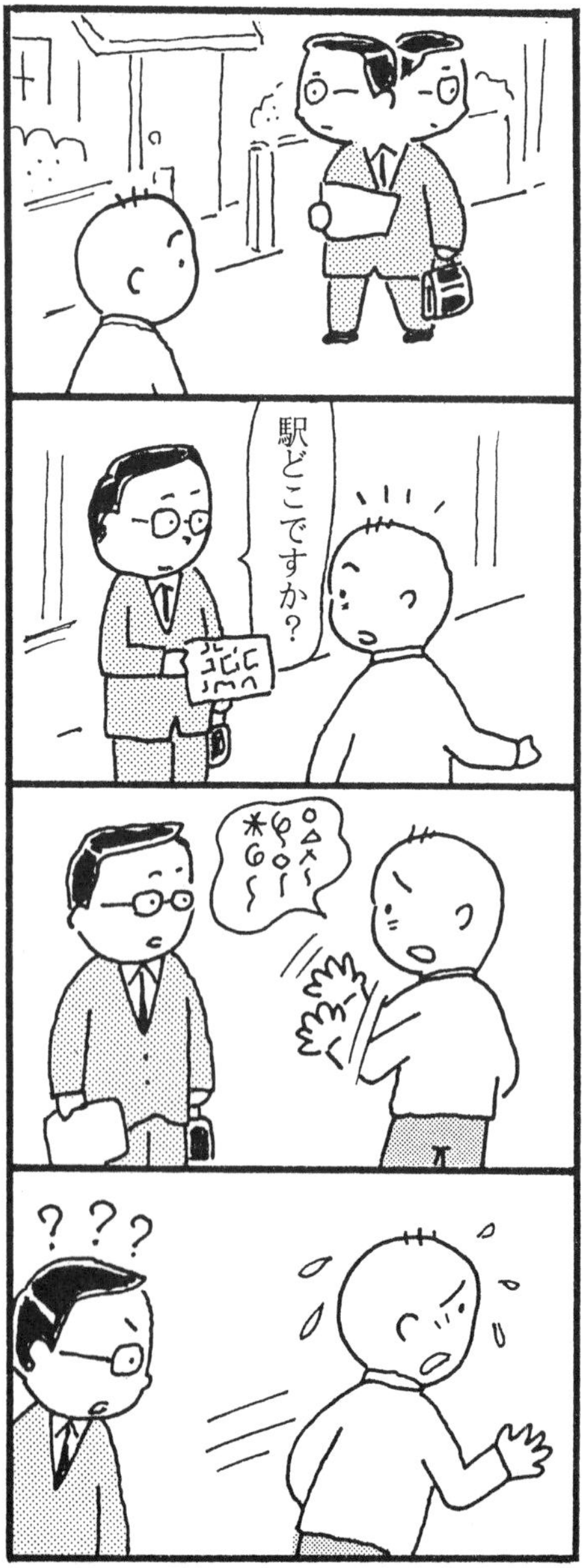

※自宅周辺では道を尋ねられることが多く、発症初期から1年位は慣れずに、とても慌てたり、また外出を控えたりしていました。夫なりの断り方を見つけたようですが、今でも一人での外出は緊張したり、回りに注意をしたりと疲れるようです。

263-01487

少し慣れた買物

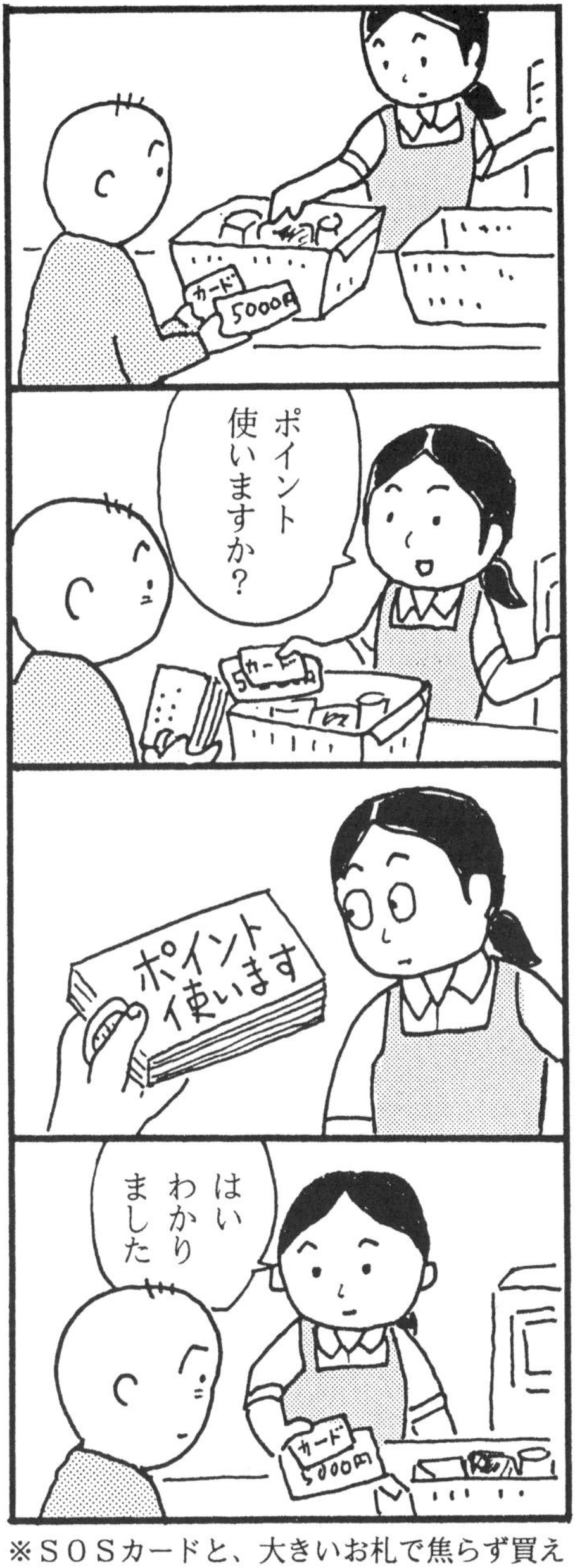
カード
5000円
ポイント使いますか？
ポイント使います
はい　わかりました
カード
5000円

※ＳＯＳカードと、大きいお札で焦らず買えるようになりましたが、今でも買い物は苦手で緊張します。

買い物で困る

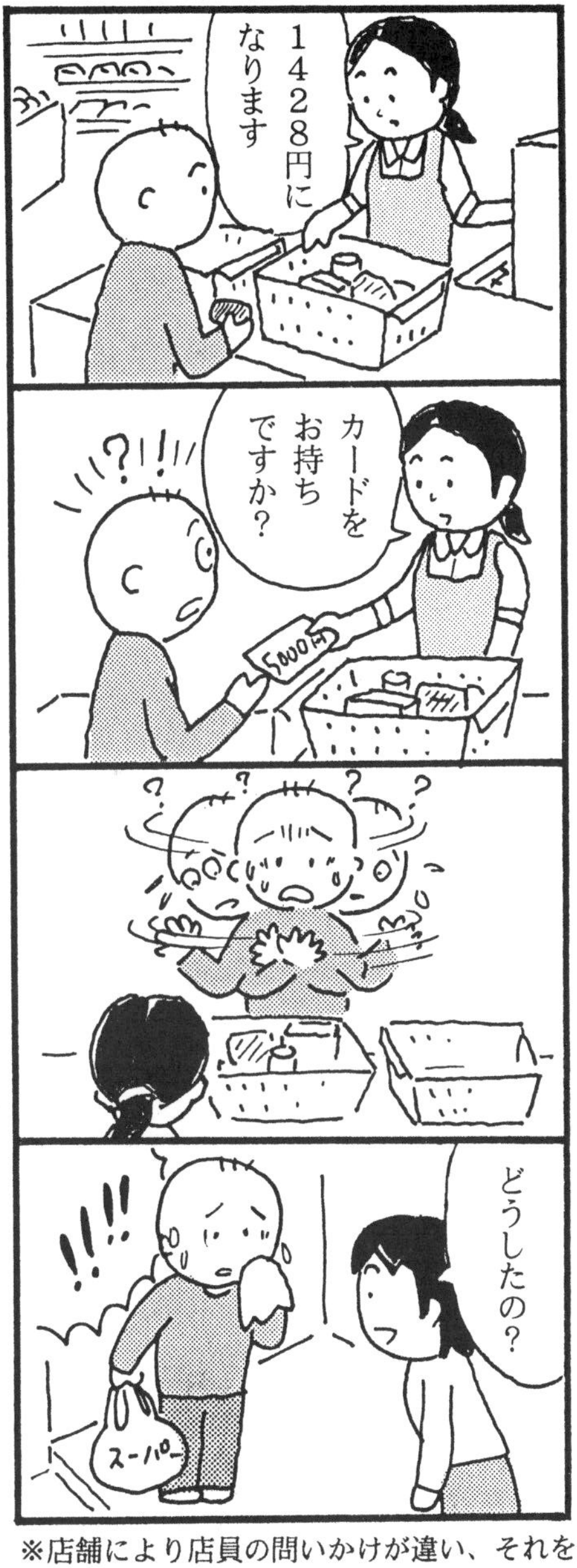
1428円になります
カードをお持ちですか？
5000円
どうしたの？
スーパー

※店舗により店員の問いかけが違い、それを覚えるまで少々時間がかかりました。カードの有無、ポイント使用の有無など。

悪夢の朗読会

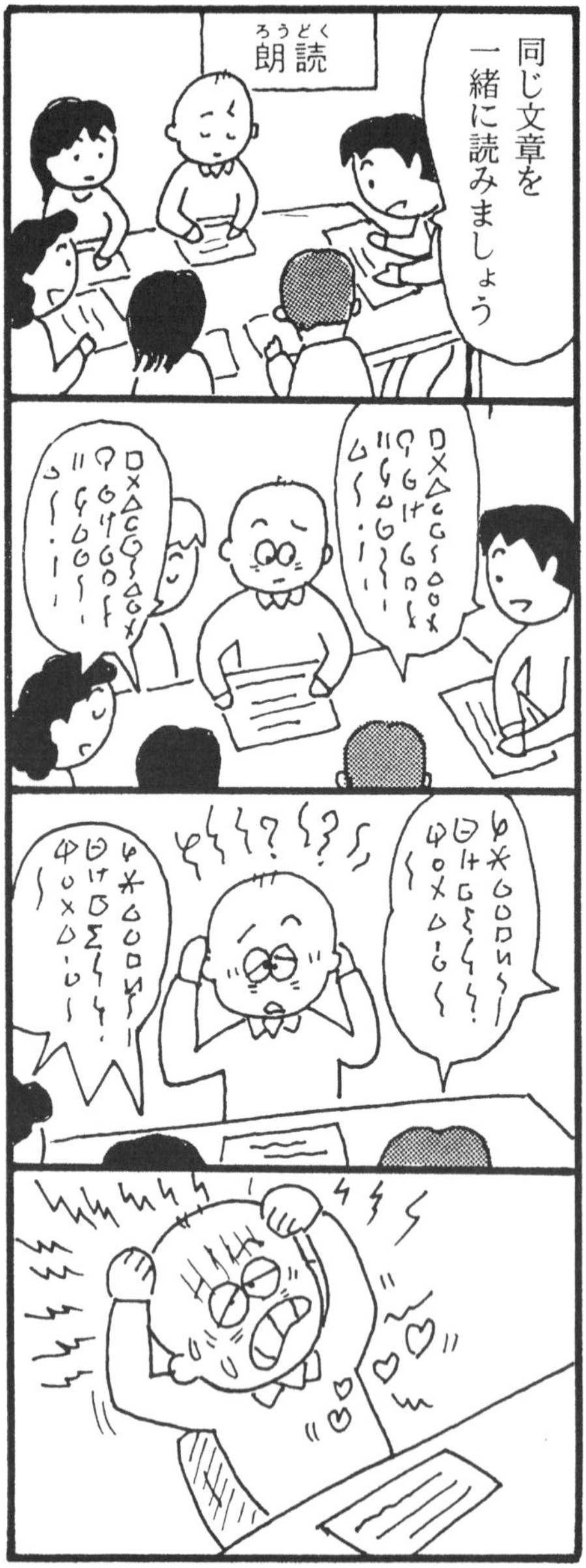
朗読《ろうどく》
同じ文章を一緒に読みましょう

※★聞いてるだけで脳を刺激して良いと誘われた朗読会。皆の朗読する言葉に頭が混乱し大パニック。安定剤で落ち着かせました。

大声でもわからない

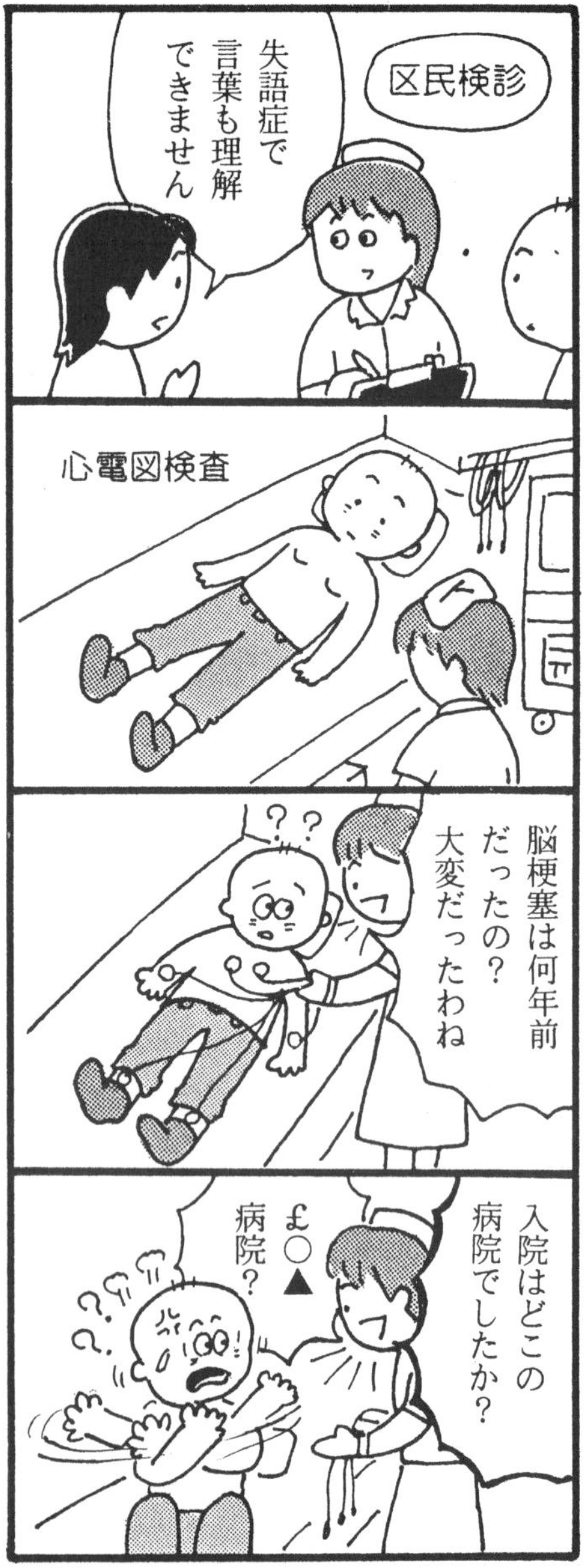
区民検診
失語症で言葉も理解できません
心電図検査
脳梗塞は何年前だったの？大変だったわね
入院はどこの病院でしたか？
£○▲病院？

※言葉の理解ができないことを受診前に伝えていても、何度も大声で話しかけられることがあります。耳が遠いと勘違い？

★福元さんはこの朗読会に参加して大変だったようですね。やはり各個人の能力に合ったリハビリテーションや環境が大切だと思います。混乱を引き起こすほどの刺激は悪影響となるでしょう。

羨望の相違

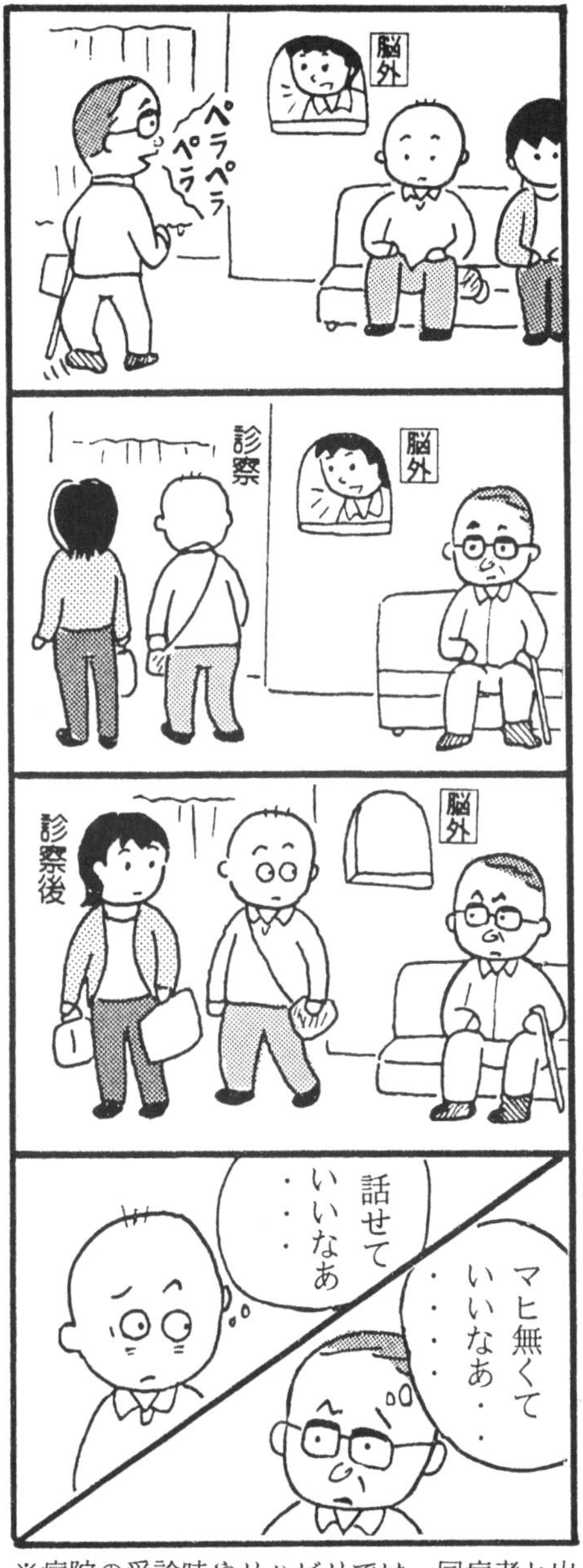
ペラペラ
ペラペラ
脳外
診察
脳外
診察後
脳外
話せていいなあ・・・
マヒ無くていいなあ・・・

※病院の受診時やリハビリでは、同病者と出会う事が多く、外見での症状の違いを夫なりに感じているようです。相手の立場でも。

TVの字幕

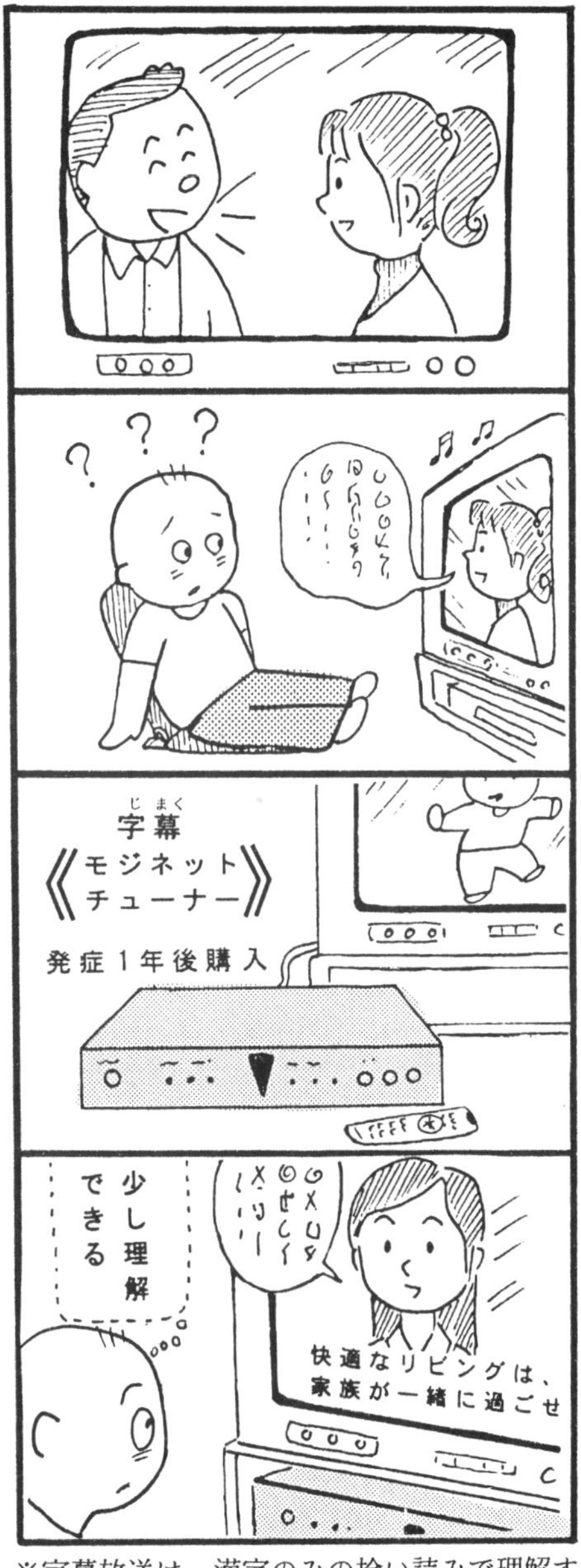
字幕《じまく》
《モジネットチューナー》
発症１年後購入
少し理解できる
快適なリビングは、家族が一緒に過ごせ

※字幕放送は、漢字のみの拾い読みで理解するまでに時間がかかるので、画面が変わるのが速いと追いつけず疲れてしまいます。

ハサミはどこ?

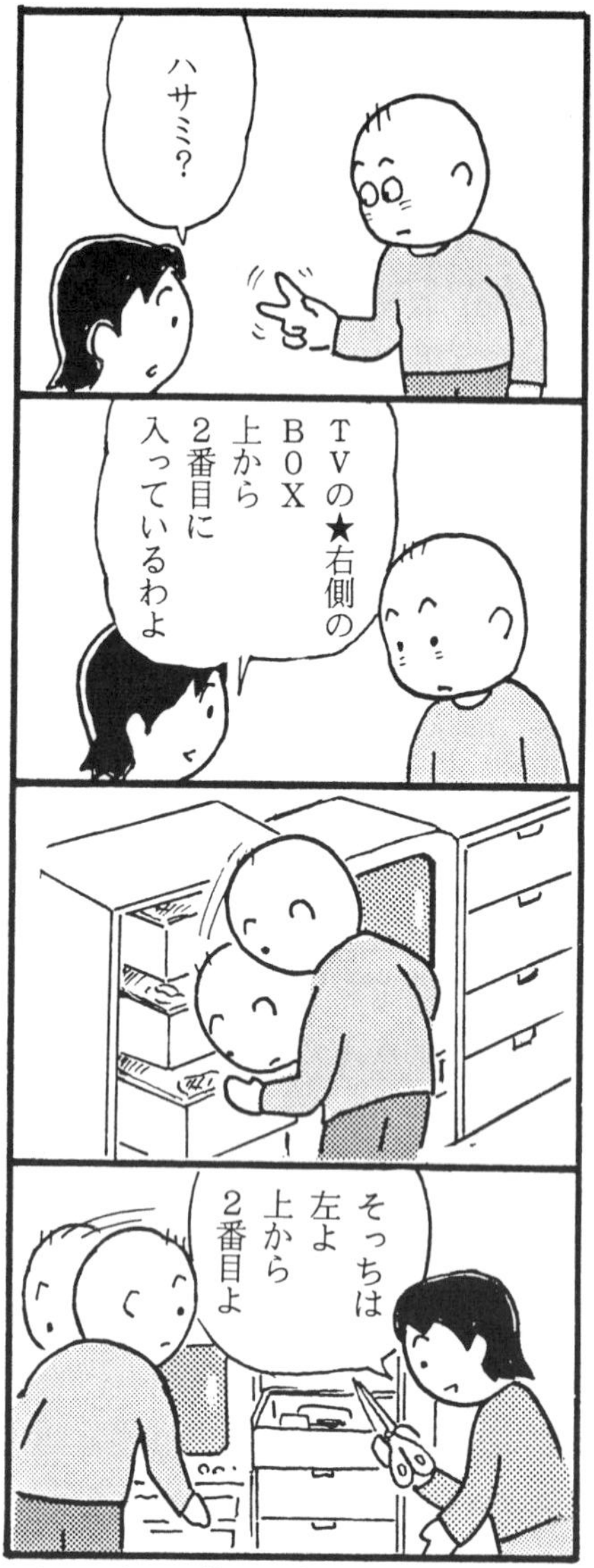
ハサミ？
TVの★右側のBOX上から2番目に入っているわよ
そっちは左よ上から2番目よ

※うっかり口で答えて失敗も。日常よく使う言葉は少し理解できても上下、左右、数字、時間は間違い易く、理解できない言葉です。

車内放送

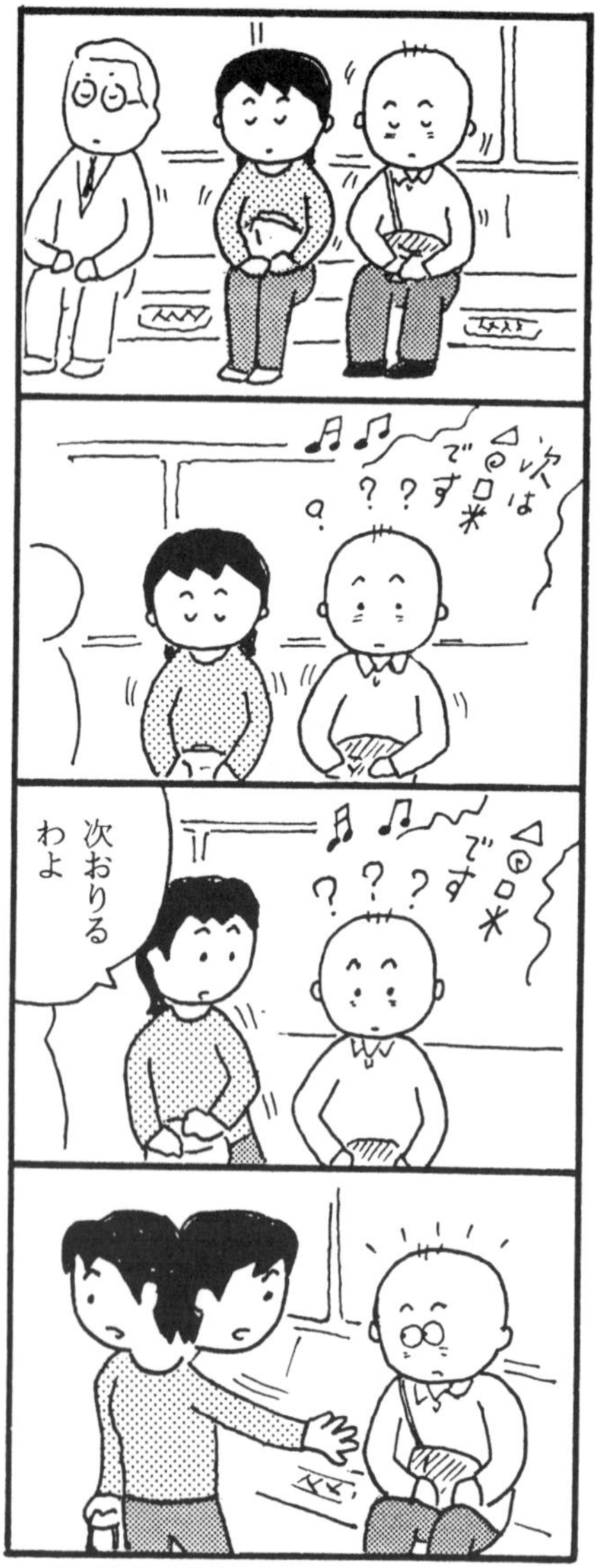
△次は@□※です
？？？
次おりるわよ
△@□※です
？？？

※車内放送の停車駅、通過駅、乗り換えなどの案内が理解できません。下車駅でも、私の合図がなければ降りようとしません。

★左脳損傷の方には、失語症や数字が苦手になる他に、左右の区別がつかなくなる方がおられます。これを‘左右失認’と言います。右とはどっちなのかがわからなくなるのです。日ごろから、タンスや引き出しには、それぞれ絵やラベルを貼り、どこに何があるのかをわかりやすくする工夫が、高次脳機能障害者の混乱や不安を少なくします。

263-01487

通用しない言い訳

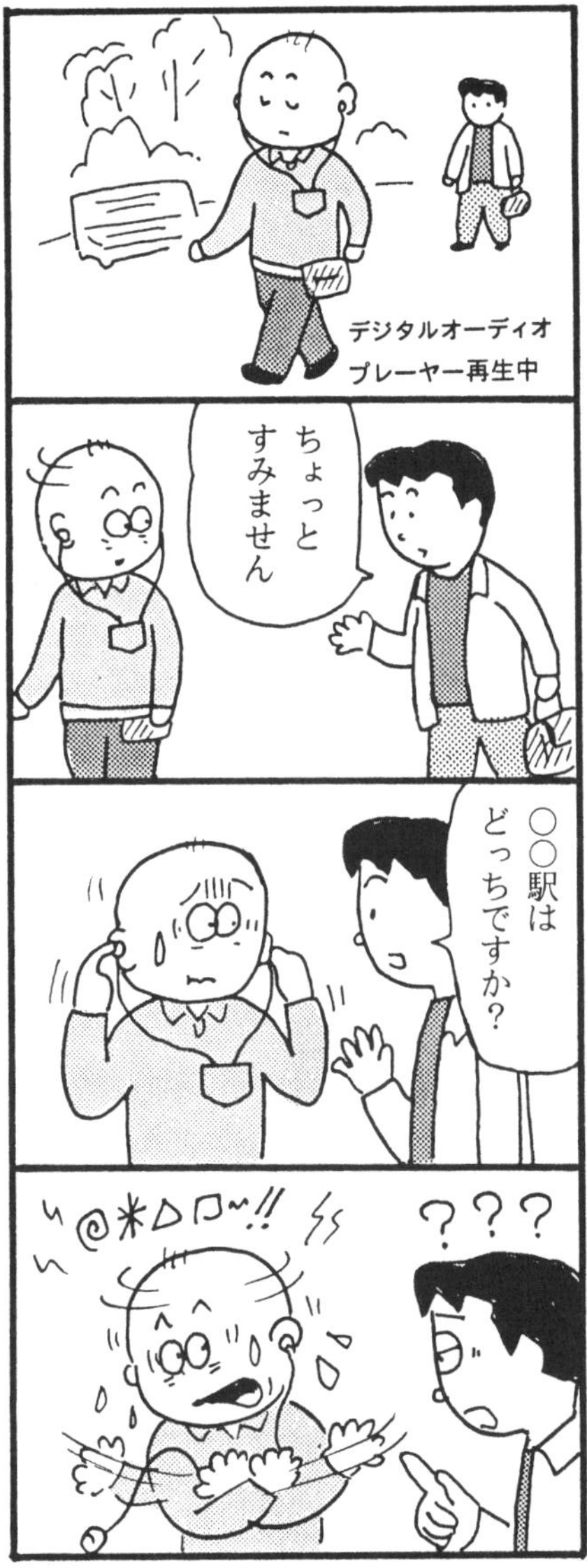

デジタルオーディオ
プレーヤー再生中
ちょっと
すみません
○○駅は
どっちですか?
???

※★歩きながらの音楽は、ケガをしやすいという以外に、突然何か尋ねられた時、夫流の言い訳ができず、今はやめました。

さっぱり、わからない

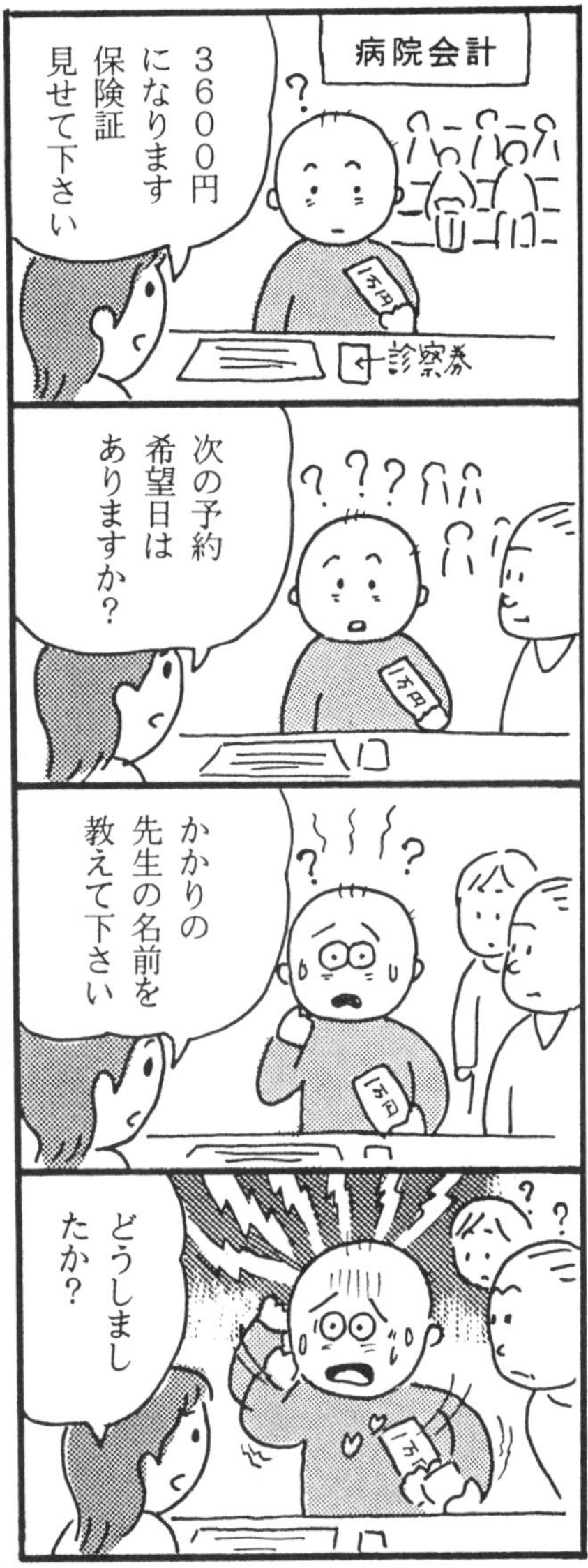

病院会計
3600円
になります
保険証
見せて下さい
診察券
次の予約
希望日は
ありますか?
かかりの
先生の名前を
教えて下さい
どうしまし
たか?

※病院での受付、会計、予約は今でも付添が必要です。受診時の医師の問いかけにも、正解な受け答えが、夫一人ではできません。

★‘～しながら～をする’という、２つの動作を同時にすると、失敗が多いのも高次脳機能障害の特徴の一つです。この場合、１つの動作と他の動作に注意を分散させなければならないのですが、前頭葉に障害があるとうまくいかないのです。福元さんのように歩行中に音楽を聴く場合も同様です。食事中に話しかけるとむせる方もおられます。したがって、２つの行為を同時進行で行うことは避けなければなりません。

二つは一つ？

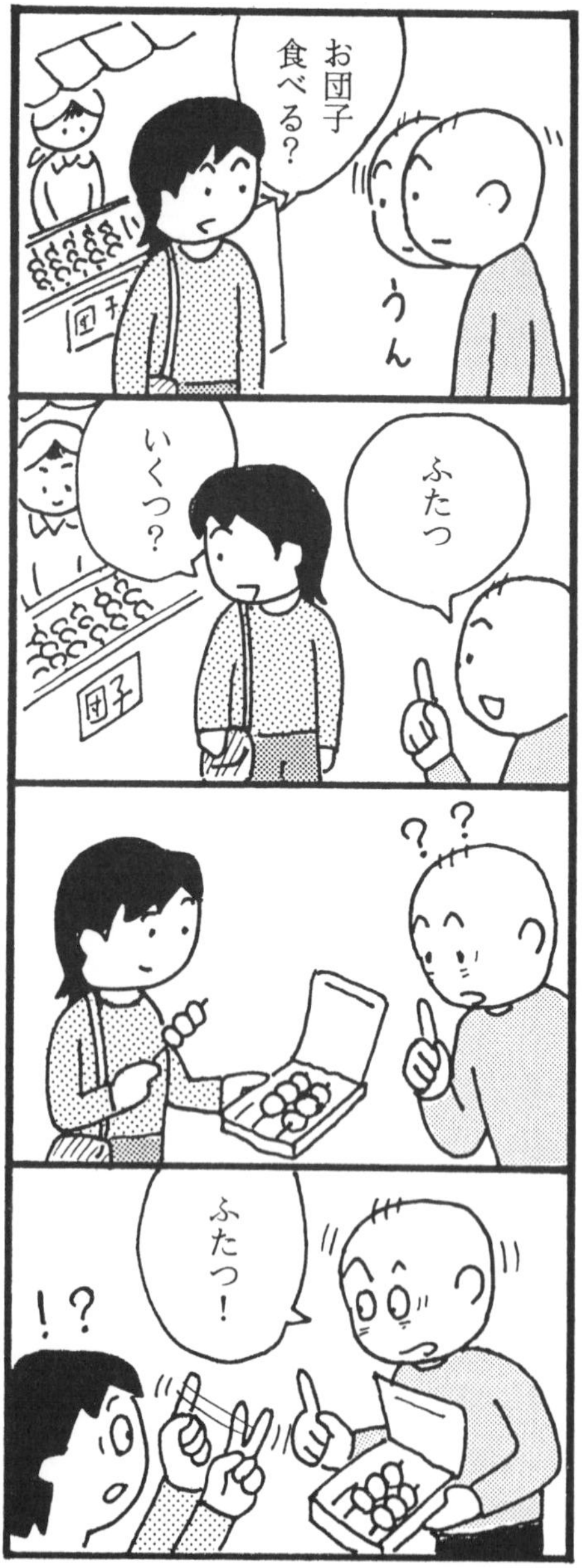

※数に関係のあることは特に確認が必要ですが、うっかり間違ってしまい、ささいな事でケンカになることもよくあります。

上が下で、下が上

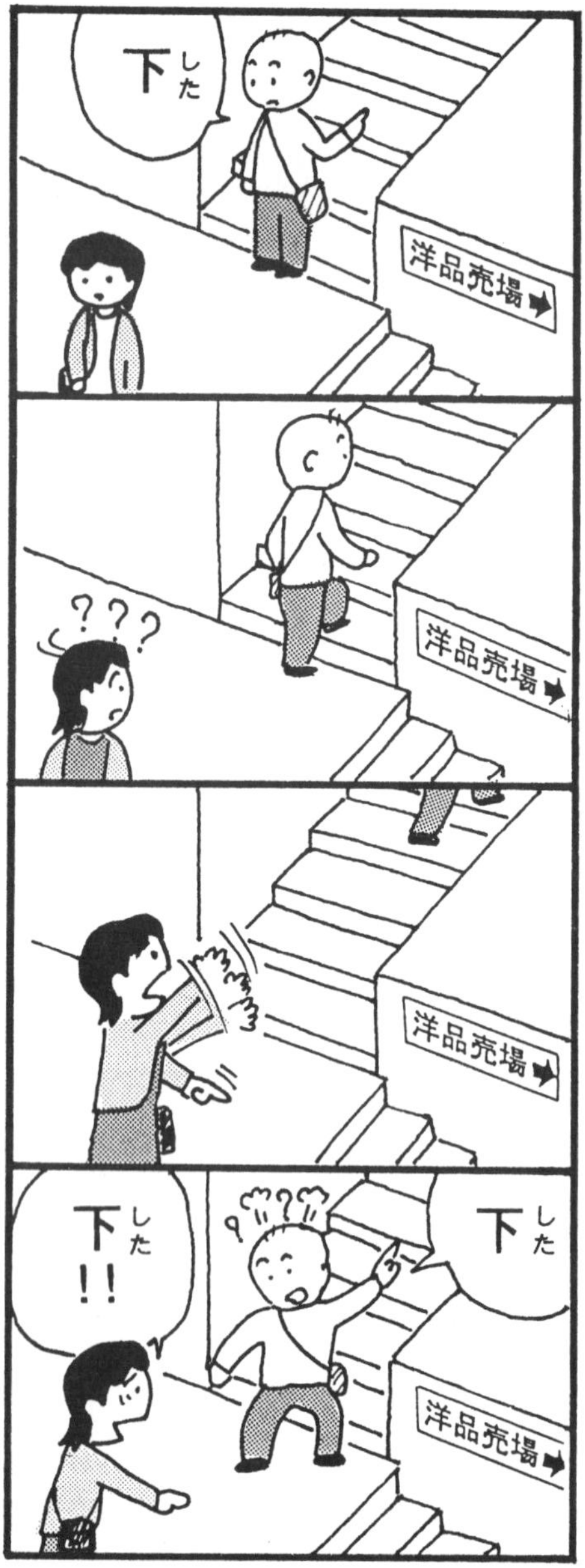

※今でも★思っていることと反対の言葉がでて、戸惑ってしまいます。うっかり信じてしまい失敗することも。

★5章79頁参照.

263-01487

時間の聞き取りミス

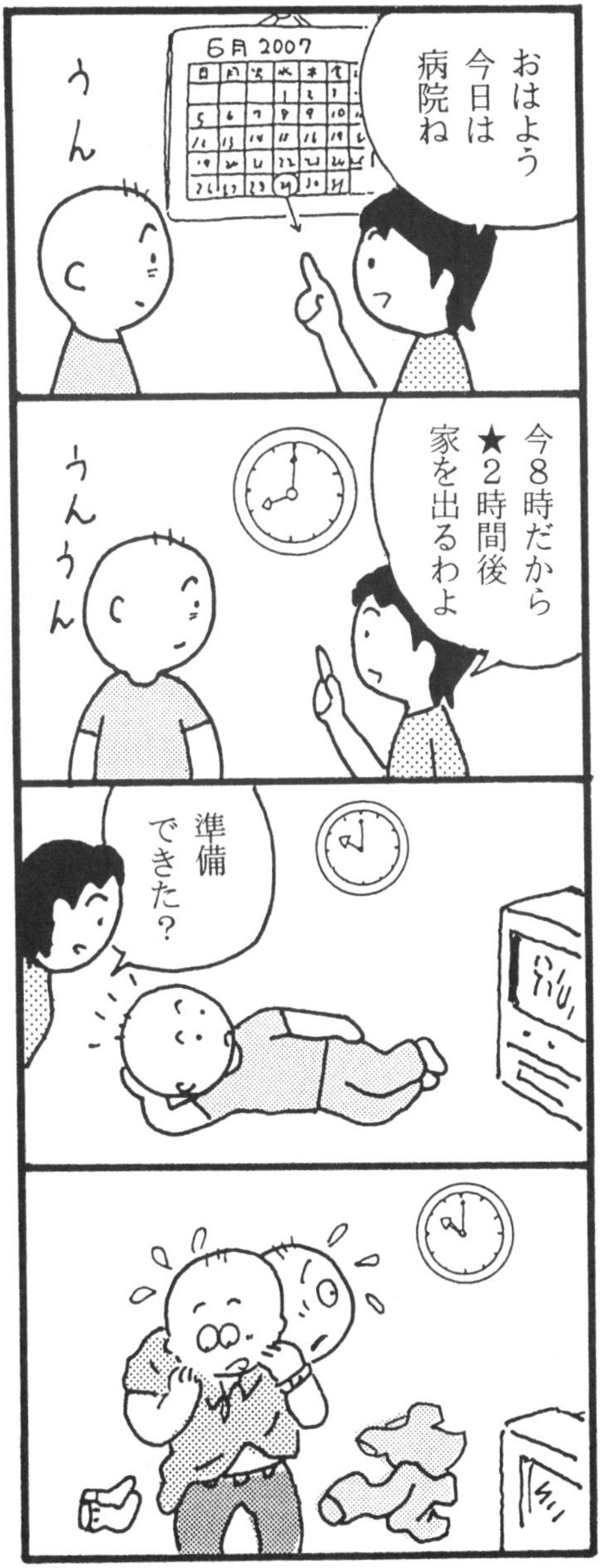
おはよう
今日は
病院ね
うん
6月 2007
今8時だから
★2時間後
家を出るわよ
うんうん
準備
できた？

※発症初期は、筆談で必ず確認していましたが、慣れてくると私もつい話が通じたと思い込み、失敗することがあります。

★記憶能力のなかでも、この記憶は、〝展望性記憶〟といわれる未来の約束に関する記憶で前頭葉の働きを必要とします。2時間の間、この記憶を頭に留めておき、2時間が経過する頃に思い出さなければならない記憶です。展望性記憶が重篤に障害されている場合は、決められた時刻にアラームが鳴り、約束の事柄が表示できるなどの機器を工夫します。

時間や数字は筆談で

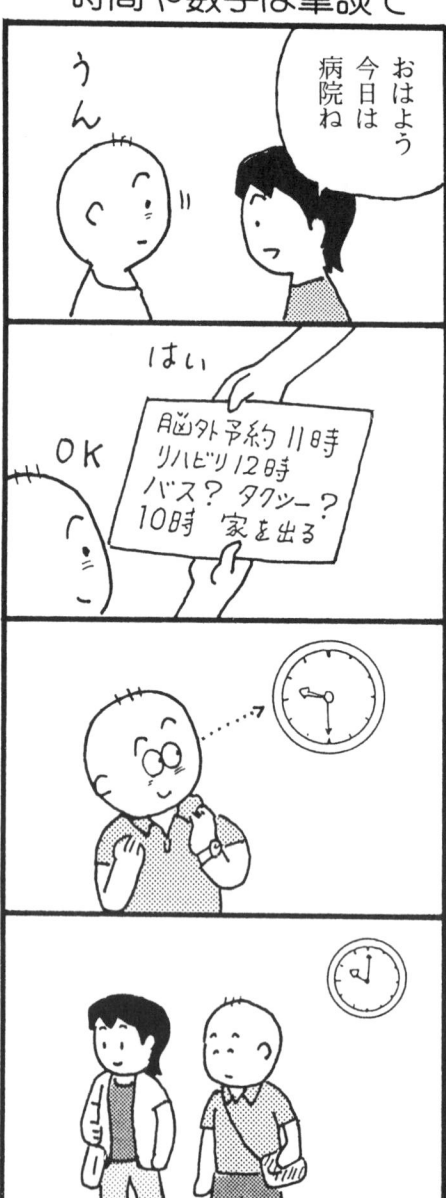

※筆談で確認後、外に出て★急きょ乗り物などの変更をすると、突然怒り出すことが今でもよくあります。筆談で夫を納得させたり、落ち着かせるのが大変です。

★高次脳機能障害者のなかに〝変化を嫌う〟方がおられます。あらかじめ決められた通りに物事が進まないと機嫌が悪くなります。平素より障害のために緊張状態にあること、前頭葉の障害による柔軟性や適応能力が低下していることが原因だと思います。したがって、可能な限り、予定は変更しない、あるいは変更するときは十分な説明が必要となります。

絵でOK

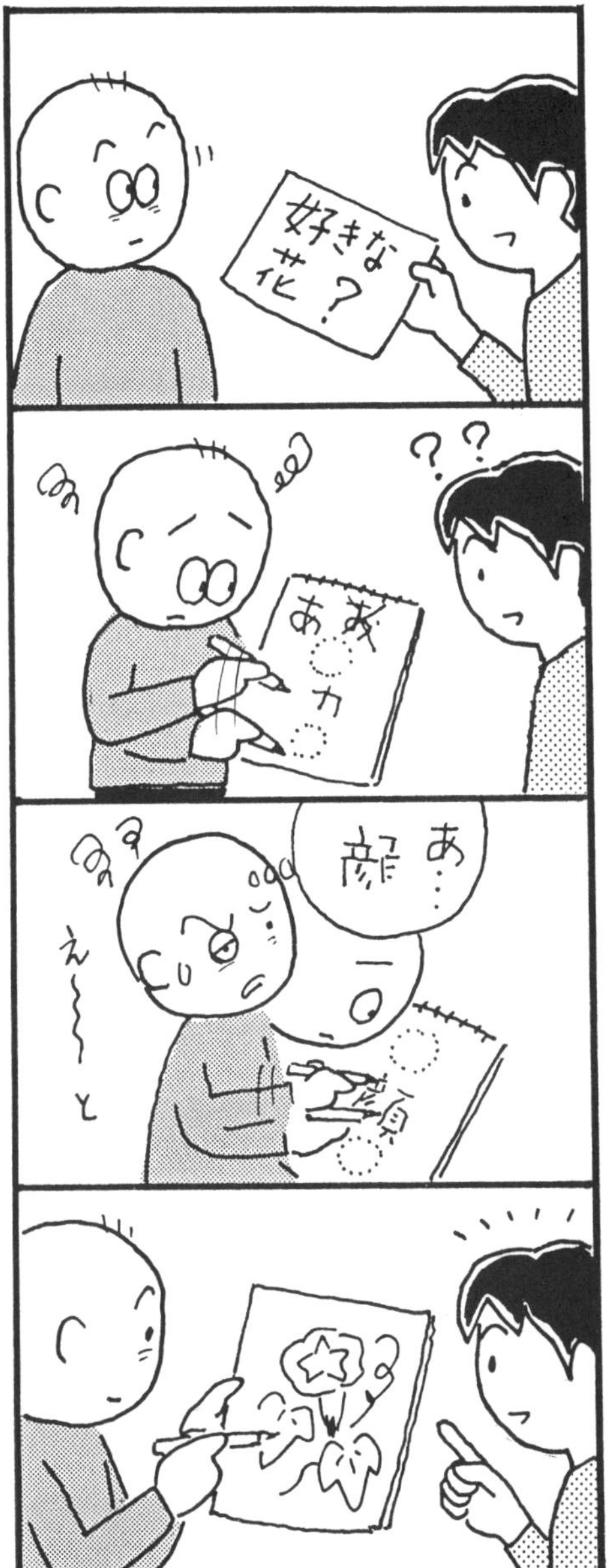
好きな花？
あ あ
カ
あ…
え～～と

※伝えたい言葉が漢字でも書けない時は、最後の手段で絵を描いて伝えます。難解な事や言葉の場合は、最初から絵を描くことも。

漢字でOK

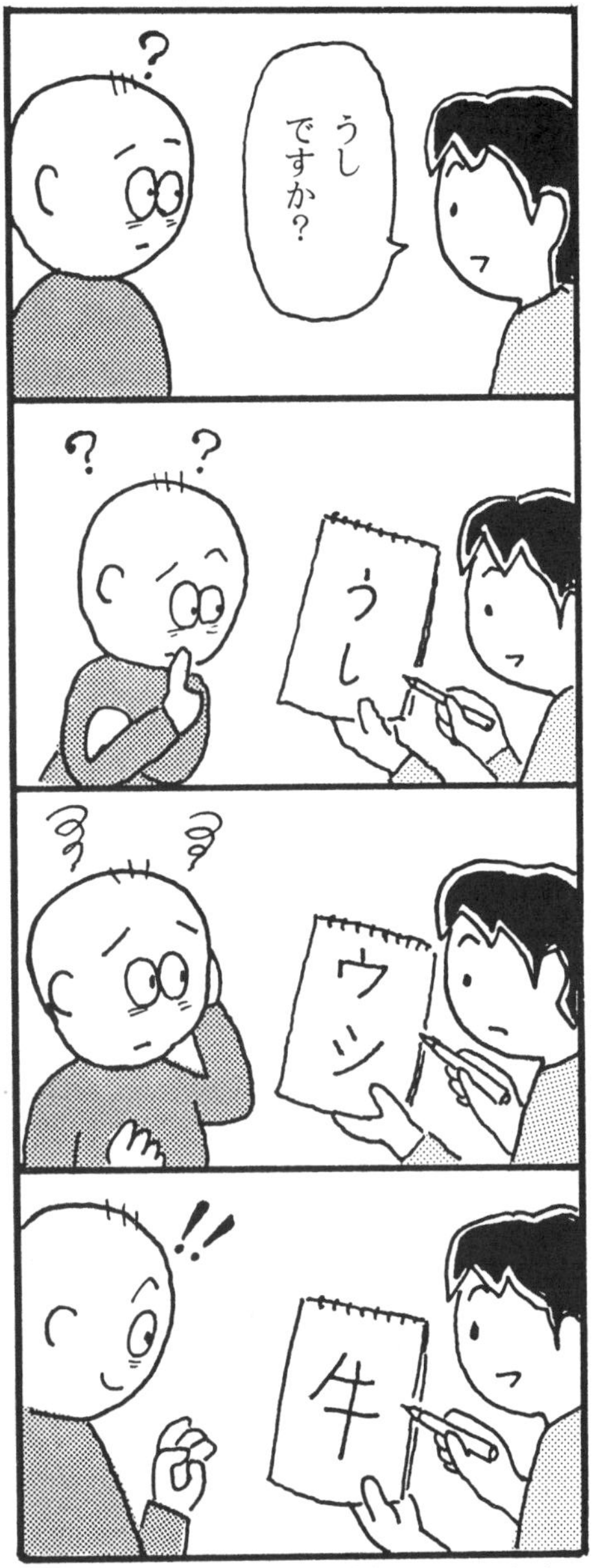
うし ですか？
うし
ウシ
牛

※表音文字の平仮名、片仮名はわからなくても表意文字の漢字であれば理解できます。そのためパソコンのキー入力は操作できず。

練習→復習→自滅

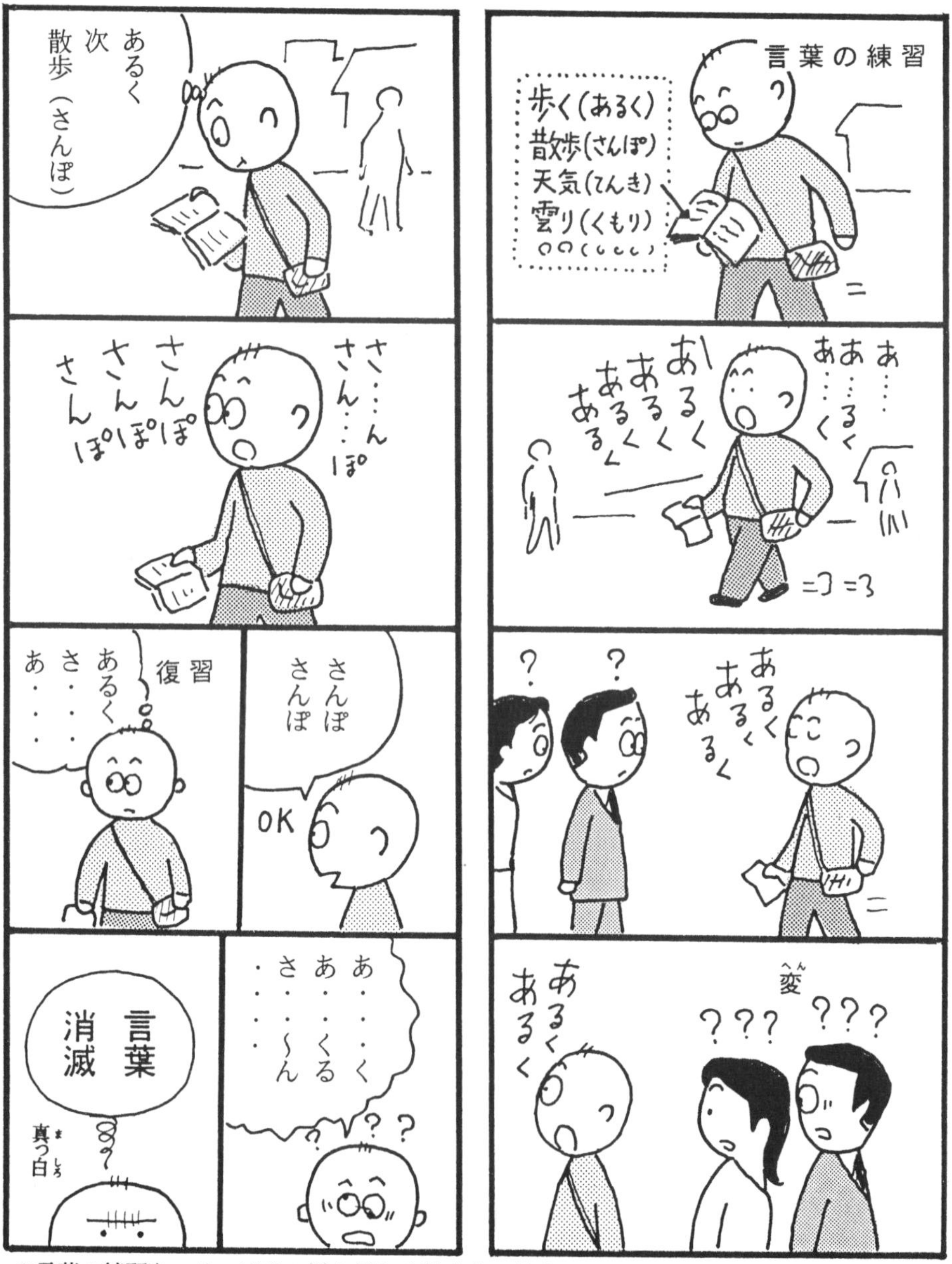

※言葉の練習を、リハビリの行き帰りや散歩中に熱心にやっていました。間違えずに言えるようになっても、しばらくすると言えなくなったり、また記憶できた言葉が、全然関係ない話題の途中で、突然出てくることが今でもよくあります。

伝わらない、もどかしさ

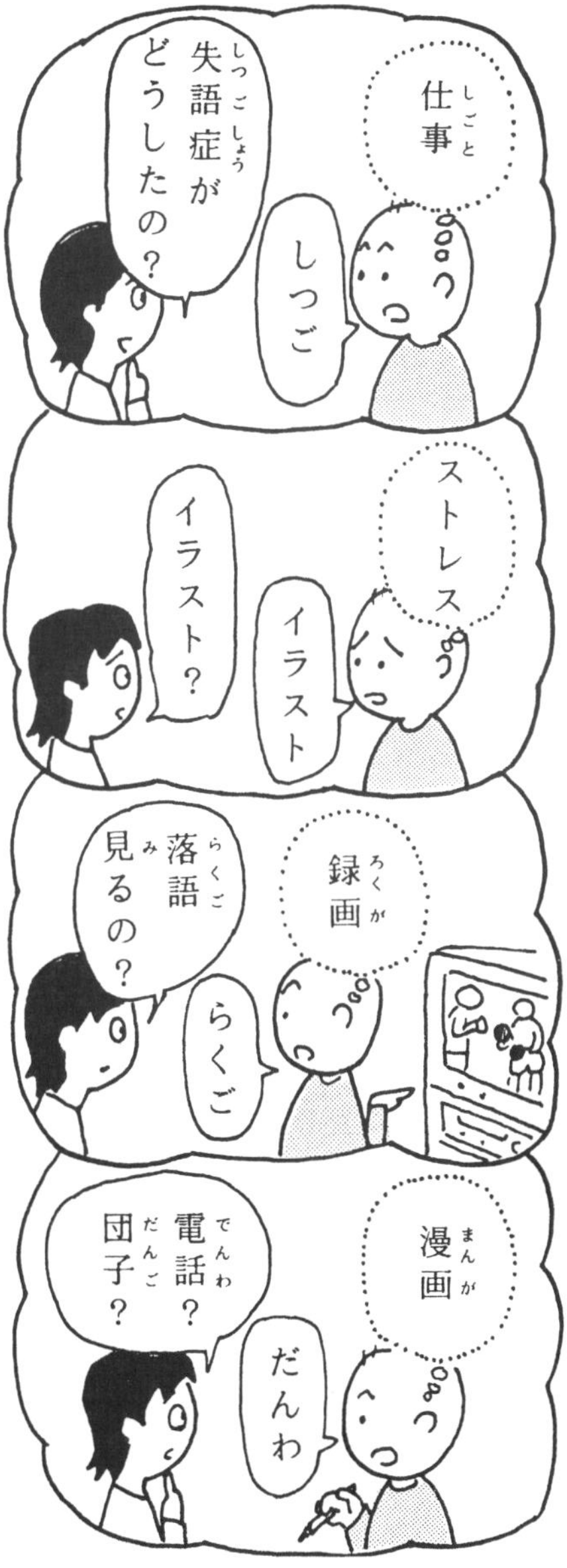
仕事《しごと》
しつご
失語症《しつごしょう》がどうしたの？
ストレス
イラスト
イラスト？
録画《ろくが》
らくご
落語《らくご》見《み》るの？
漫画《まんが》
だんわ
電話《でんわ》？団子《だんご》？

※夫は、★言葉を正確に言っていると思い込んでいるので、すぐに私に伝わらないと、苛立ち怒りだすことが今でもあります。

わかっていそうで、わからない

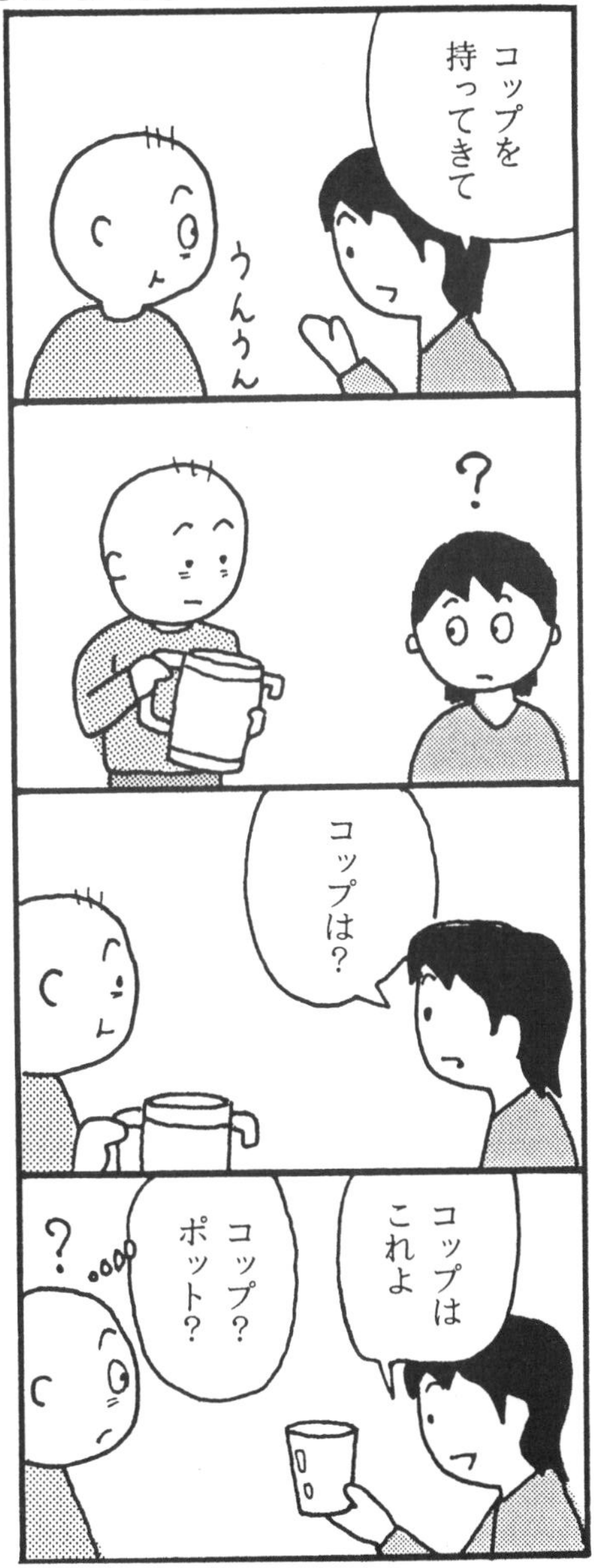
コップを持ってきて
うんうん
？
コップは？
コップはこれよ
コップ？ポット？
？

※「うん、わかった」という返事は、間違っていたりわかっていない場合が多いので、失敗しないためには、やはり確認が必要です。

★福元さんの場合、聞いた言葉の理解は苦手です。したがって、自分で誤った言葉を発しても、その言葉の理解ができない，すなわちフィードバックができないので、誤った言葉を発しても正しいと思い込んでしまうのです。

人に罪なし

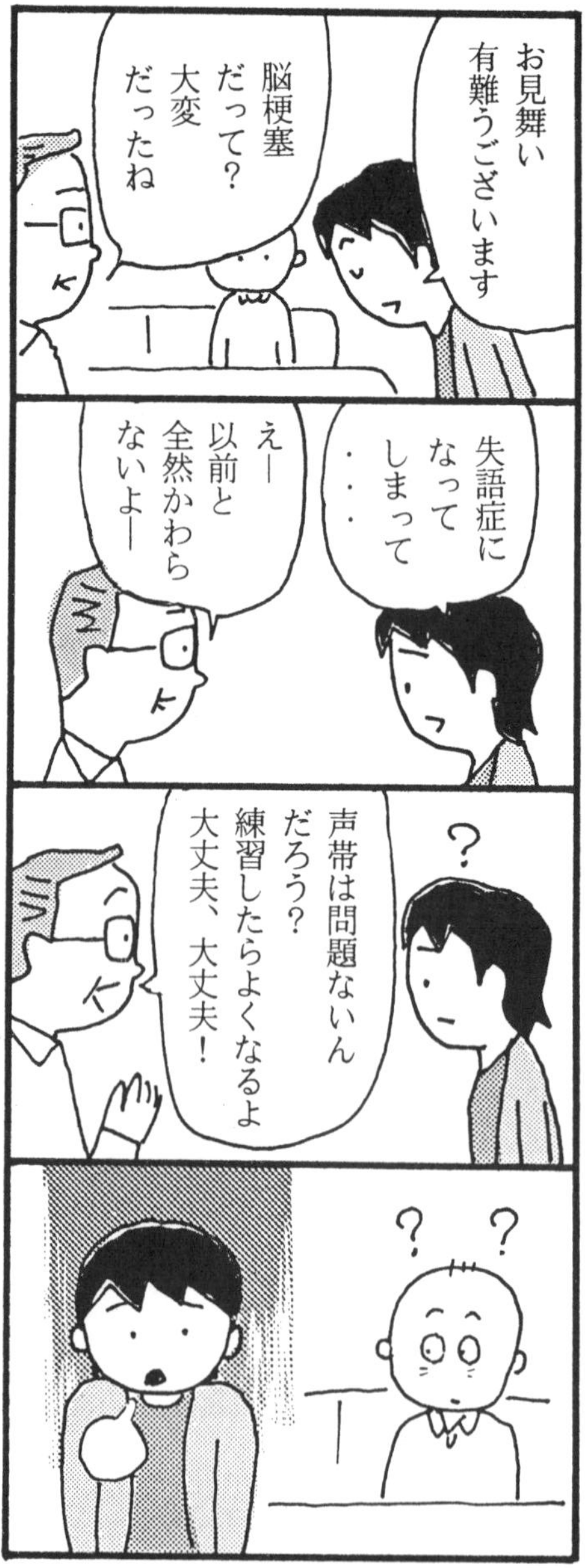
お見舞い有難うございます
脳梗塞だって？大変だったね
失語症になってしまって・・・
えー以前と全然かわらないよー
？
声帯は問題ないんだろう？
練習したらよくなるよ大丈夫、大丈夫！
？ ？

※見えない障害のため、発症直後は「以前とかわらないね」の言葉に複雑な思いでしたが、今では聞き流せるようになりました。

手話といわれても

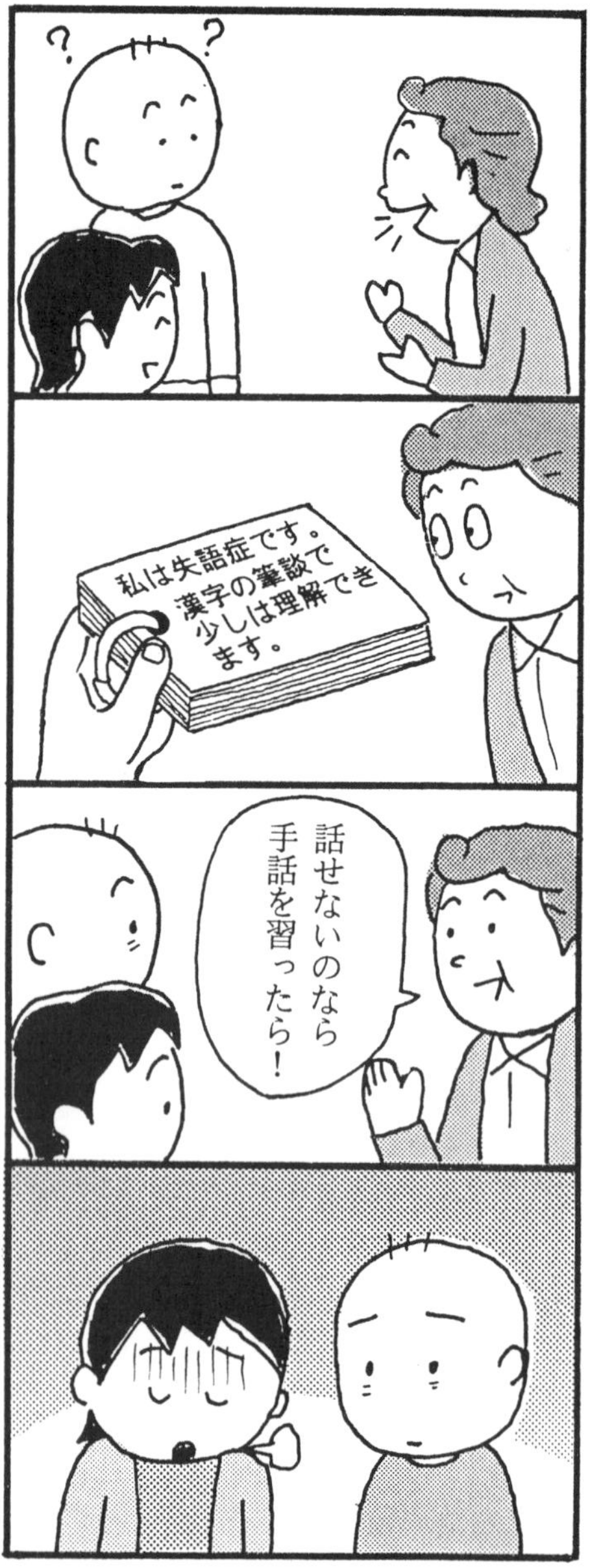
？ ？
私は失語症です。漢字の筆談で少しは理解できます。
話せないのなら手話を習ったら！

※「手話を習ったら」とよく言われました。外見からは健常者に見えるので、誤解も多いのかも知れません。

263-01487

絵は世界共通

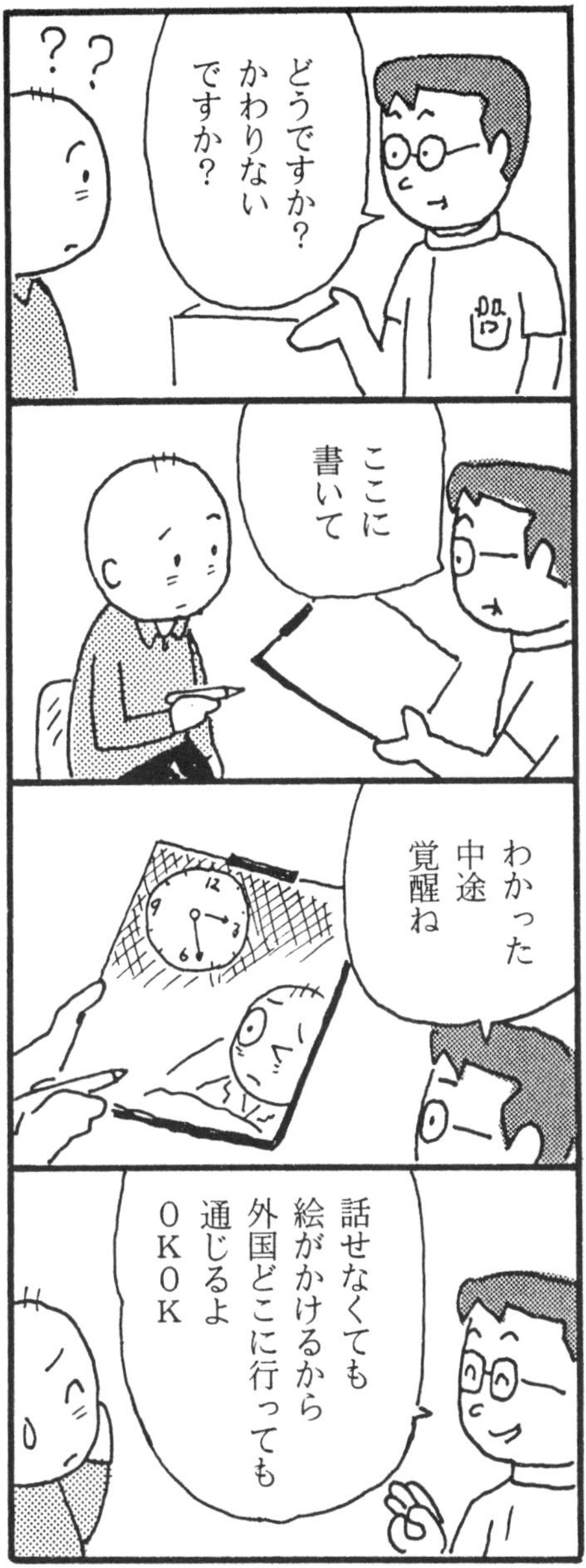
？？
どうですか？かわりないですか？
ここに書いて
わかった中途覚醒ね
話せなくても絵がかけるから外国どこに行っても通じるよ
ＯＫＯＫ

※主治医に症状を絵で説明した時、「絵ＯＫ、ＯＫ、外国ＯＫ、ＯＫ」の言葉は夫にとってとても元気をもらった言葉です。

僕の絵は武器？

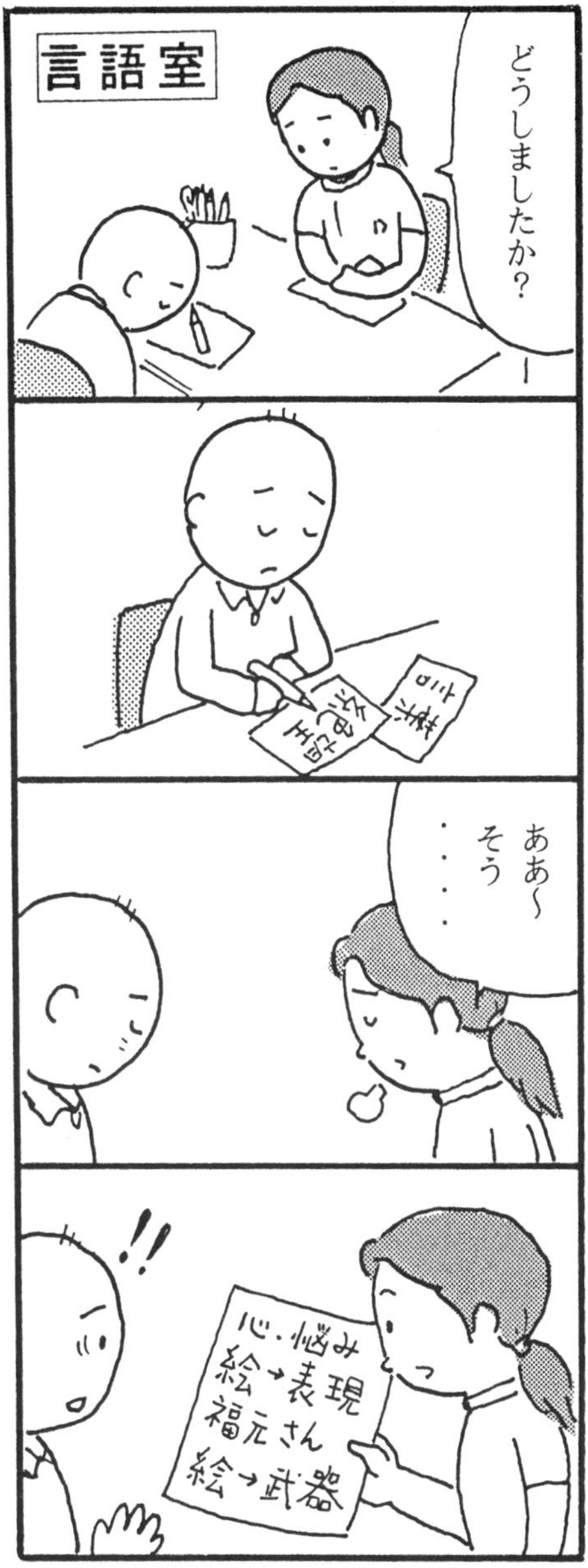
言語室
どうしましたか？
ああ～そう・・・・
!!
心・悩み
絵→表現
福元さん
絵→武器

※障害を受容できず、生きる希望をすっかりなくしていた時、ＳＴさんの一言で少し光が見えたこともありました。

いつもは問題なく買えたのに予期せぬ出来事

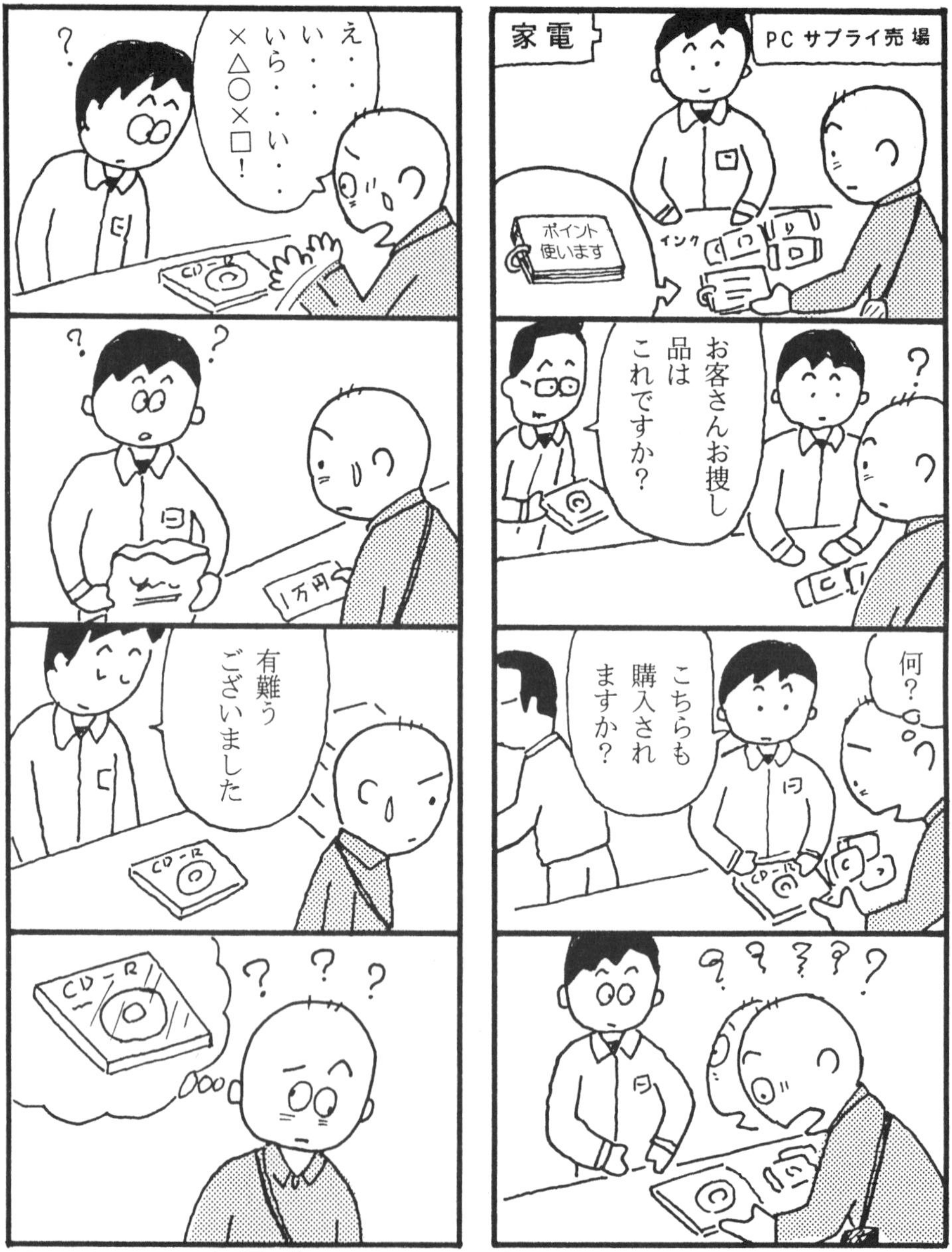
家電
PCサプライ売場
ポイント使います
インク
お客さんお捜し品はこれですか?
こちらも購入されますか?
何?
え・・・い・・・いら・・・い・・・×△○×□!
1万円
有難うございました
CD-R
CD-R

※いつもはスムーズに買い物できるのに、この時は店員さんのミスで人違いをされ、何の事かわからず戸惑ってしまったようです。突然予期せぬことが起きると、今でも対応できず、頭が混乱してしまいます。

263-01487

ファスナーを壊す

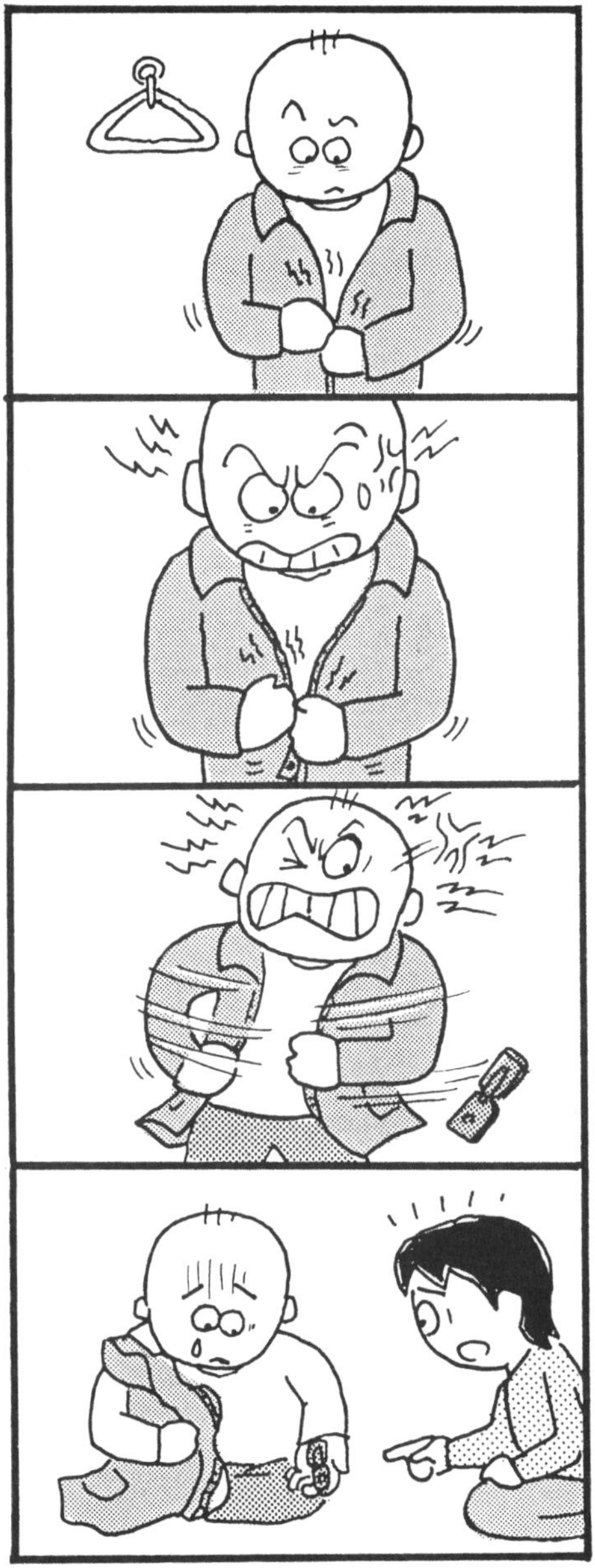

※やろうとした事が、すぐにできないとイライラするようです。今では薬を服用しているので、少し軽くなりました。

故障のプリンタに激怒

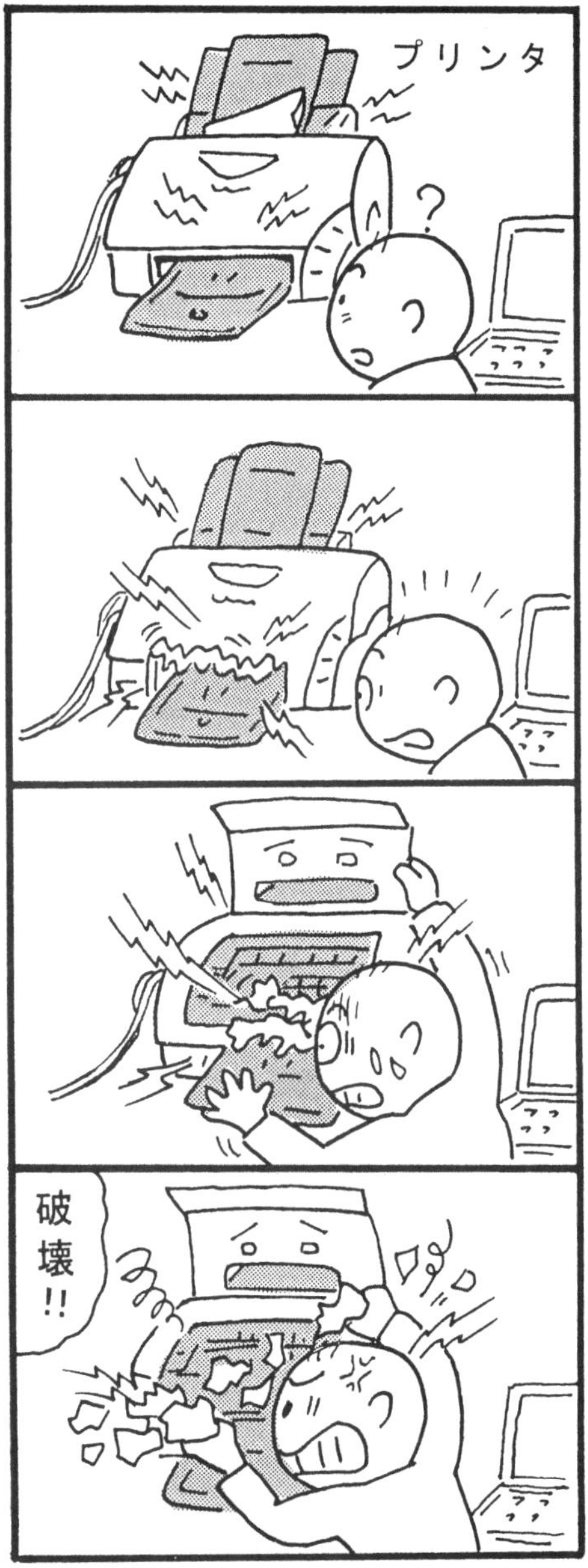

※発症から２年位までは、特に冷静な判断ができず問題が発生すると癇癪を起こしていました。今でも冷静な判断は苦手です。

イヤホン混線で脳が混乱

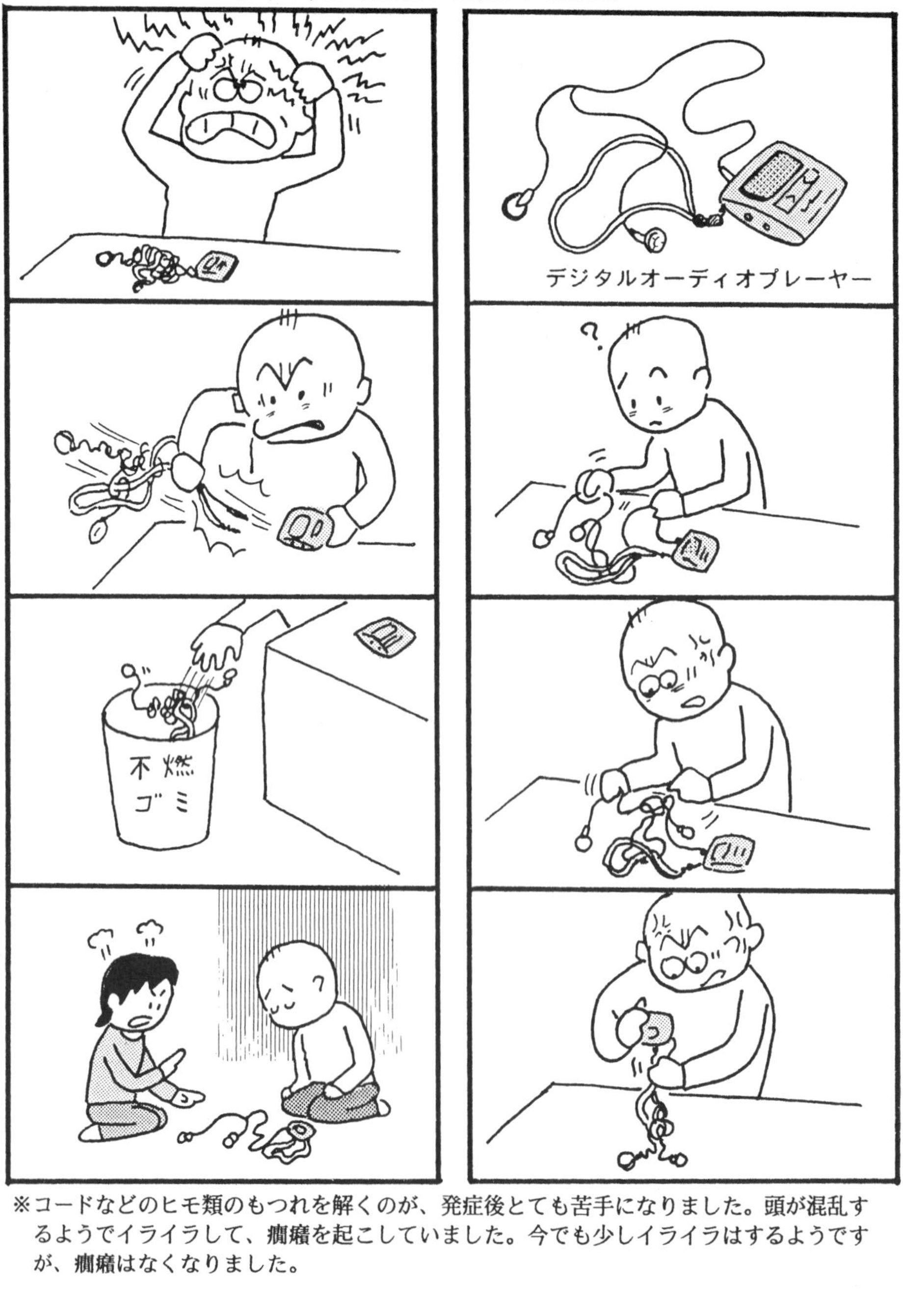

※コードなどのヒモ類のもつれを解くのが、発症後とても苦手になりました。頭が混乱するようでイライラして、癇癪を起こしていました。今でも少しイライラはするようですが、癇癪はなくなりました。

回転方向が、わからない

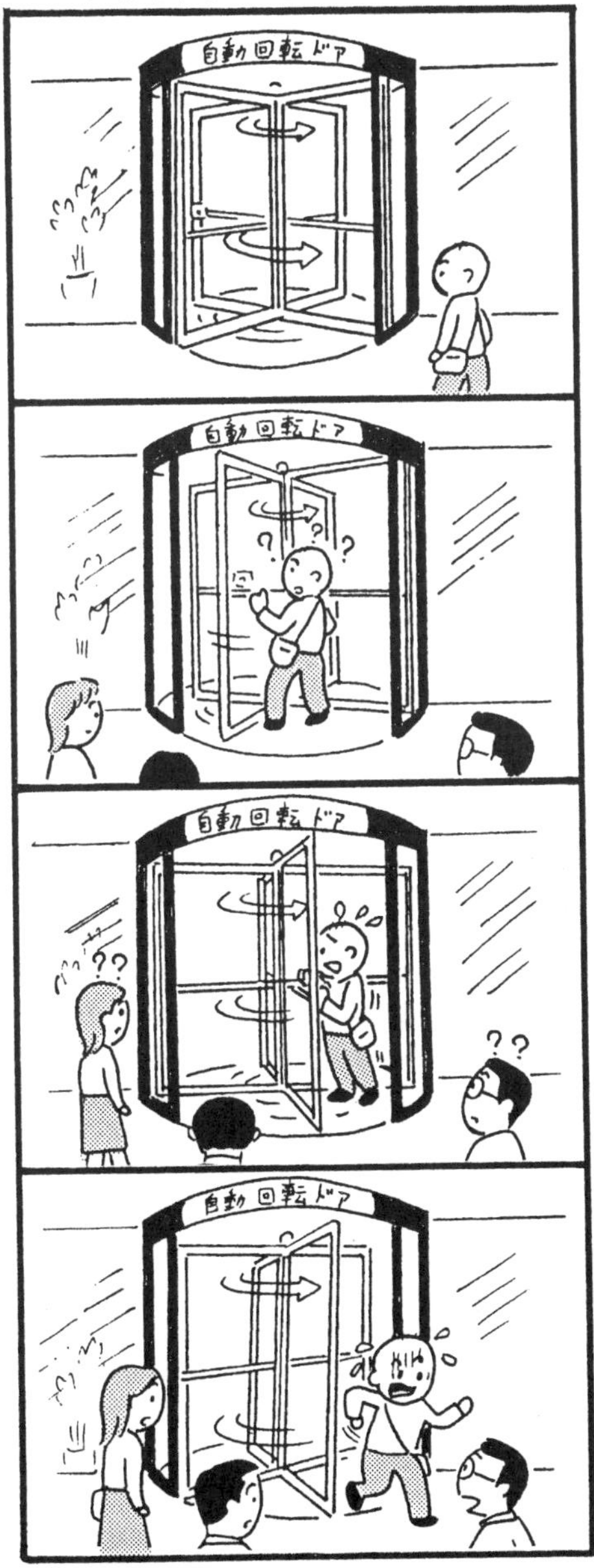

※自動回転ドアで、進行方向が瞬時に判断できず慌てて飛び出てきました。この種類のドアは危険なため、その後撤去されました。

ベルトが入らない

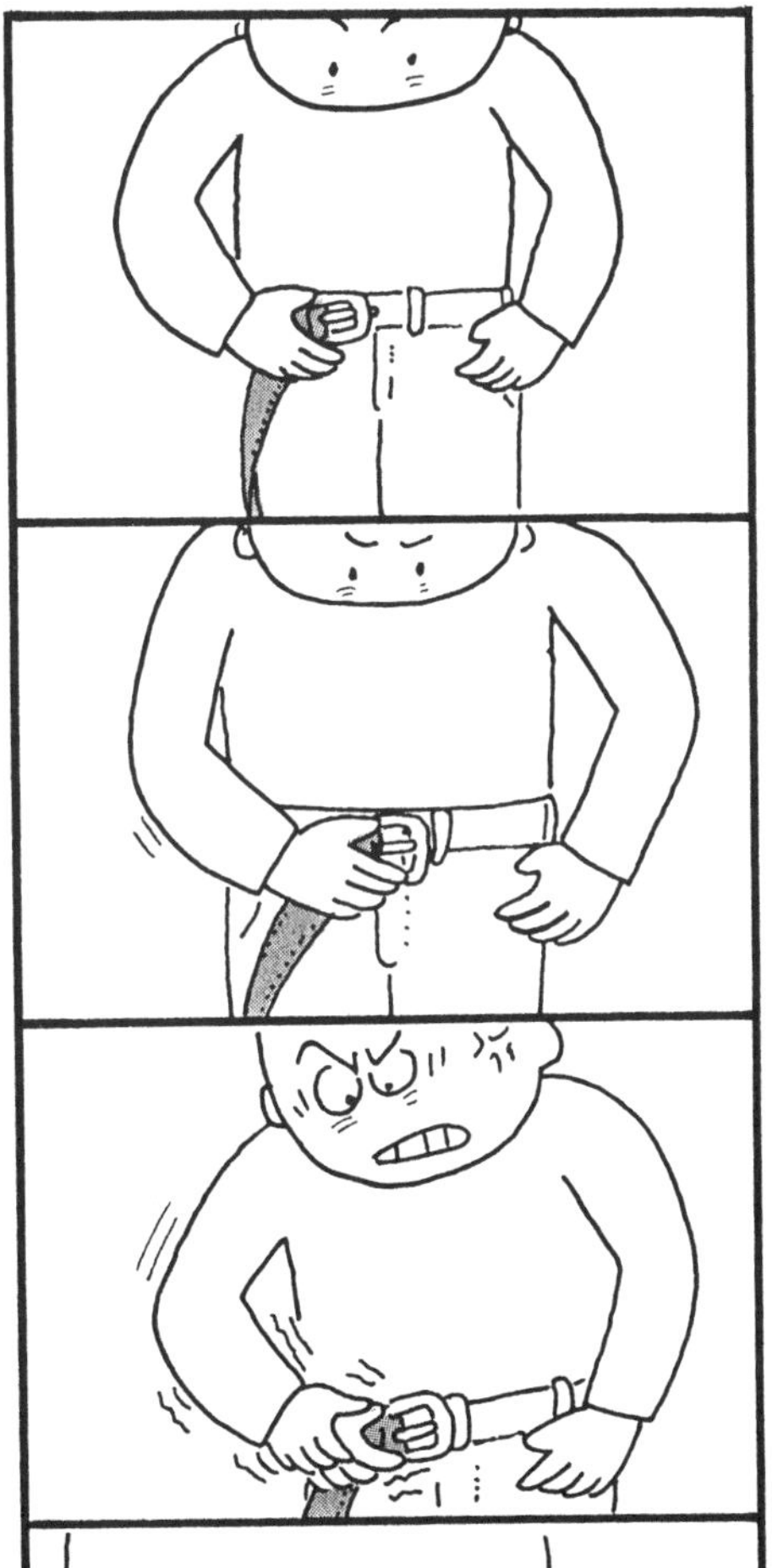

※発症から３ヶ月位は、よく★ベルトができないと悩んでいました。何度か繰り返すうちに、間違えずにできるようになりました。

★失行症（「参考１（164 頁）」参照）の一つだと思います。

★何かおかしいぞ

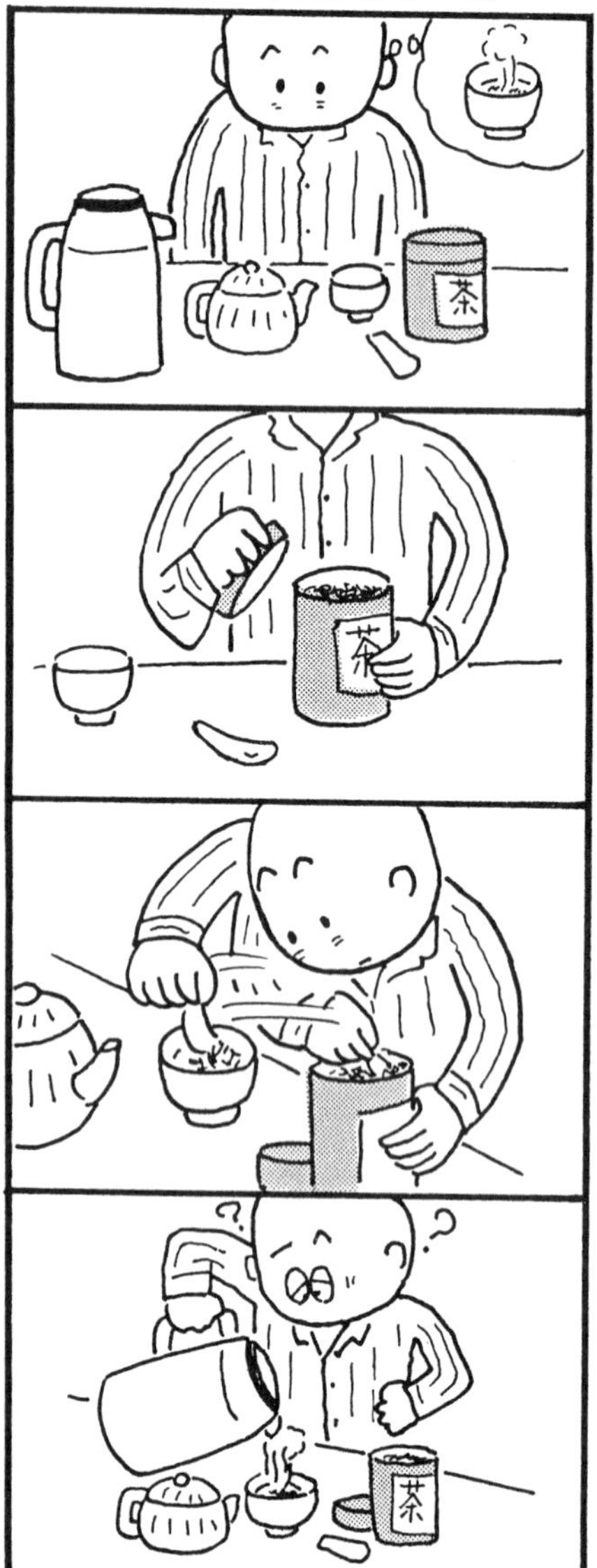

★フタはどこ?

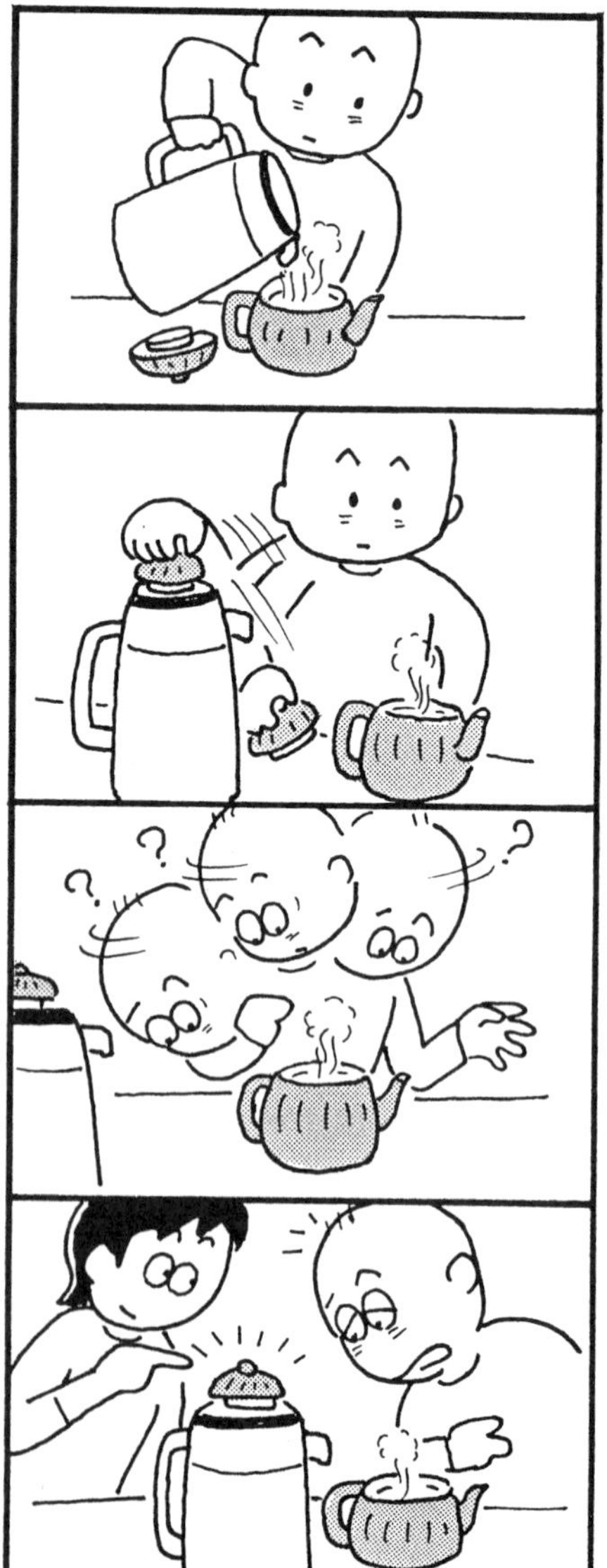

※発症から２、３年位までよく順序を間違えたり、作業の途中でフッとわからなくなることがありました。今では考えながらやっているので、失敗は少なくなりましたが、急いだり、慌てたりした時は間違ってしまいます。

★こちらも一連の動作の手順がうまくいかない失行症（「参考１（164 頁）」参照）と思います。

★ポットからお湯を注いでいます。こちらの動作に注意を向けていることで、福元さんに時々現れやすい右半側空間無視の結果、右側の土瓶のフタを見落としたのではないでしょうか。

ぶらぶらベルト

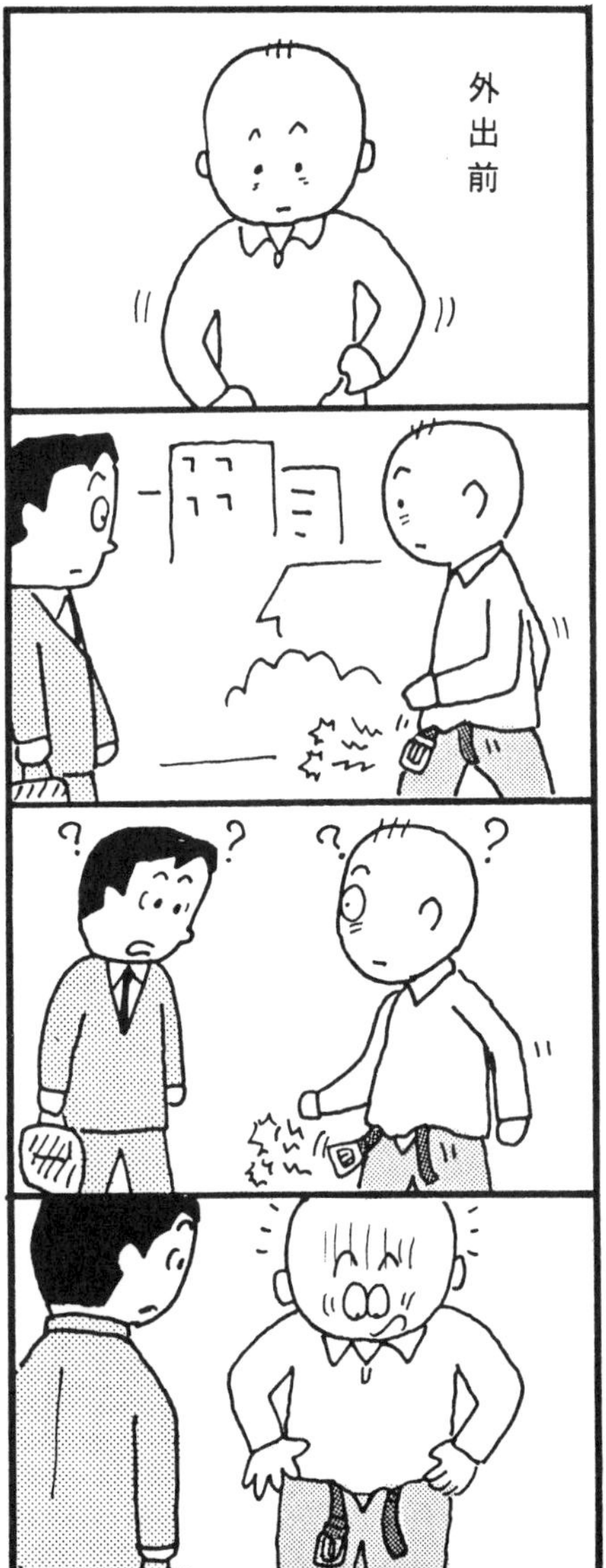
外出前

★裏返し

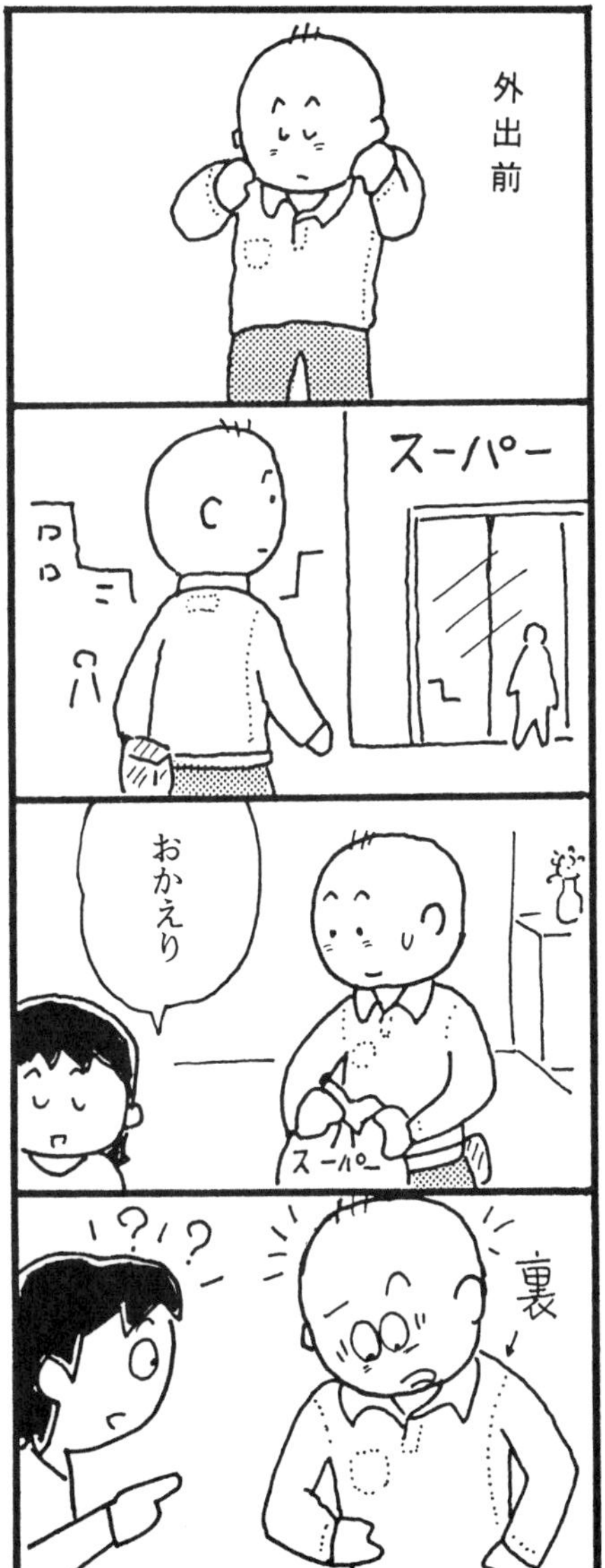
外出前
スーパー
おかえり
スーパー
裏

※発症から１～２年程、洋服の裏返し、ベルトの締め忘れ、片方の靴下の履き忘れなどのミスが多く続き、外出前には必ず私のチェックが必要でした。今では随分気を付けるようになったのか、靴下の履き忘れが、たまにある程度になりました。

★洋服がうまく着られない、どこに袖を通していいかわからないという症状は、着衣失行と言われ、通常、右大脳の障害でみられます。右大脳の役割の一つである立体的認識能力が低下し、洋服の位置関係がわからなくなるのですが、福元さんの場合、左大脳の損傷ですから、洋服の立体的認識はできており、むしろ注意障害によって、服の裏表まで気が回らなかったのではないでしょうか。

妻が消えた

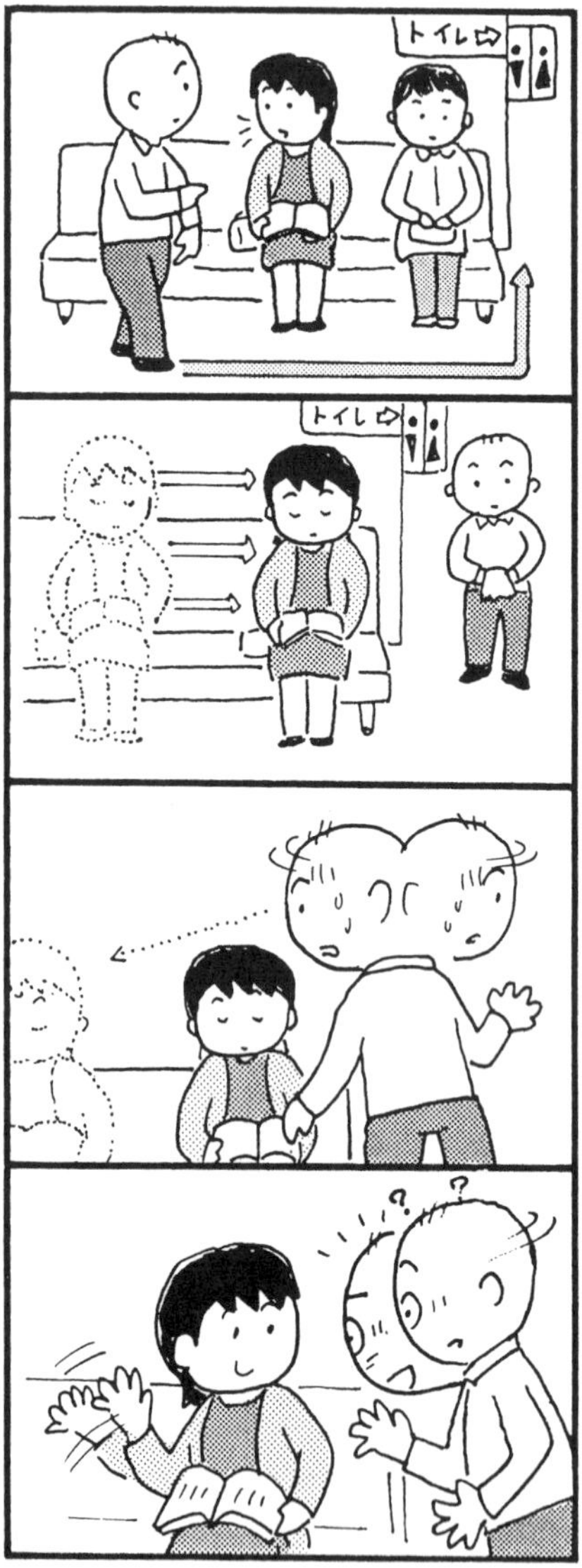
トイレ
トイレ

※座っている場所を★少し移動しただけなのに、目の前の私に気付きませんでした。

★トイレから帰ってきた福元さんにとって、座席に向かって自分の左側に座っているはずの奥様がいない。しかも、福元さんは右側の空間は、左脳の障害によって無視しがちであるので、右側に座っている奥様の存在には気付かなかったのでしょう。

こっちがこうで、アレレ

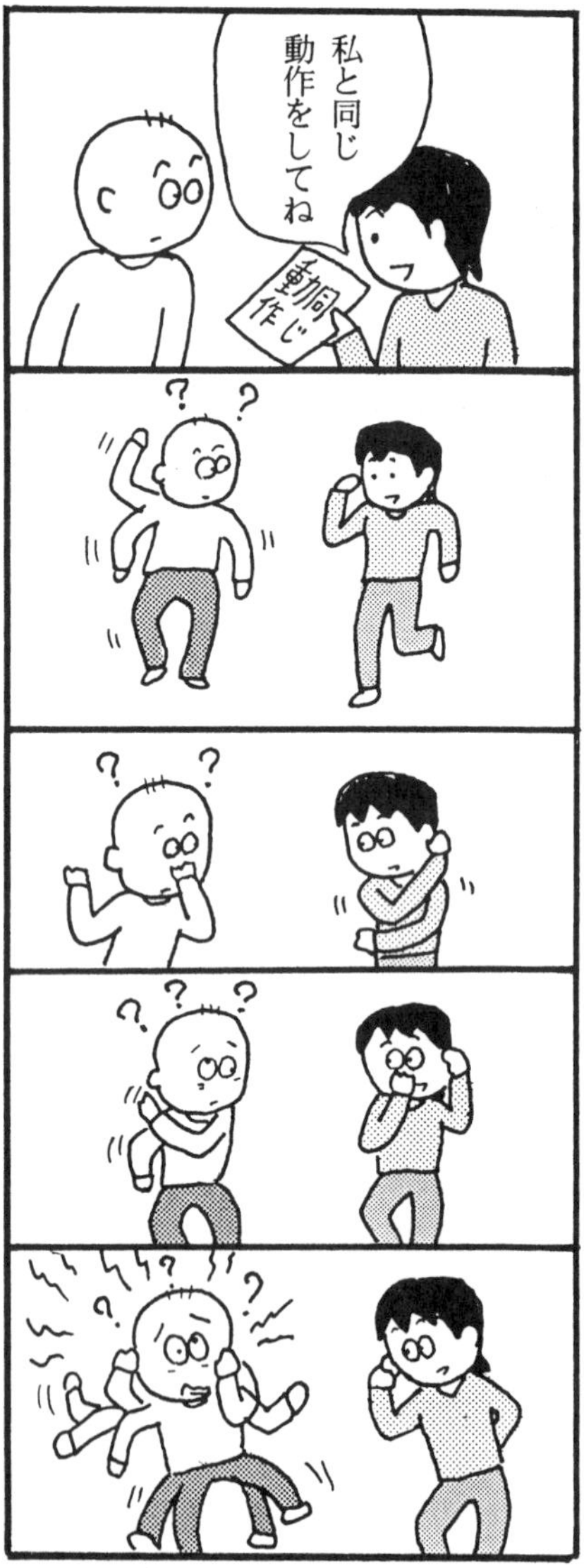
私と同じ動作をしてね
同じ動作

※★動作の真似は、今でもとても苦手のようです。何度やっても同じ動作ができません。

★人の動作の真似をする機会は、日常生活ではあまりありませんので、このような症状の存在に気付くことはあまりありません。動作の手順は相手をみるとわかるのですが、それが思うようにできないのは、やはり失行症（「参考１」参照）です。とくに、このように相手の動作をみて、模倣することができない症状は、‘観念運動失行’と言われています。

コップが逆さ

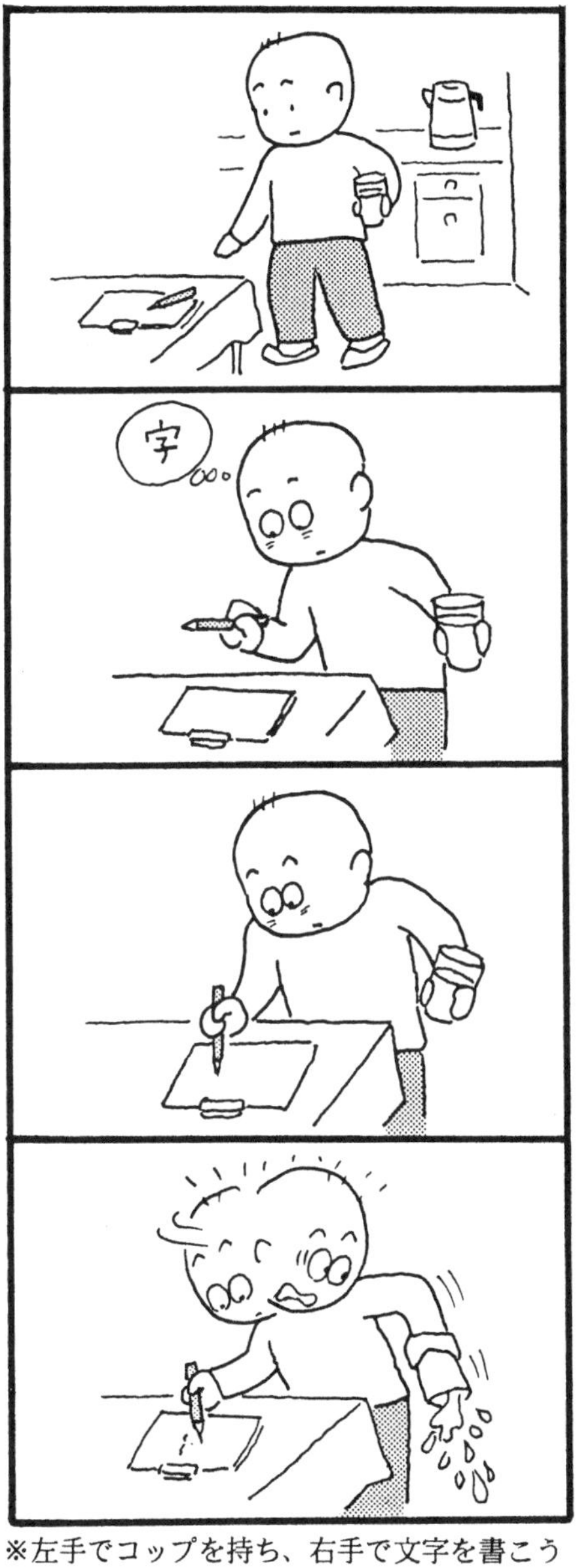

※左手でコップを持ち、右手で文字を書こうとして失敗。★同時に２つのことは今でも難しいようです。

箸で書く

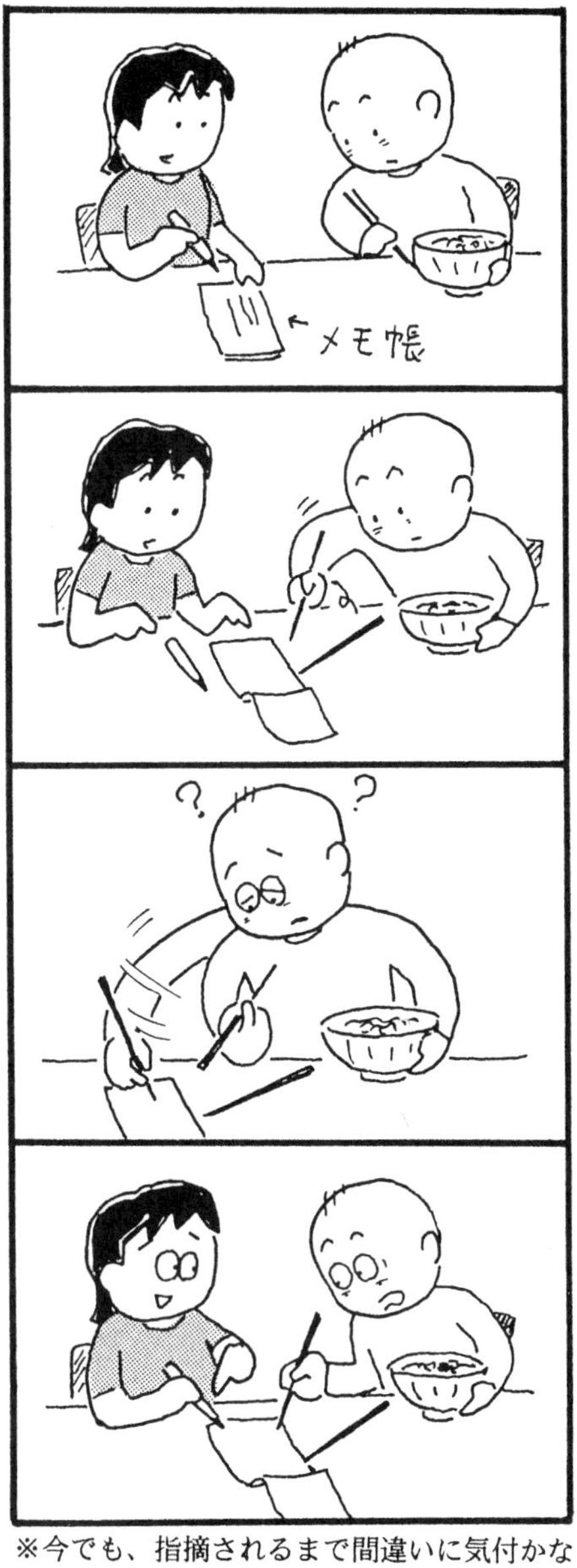

※今でも、指摘されるまで間違いに気付かないことがあります。書くことだけに注意がいってるのかもしれません。

★ 109 頁で解説しましたように、とくに高次脳機能障害者は、２つのことを同時にすることは苦手なので、作業は別々に行うことがよいようです。

薬をゲッ!!

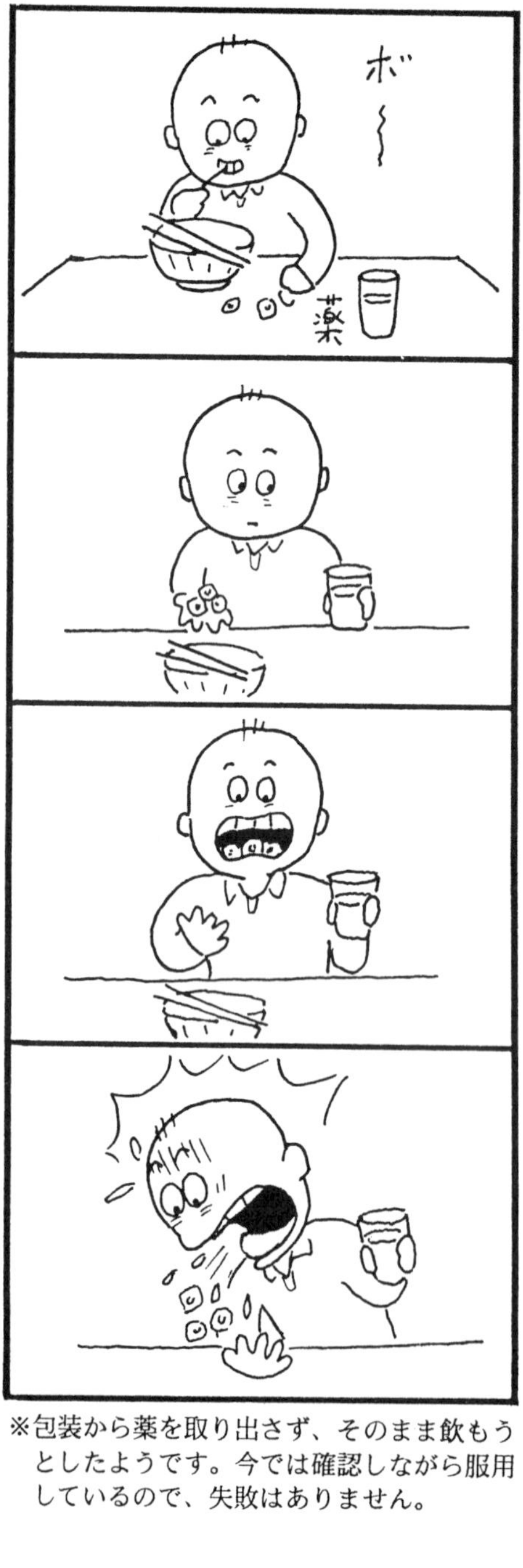

※包装から薬を取り出さず、そのまま飲もうとしたようです。今では確認しながら服用しているので、失敗はありません。

どうして血が？

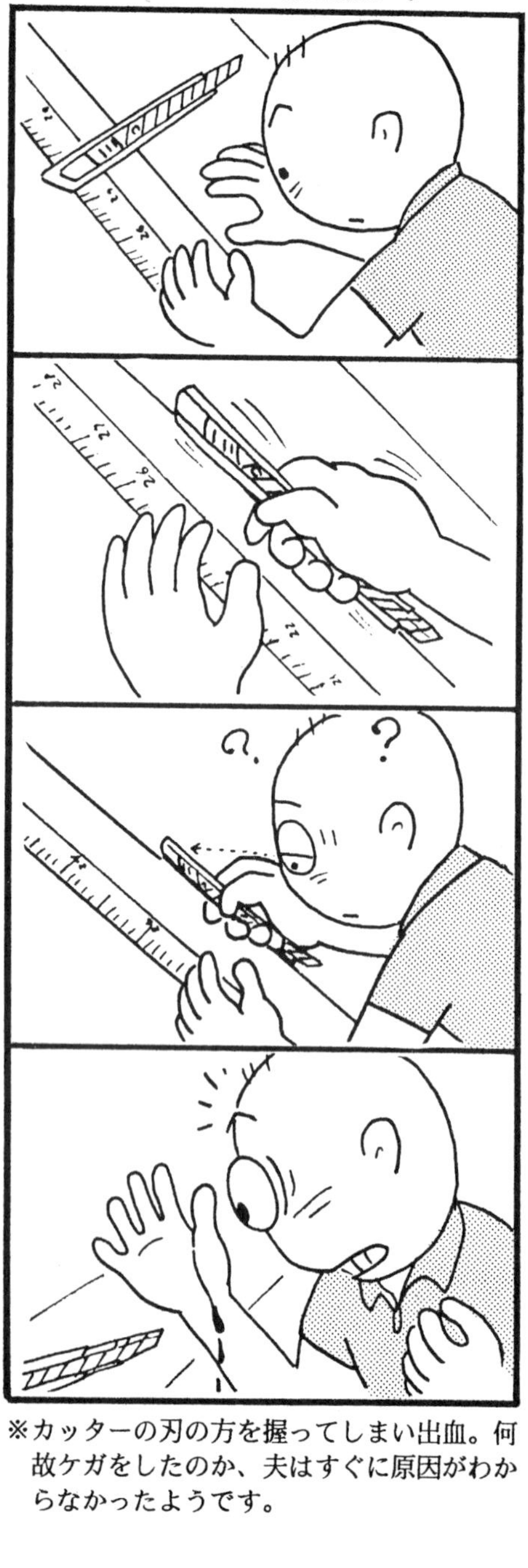

※カッターの刃の方を握ってしまい出血。何故ケガをしたのか、夫はすぐに原因がわからなかったようです。

263-01487

トイレはどこ?

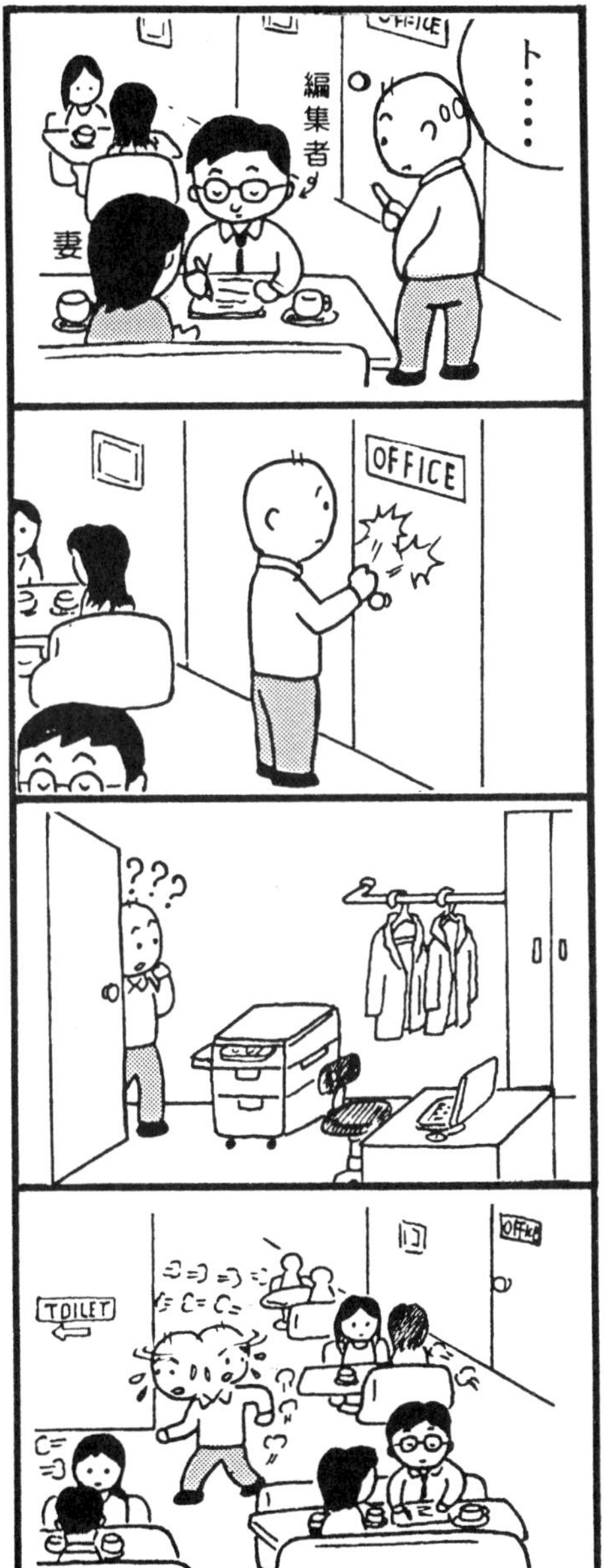

※喫茶店で事務所をトイレと間違え、店員にも聞けず店内をウロウロ。ＳＯＳカードも使い忘れ、私がトイレまで案内しました。

上から棒が

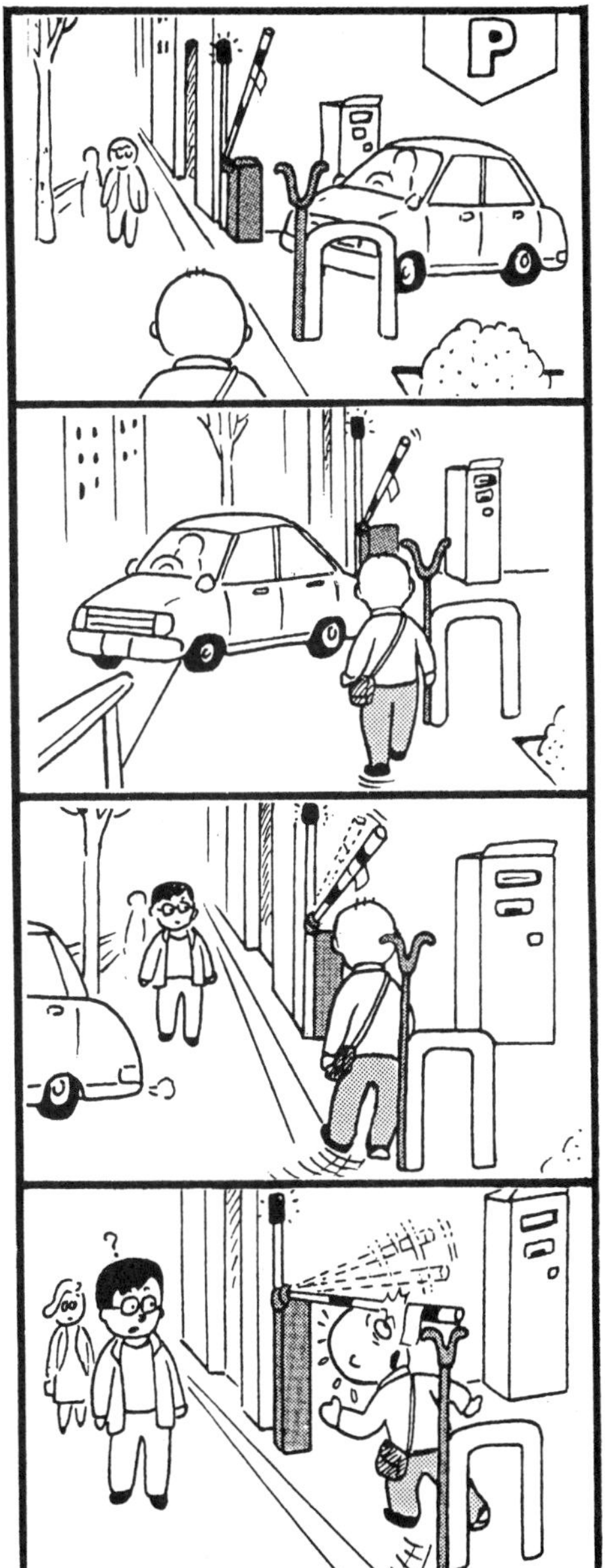

※発症から１～２年位、右側の物によくぶつかる事があり、交通量の多い道路では、建物側を、夫が歩くようにしていました。

★気付いていたのに

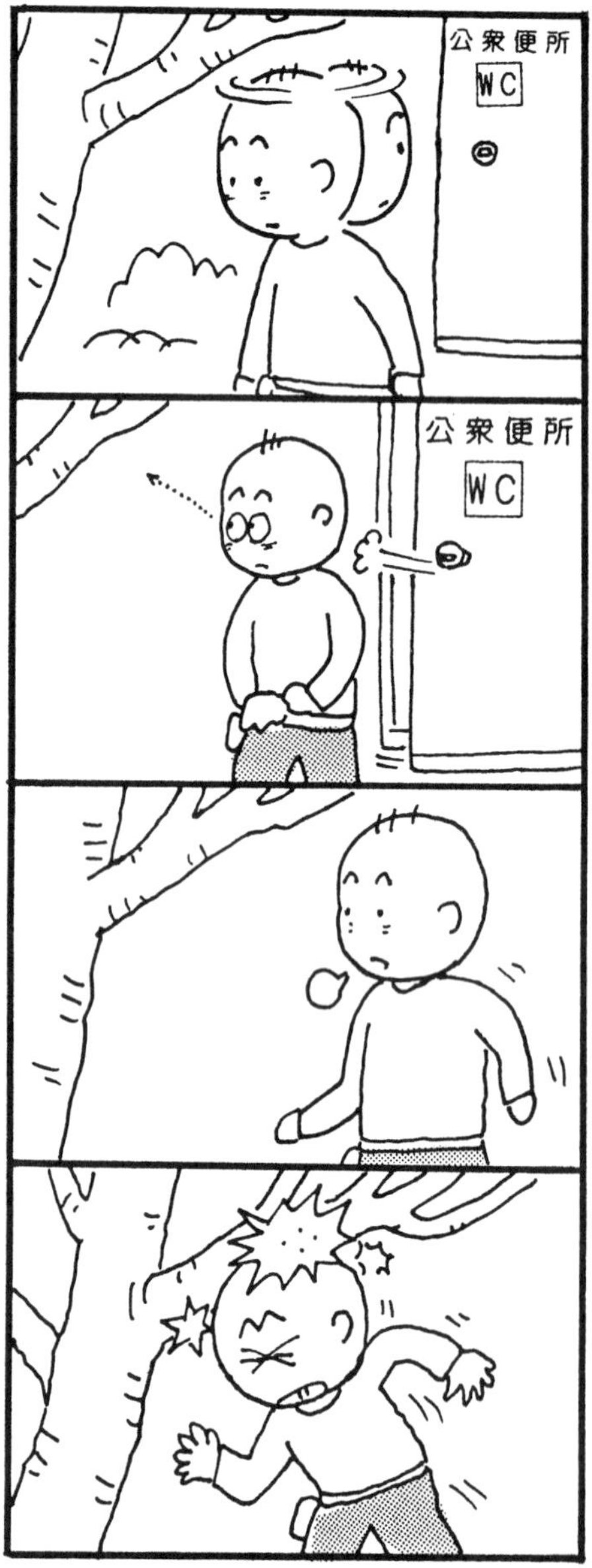

※距離や空間の判断ミスなのか、通れると思った所が通れませんでした。回数は少なくなりましたが、今でもまだあります。

回りが見えず

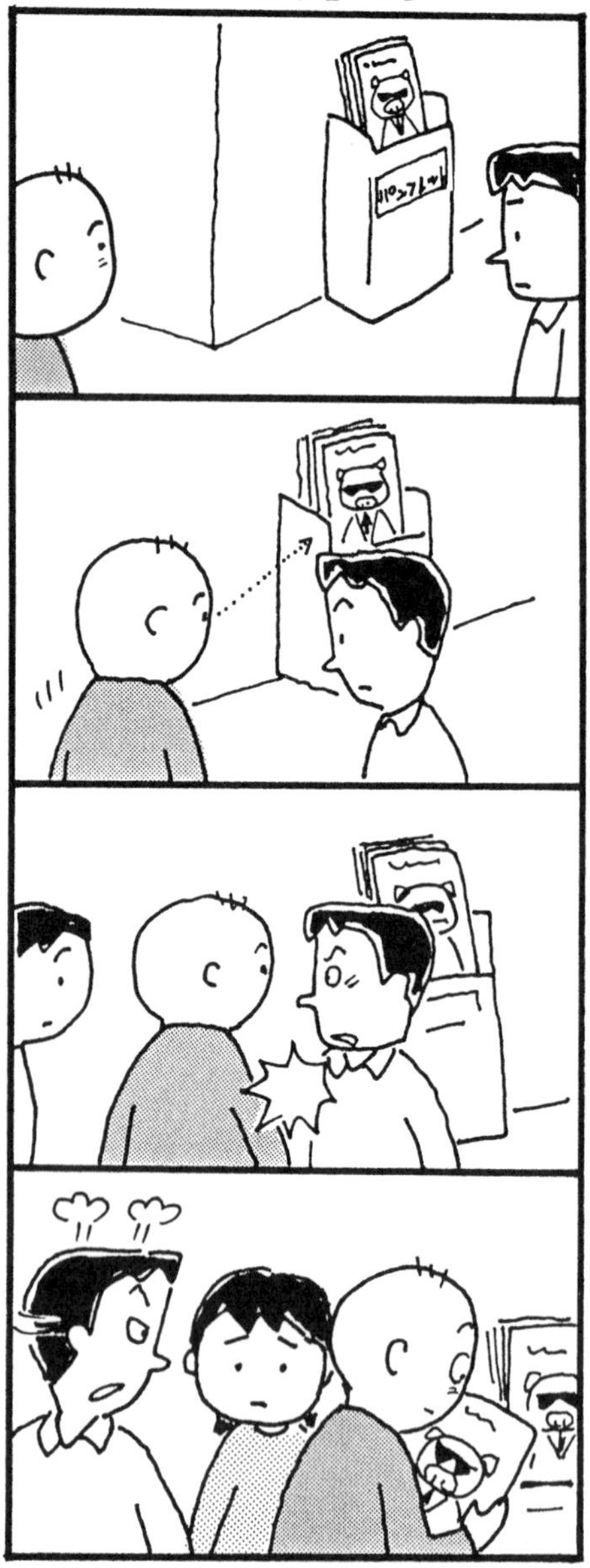

※発症から１、２年は、別の事に注意がいってると、ぶつかっても気付かない事がよくありました。今は気を付けて歩いています。

★右側の半側空間無視です。通常は、右脳の障害で現れる左半側空間無視が問題となるのですが、何らかの動作を同時にしているとき、ストレスの多いとき、緊張しているときなどには、潜在するこうした症状が現れてしまうのだと思います。

263-01487

ちょっぴり後悔

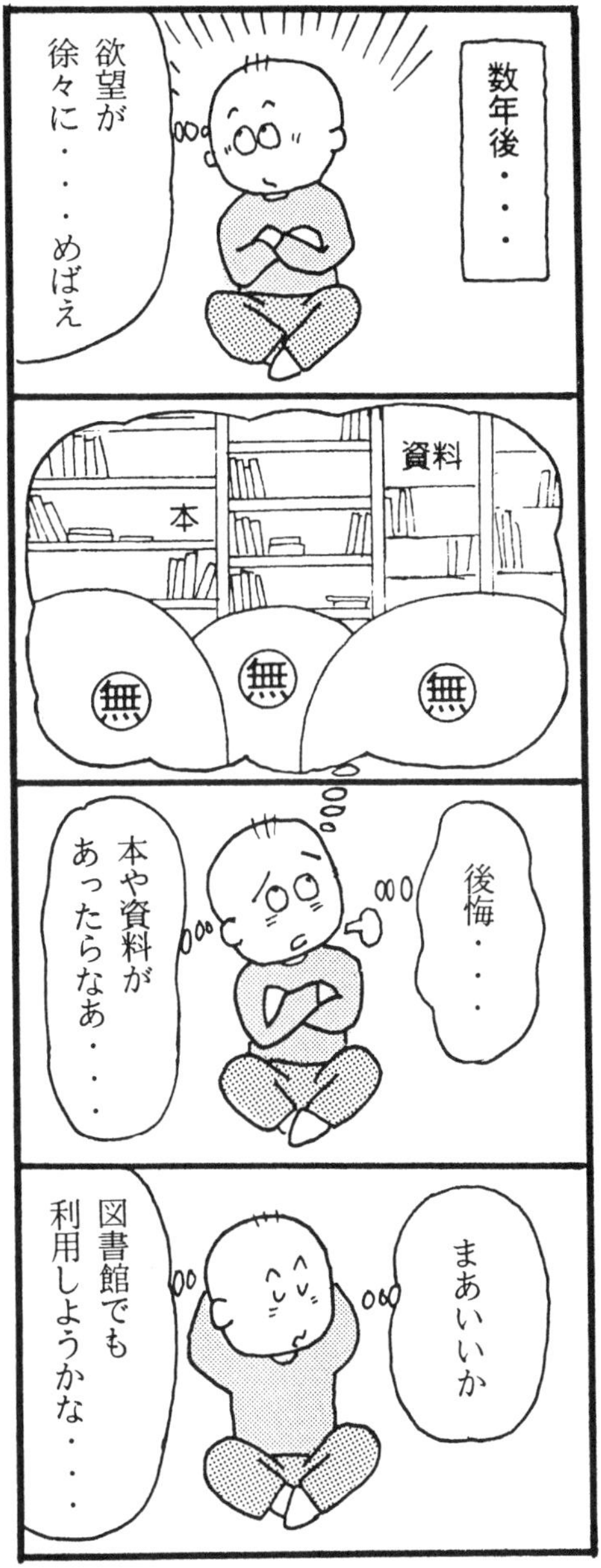
数年後・・・
欲望が徐々に・・・めばえ
資料
本
無
無
無
後悔・・・
本や資料があったらなあ・・・
まあいいか
図書館でも利用しようかな・・・

自暴自棄

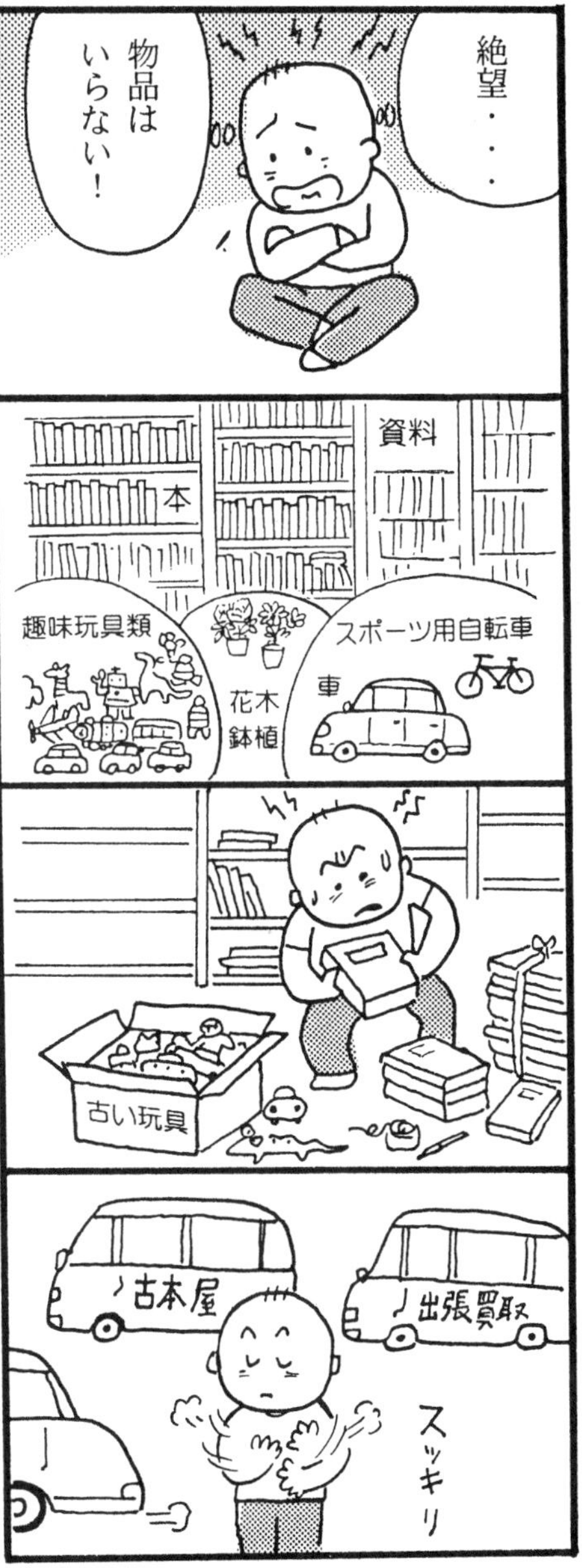
絶望・・・
物品はいらない！
資料
本
スポーツ用自転車
車
花木鉢植
趣味玩具類
古い玩具
出張買取
古本屋
スッキリ

※障害を受容できない苛立ちや、仕事の完全復帰の諦めなどの思いを何かにぶつけるかのように毎日、無我夢中で身辺整理ばかりしている時期がありました。ケジメとして仕事・趣味関係の資料や物品を処分することで、少しは気持ちのリセットができたのでは。

お気に入り

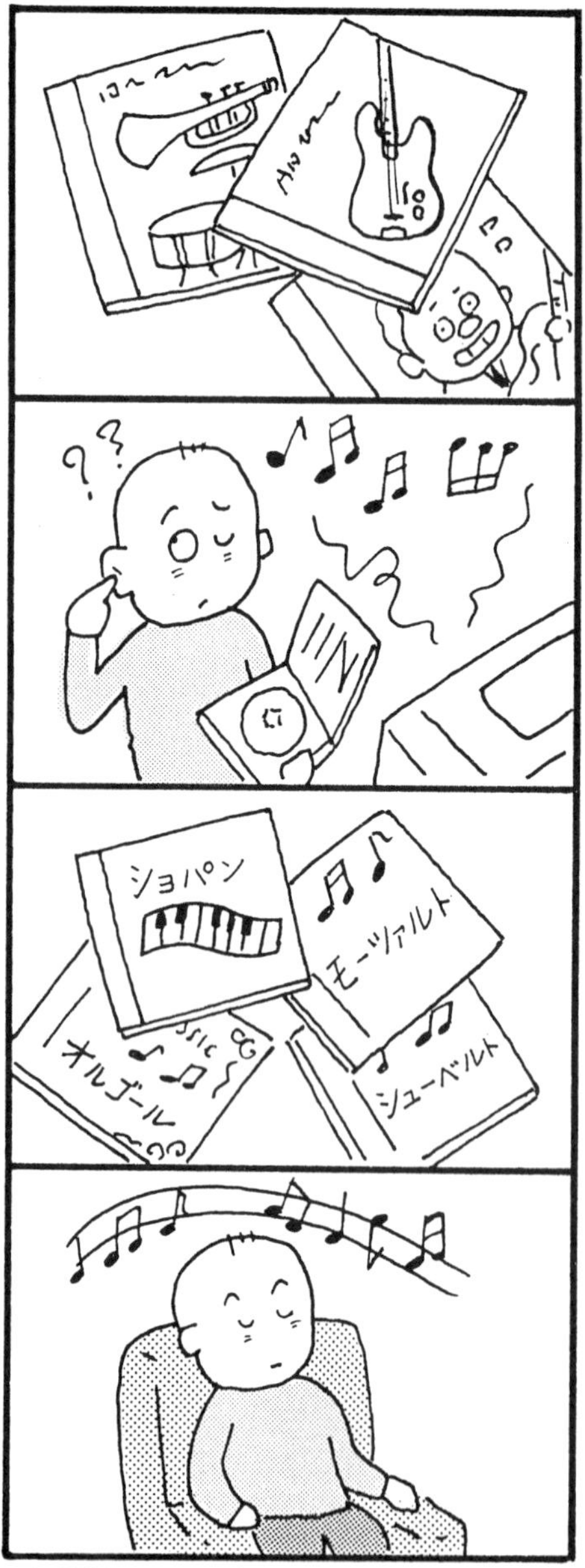

※以前好きだった音楽が、初めて聞く曲に聞こえ楽しめなくなったので、最近では静かな旋律のクラシックだけを聴いています。

音色が変

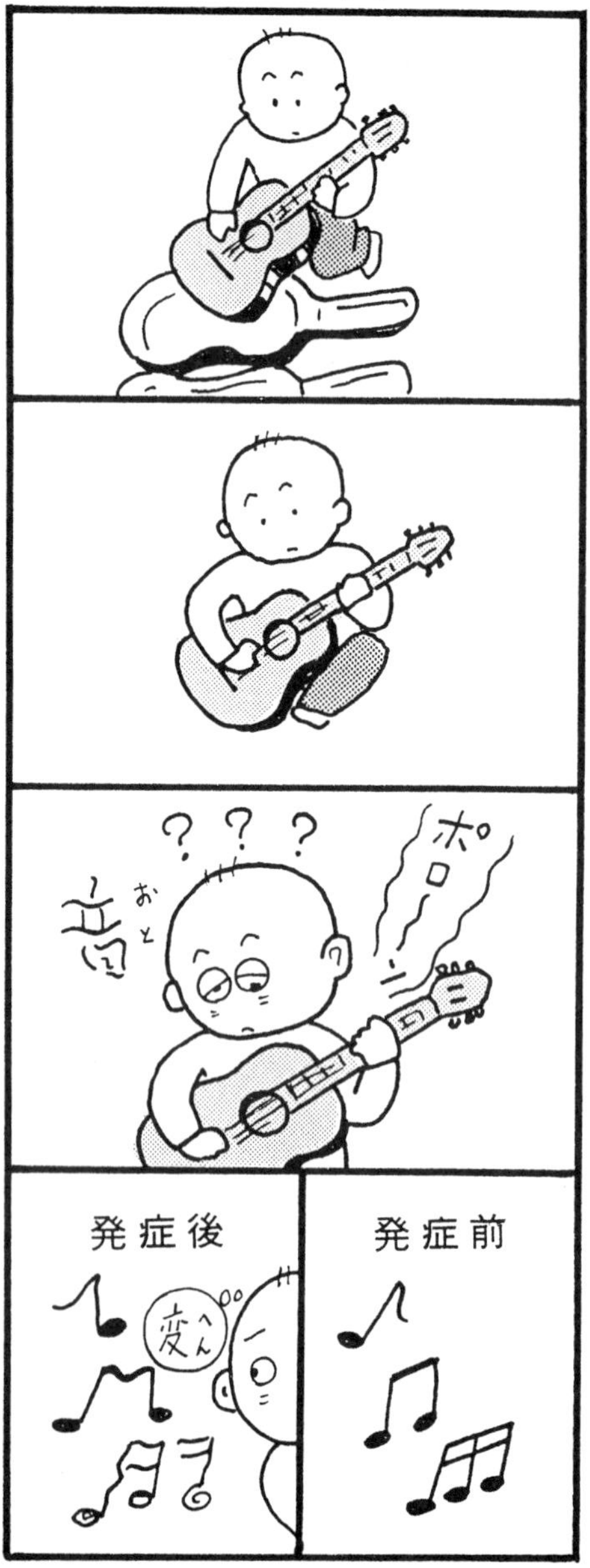

※趣味のクラシックギターを弾いたところ、違う楽器の音色に聞こえたようで、二度と弾かなくなりました。

郵便投票

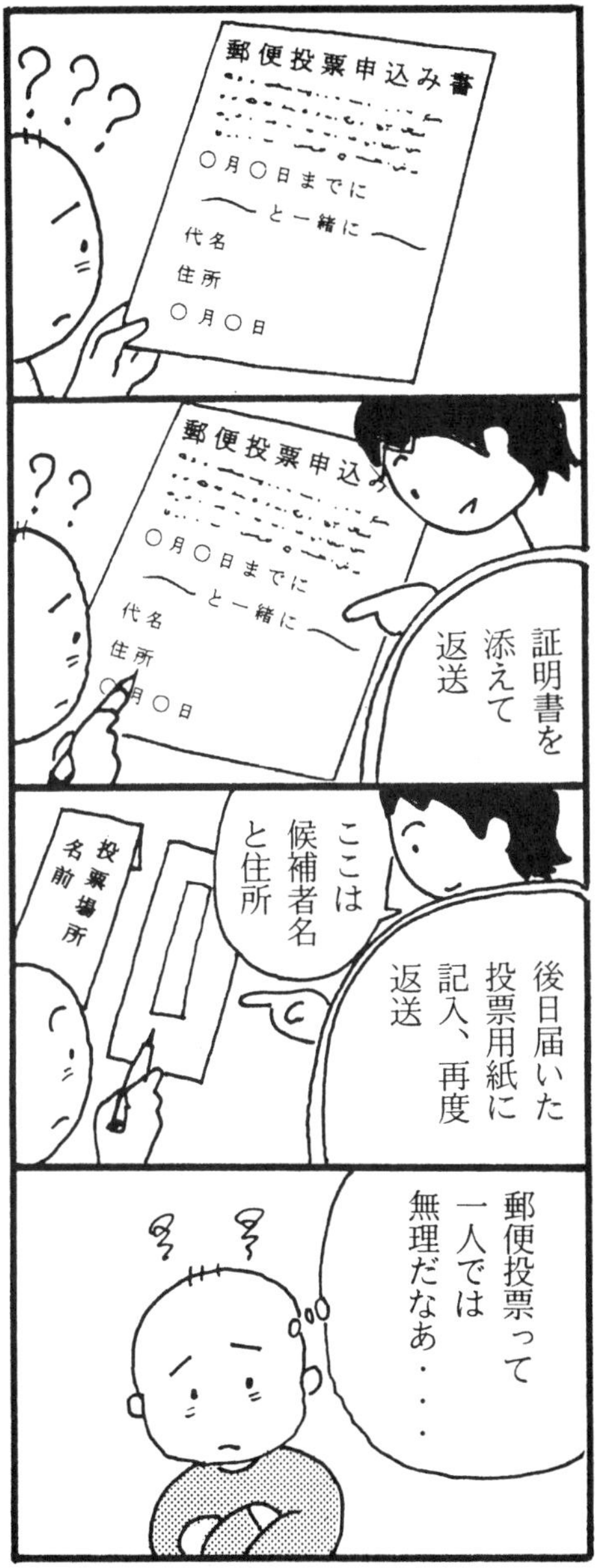

※書類の内容も理解できず、手続きもとても複雑なので、一人では郵便投票はできません。

優しい計算なのに…

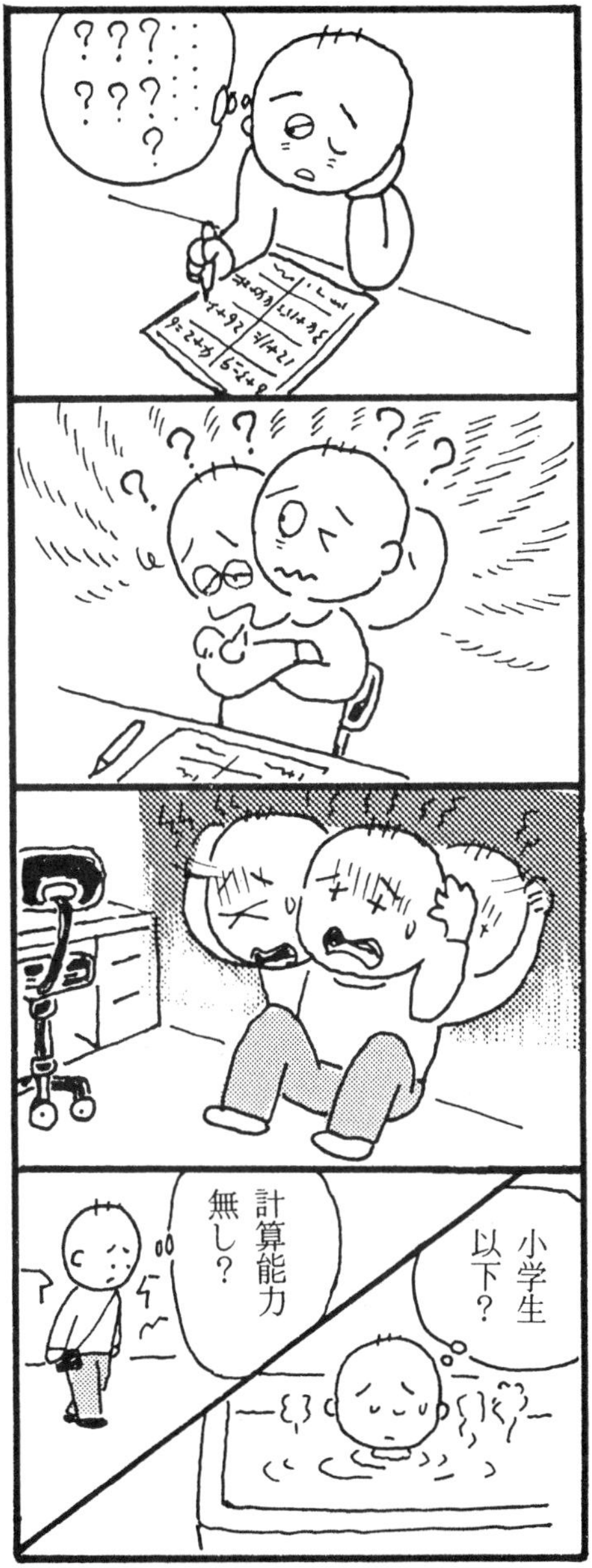

※発症初期は、以前できた簡単な事ができないと、ひどく落ち込んでいました。今では少し受容でき、激しい落胆はありません。

去る者は追わず

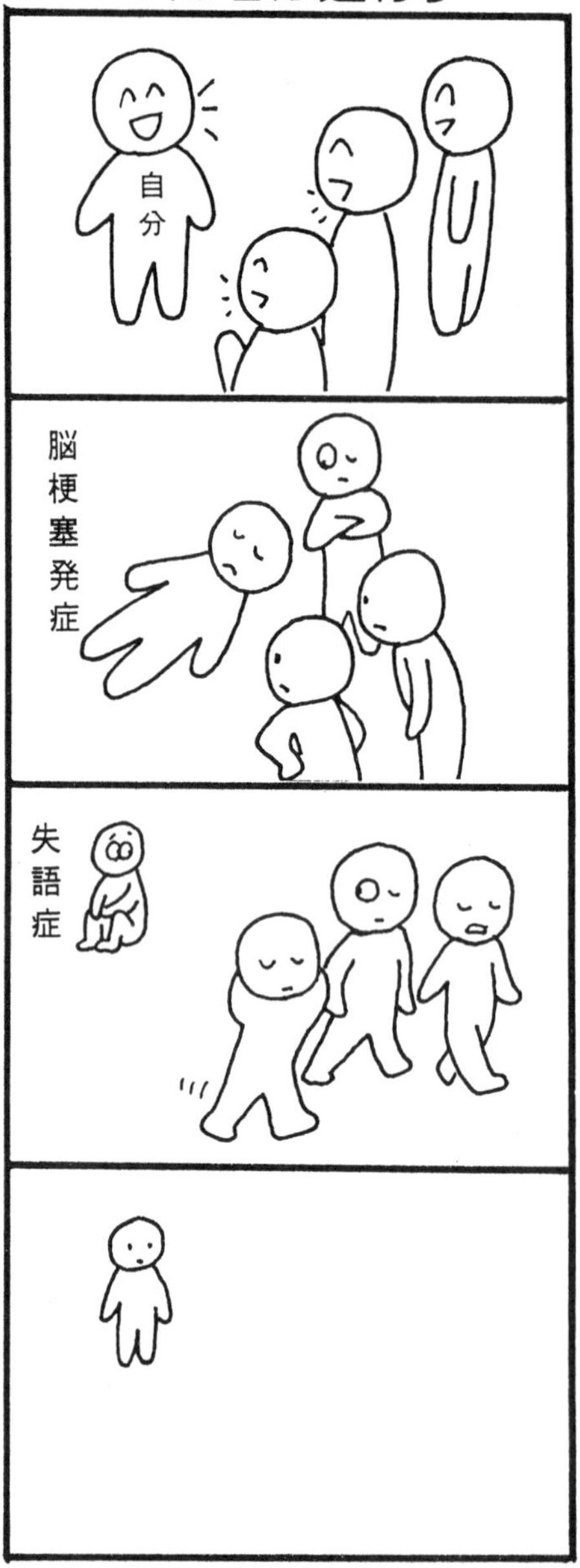

優越感

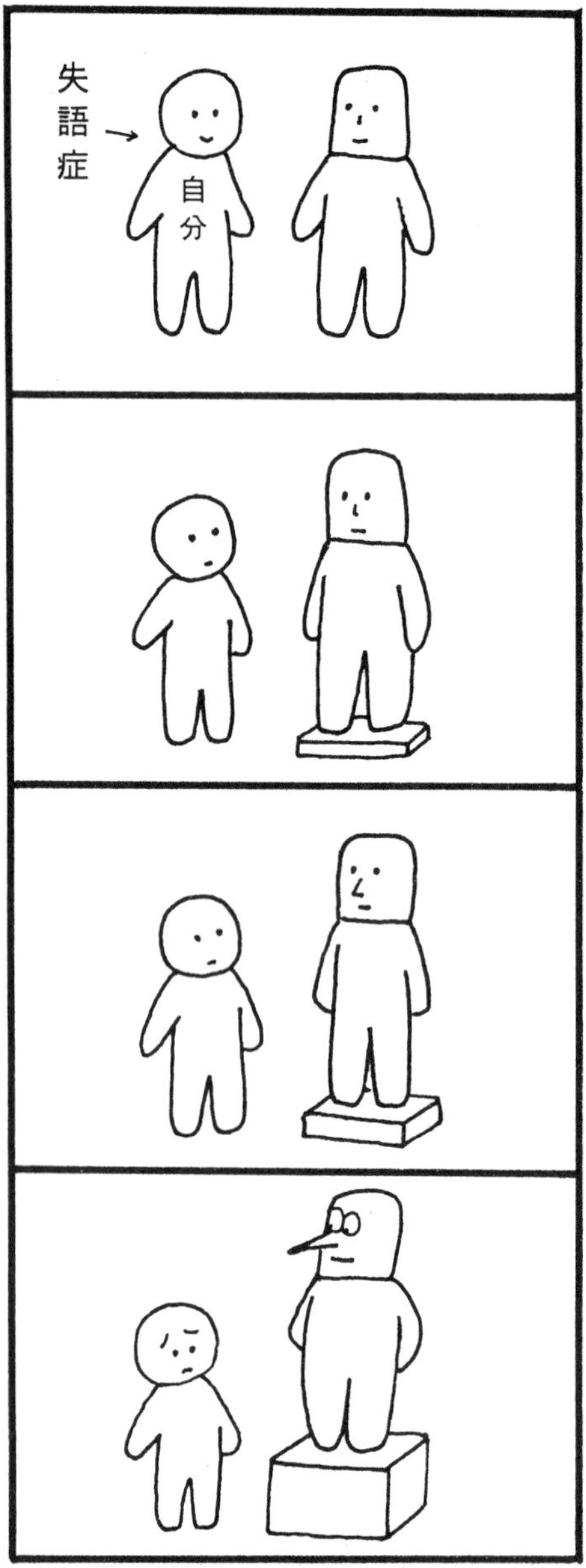

※気軽に電話も話せなくなり交流が途絶えていくなか、発症前の良い人間関係が徐々に壊れていく寂しさを感じているようです。会っても健常者の言動や表情から相手の心中や本心を敏感に察するなど、夫なりの感性で受け止め解釈しているようです。

263-01487

散歩後に気付く

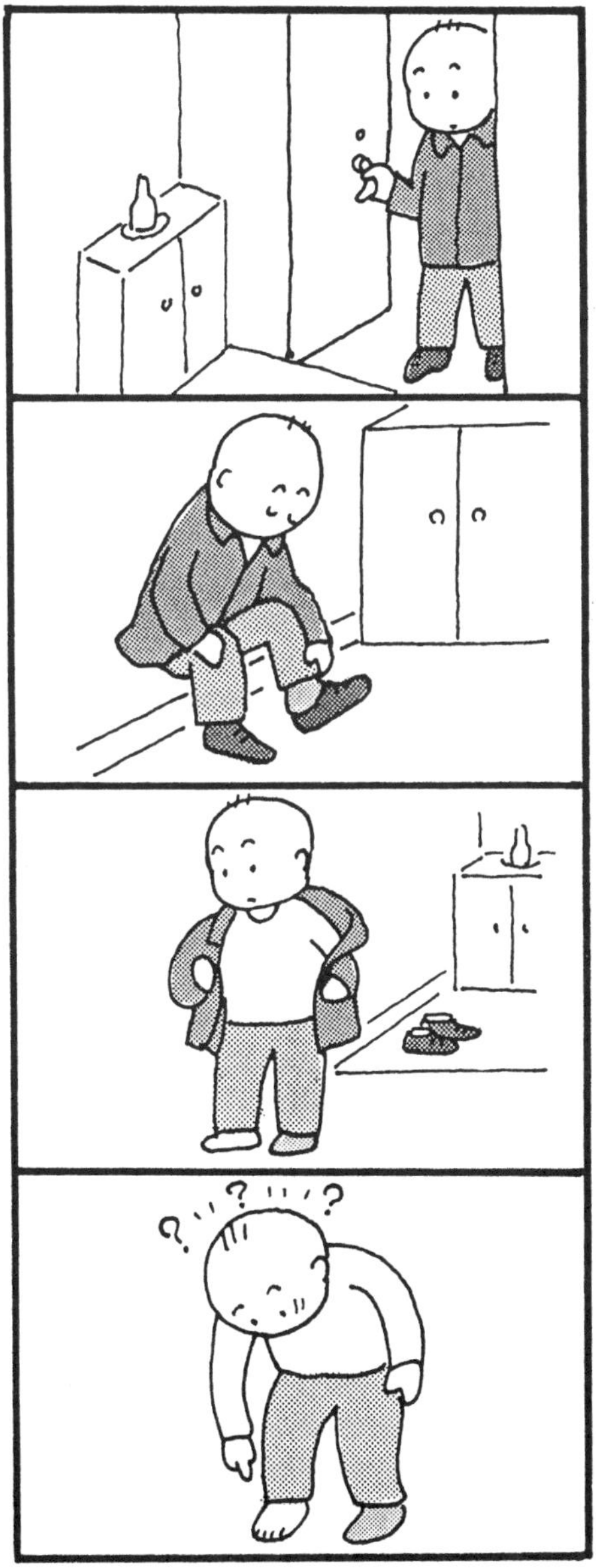

※当初はよく、帰宅して初めて★右足の靴下の履き忘れに、気付くことが多かったのですが、今では少なくなりました。

★やはり空間無視の起きやすい右側で靴下の履き忘れが生じています。右足の感覚が低下していることも大きな原因です。

熱さに鈍感

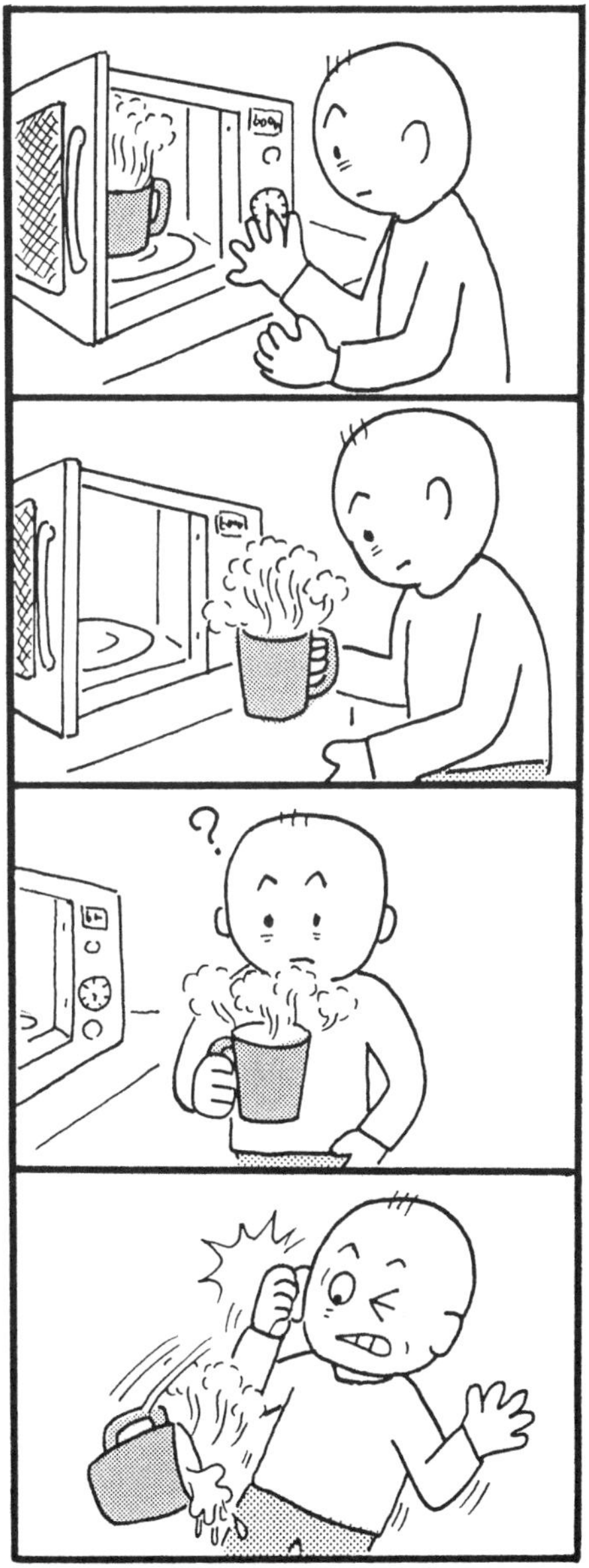

※温度や痛みがすぐにわからず、ヤケドやケガをすることも。最近は気をつけているようで、随分少なくなりました。

行動前に温度確認

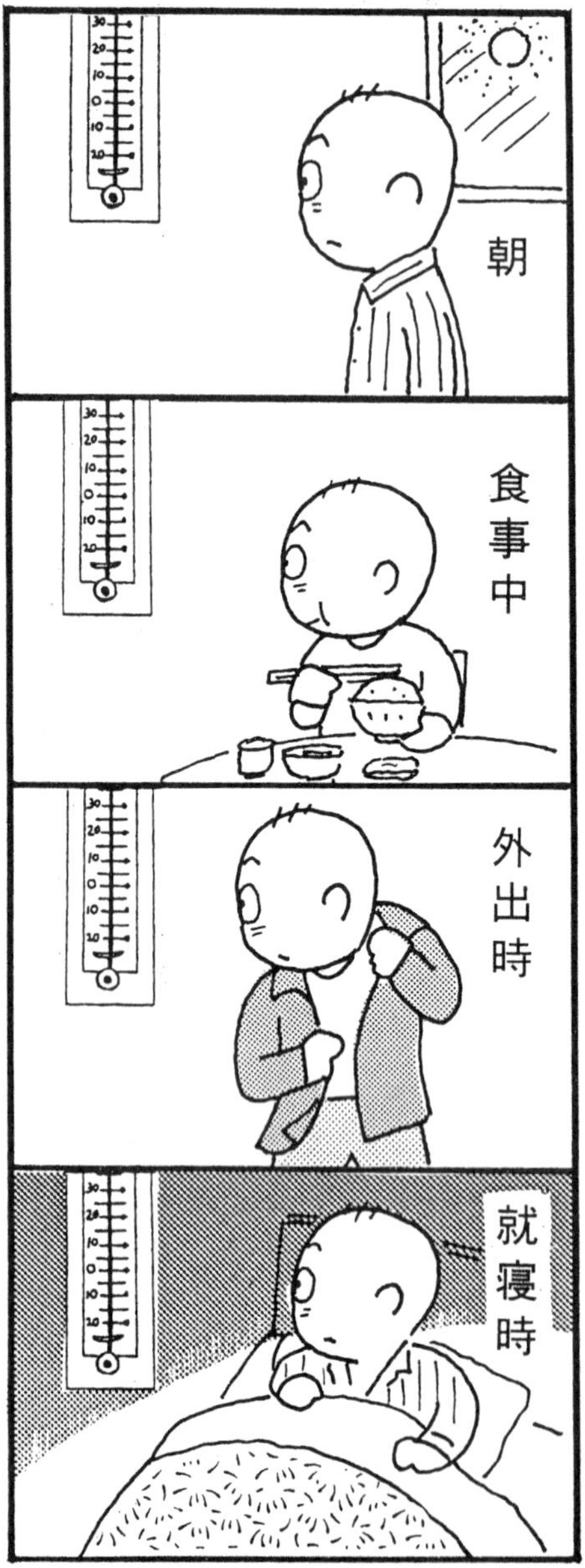

気になる温度

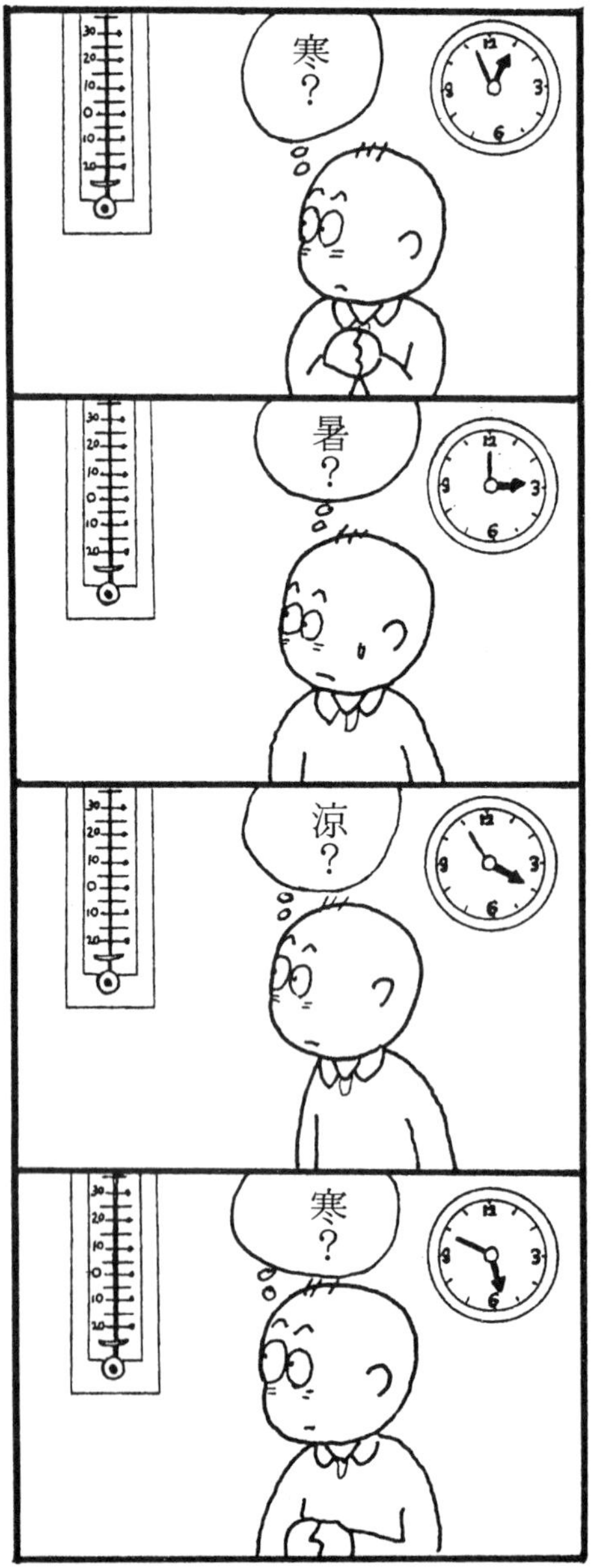

※発症後、とても気温に敏感になり、一日に何度も温度計のチェックをするようになりました。一つの事が気になり始めると、それが頭から離れないようで、今でも続いています。

263-01487

知ってる道で迷子

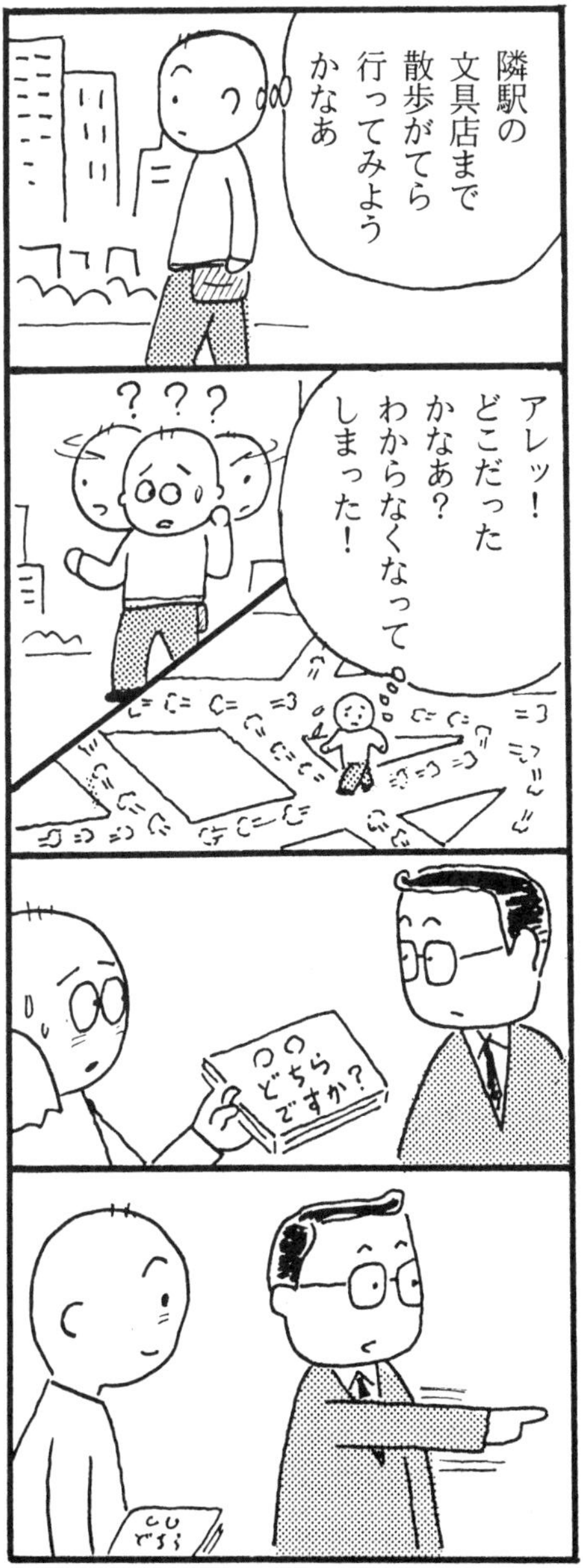
隣駅の文具店まで散歩がてら行ってみようかなあ
？？？
アレッ！どこだったかなあ？わからなくなってしまった！

※知ってるお店は、何度か失敗を繰り返すうち、問題なく行けるようになりましたが、初めての場所には、どうしても行けません。

苦手な個人商店

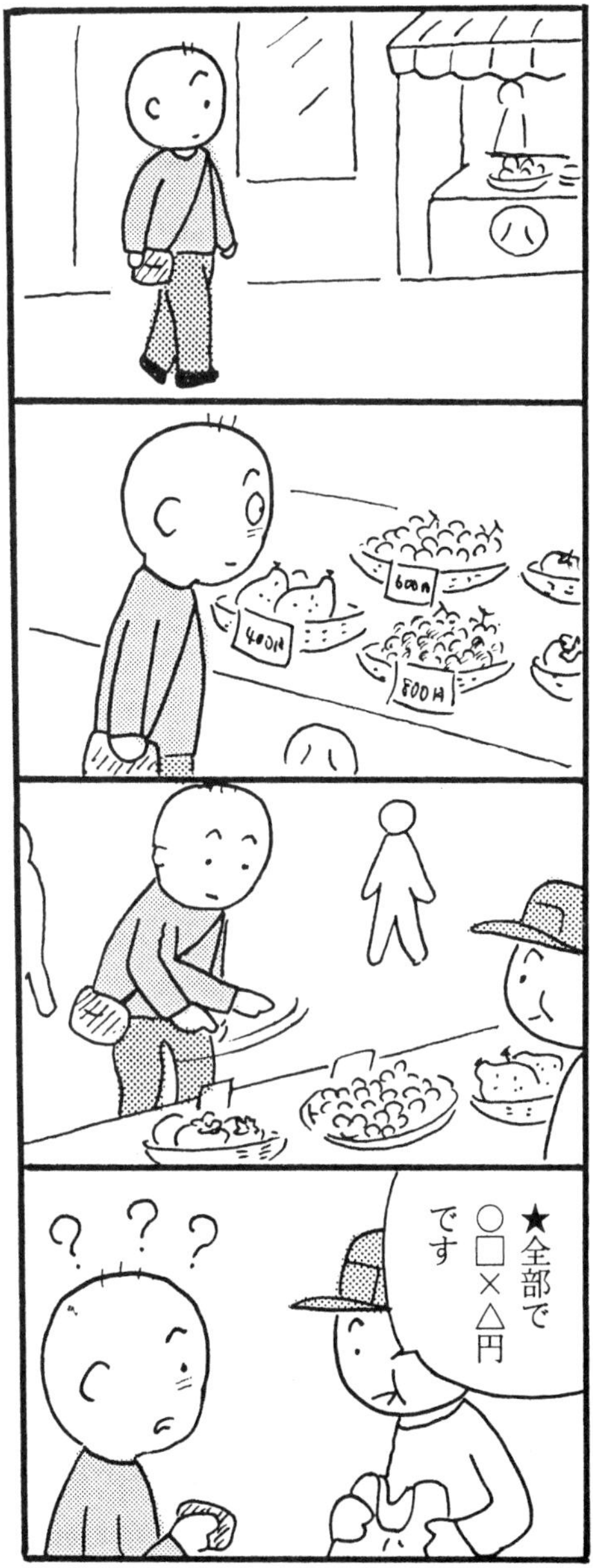
600円
400円
800円
？？？
★全部で○□×△円です

※個人商店では金額を言われたり、世間話で声をかけられるので、今では足が遠のいてしまいました。

★数字は失語症のある方では苦手な場合が多いと思います.

一緒に外出？

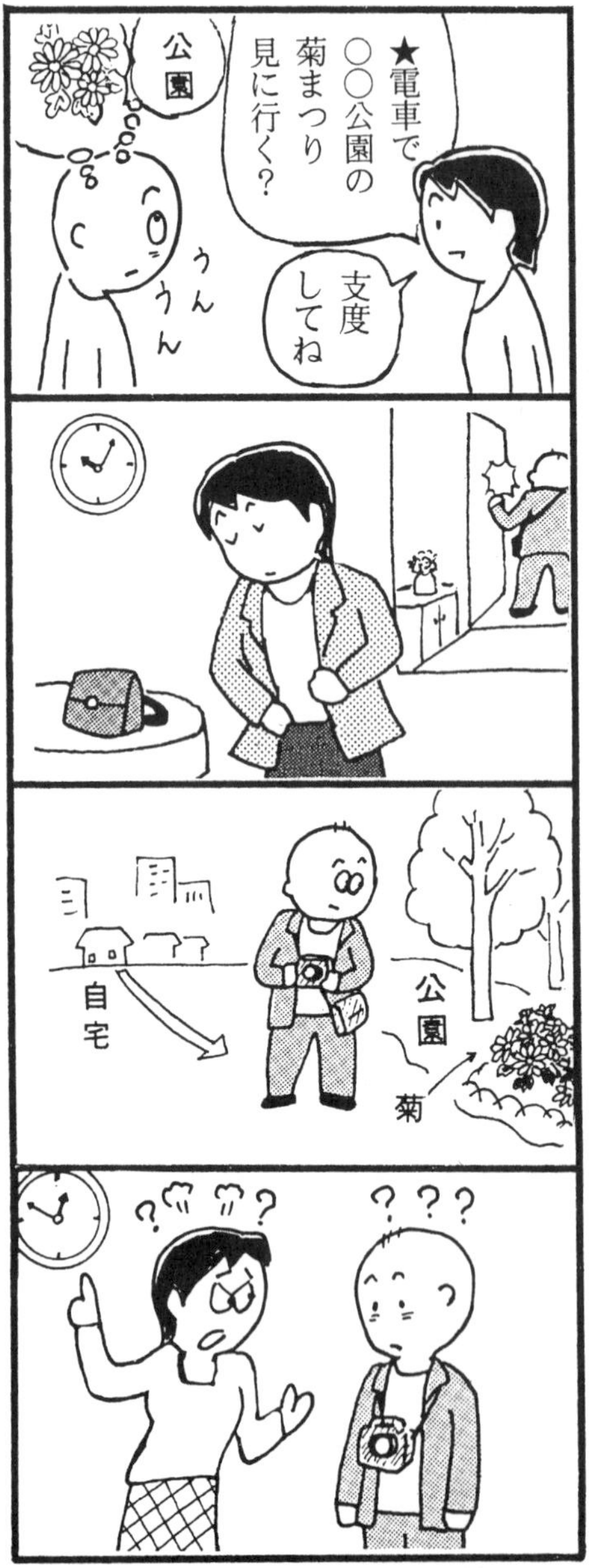
★電車で○○公園の菊まつり見に行く？
公園
うんうん
支度してね
自宅
公園
菊
？？？

※夫は「公園の菊が咲いてる」と勘違いし、一人で外出。筆談で伝えなかった私の失敗ですが、夫婦間ではよくあることです。

★「電車で」という会話の始めの部分が，頭に残らなかった可能性があります．

デパートで迷子

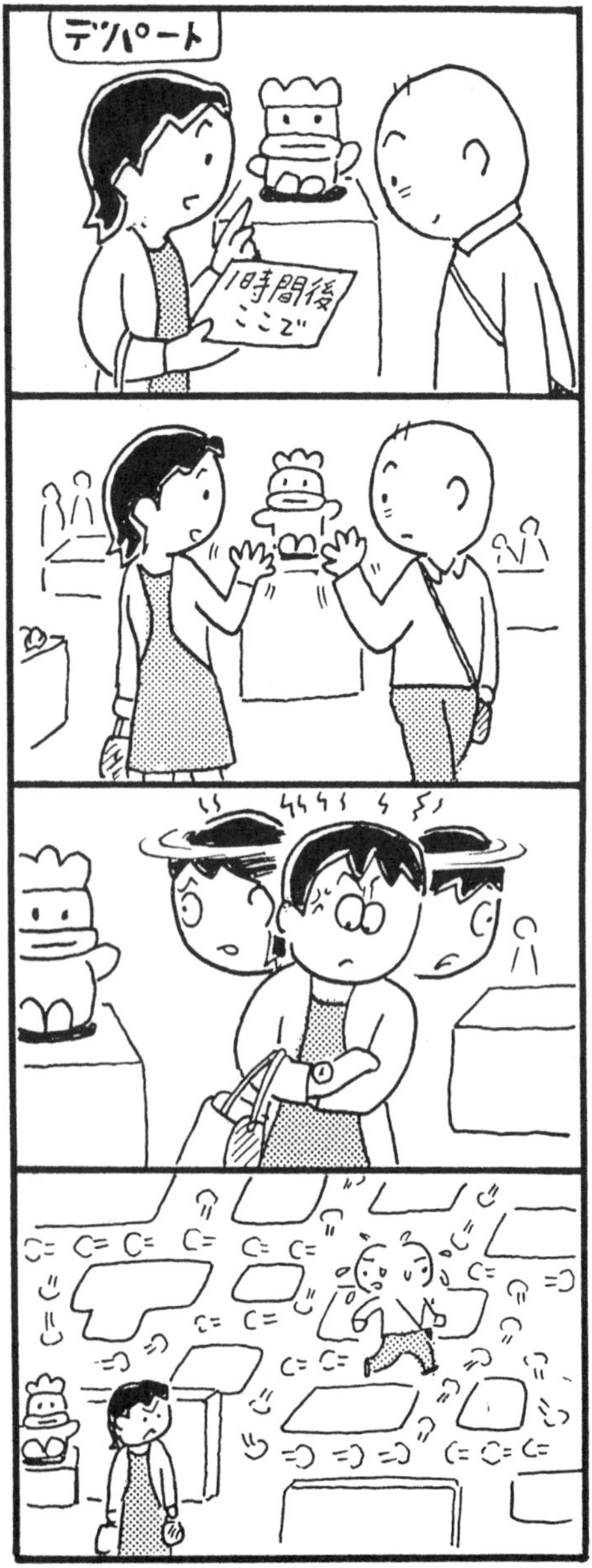
デパート
1時間後ここで

※夫は、待合せ場所がわからなくなり、私も夫を捜すのが大変でした。早速、迷子用の私を呼び出すカードを作りました。

263-01487

怪しまれ、手振りで言い訳

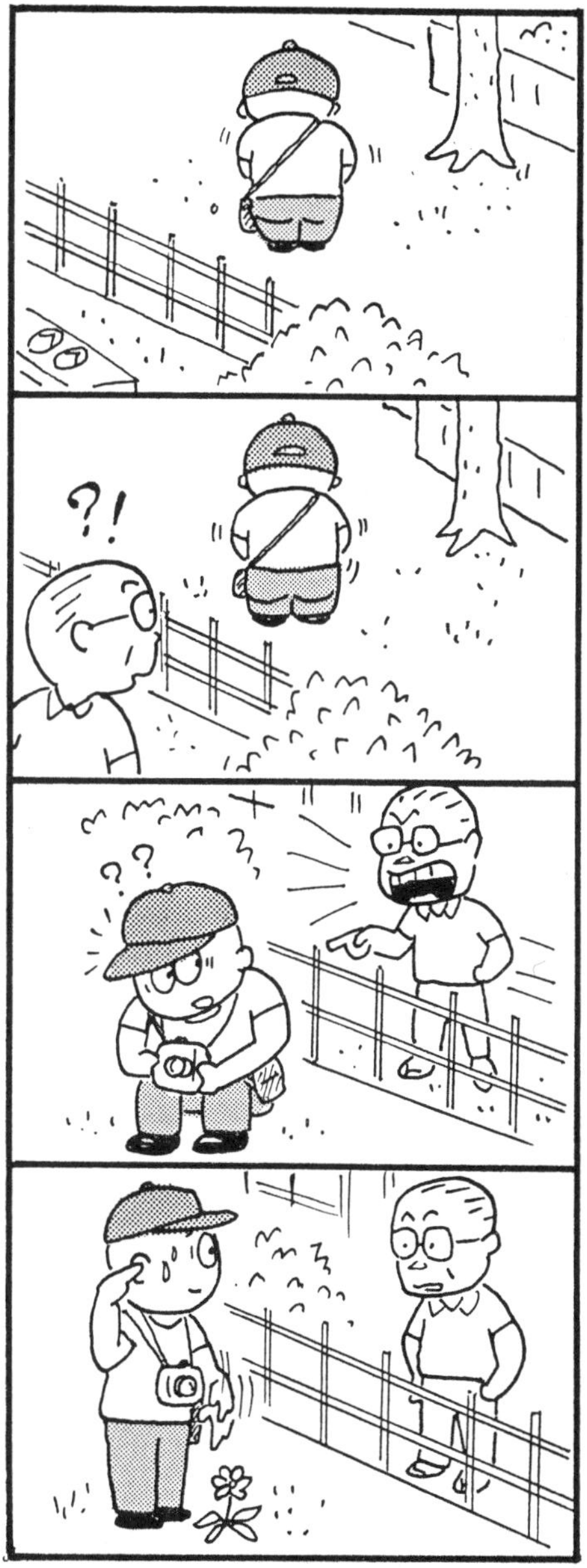

※突然の理解できない問いかけに、ジェスチャーで曖昧に対応することもあるようです。時には、何で怒られたのかわからない時も。

身振り手振りで否定

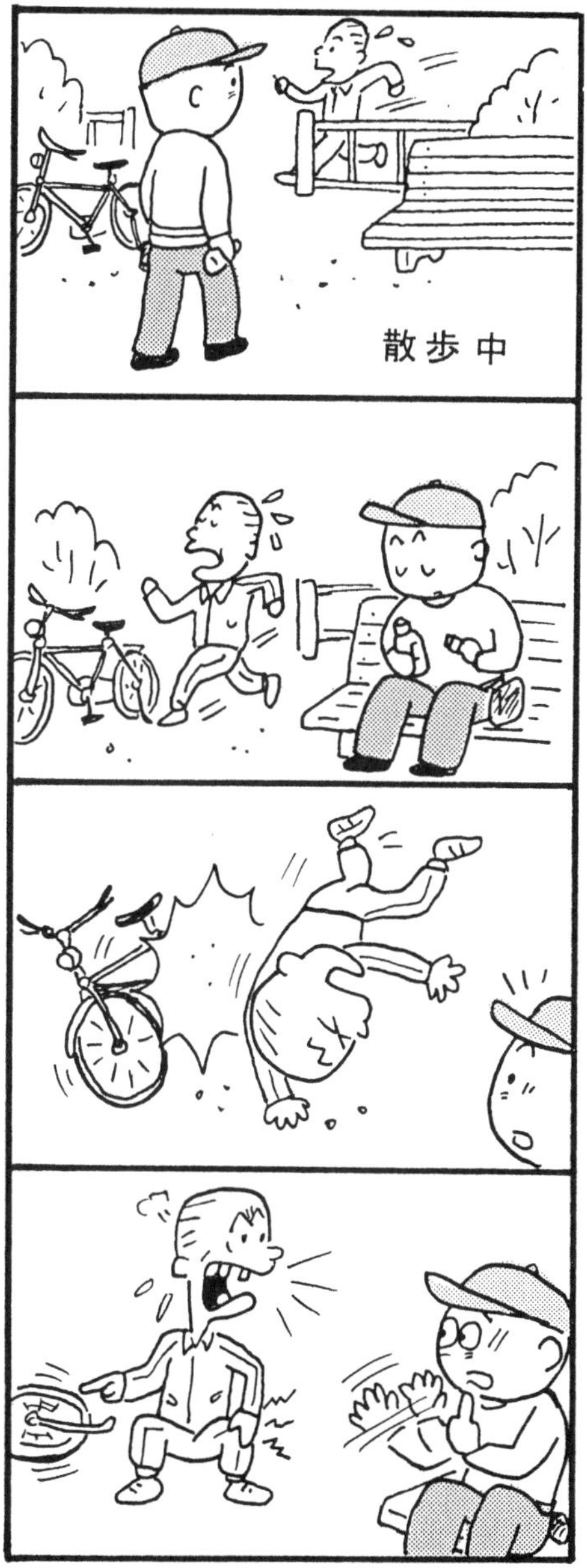

※散歩から帰宅して不機嫌な時は、決まって嫌な思いをした時です。この日は他の人の置いた自転車で何か怒鳴られたようです。

身振りと身振りで大成功

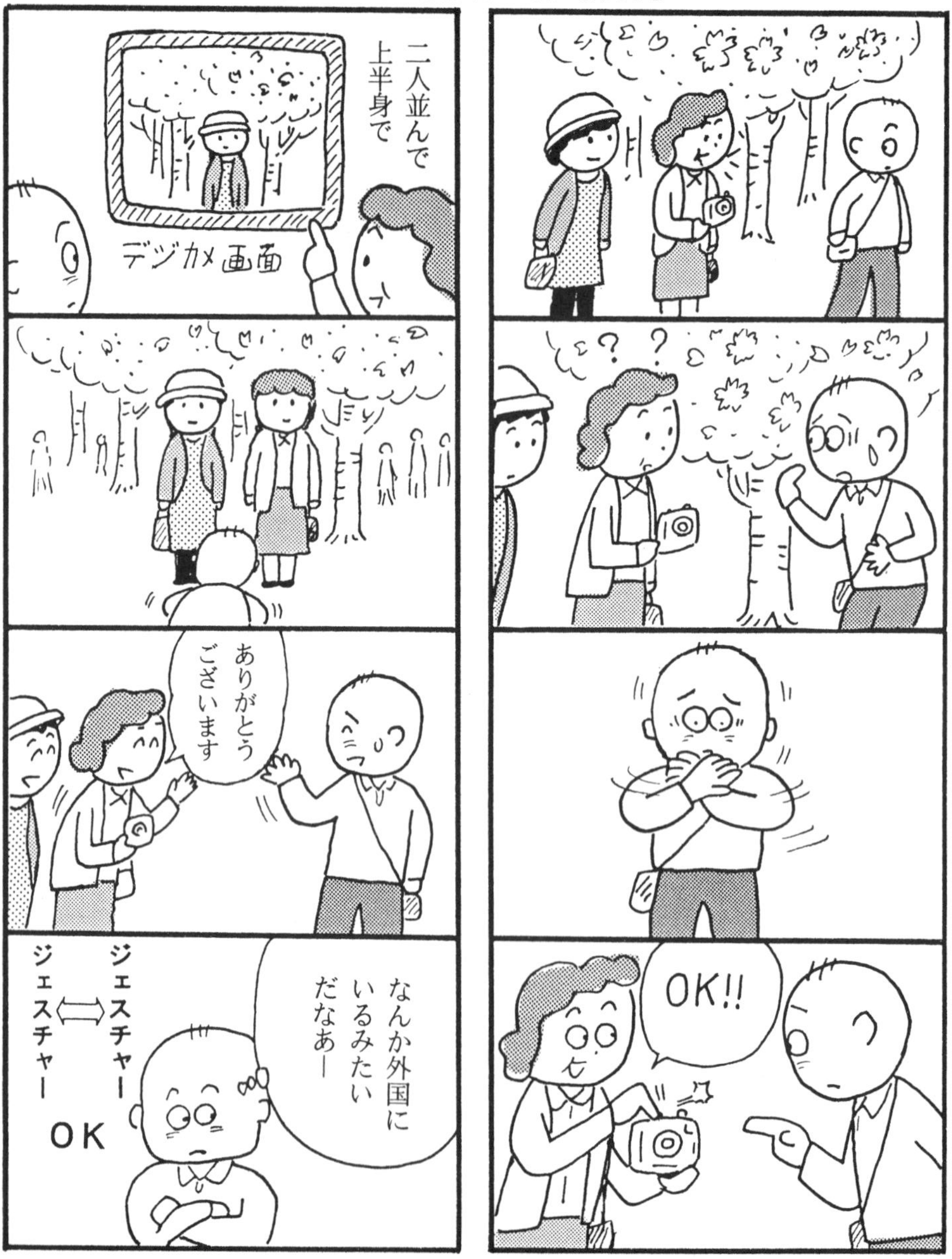
?
?
OK!!
二人並んで上半身で
デジカメ画面
ありがとうございます
なんか外国にいるみたいだなあー
ジェスチャー
ジェスチャー
OK

※写真撮影を頼んだ人のジェスチャー混じりの説明が、夫にはとてもわかり易かったのか、身振り同士でも通じると、少し自信がついたようです。散歩から帰宅して、嬉しそうにその時の様子を、絵と筆談で教えてくれました。

263-01487

何を怒ってるの?

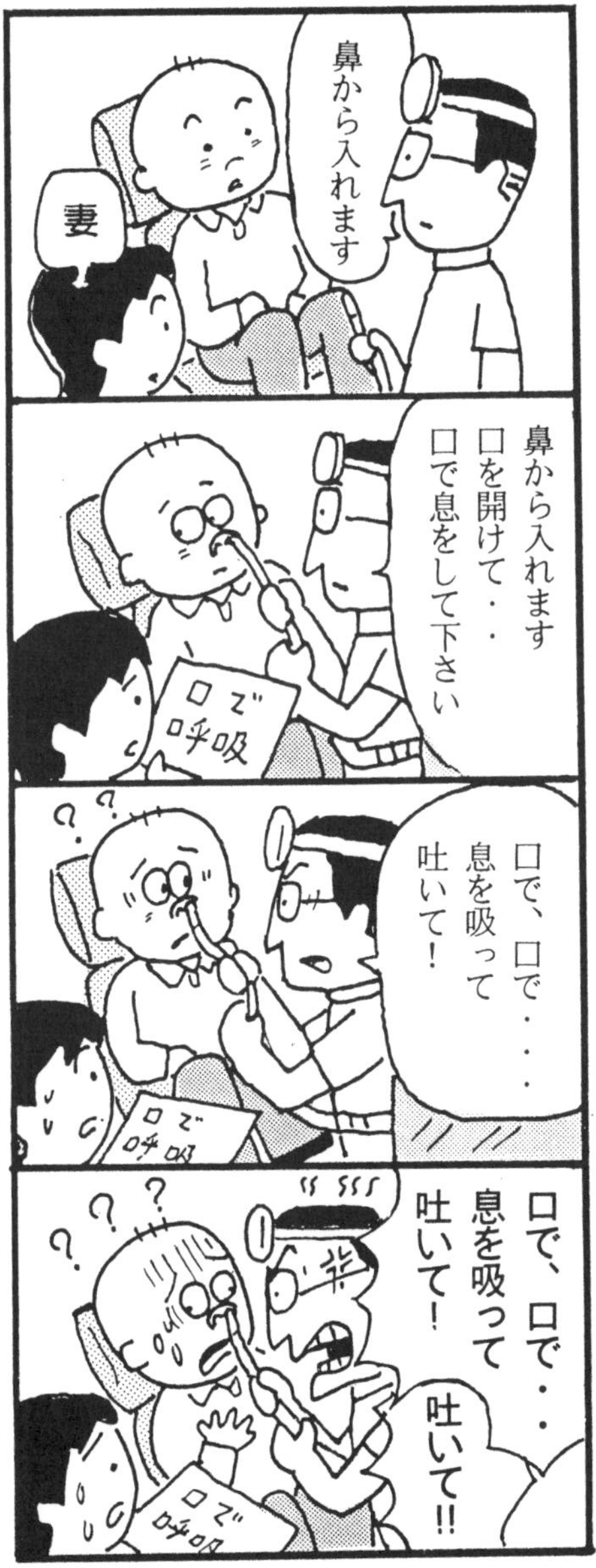
妻
鼻から入れます
鼻から入れます
口を開けて・・
口で息をして下さい
口で
呼吸
口で、口で・・・・
息を吸って
吐いて!
口で
呼吸
口で、口で・・・
息を吸って
吐いて!
吐いて!!
口で
呼吸

※障害者手帳申請のため耳鼻科を受診。前もって障害を伝えていたのに指示に従えず大声で怒鳴られ落ち込みました。（認定４級）

失語症は軽いの?

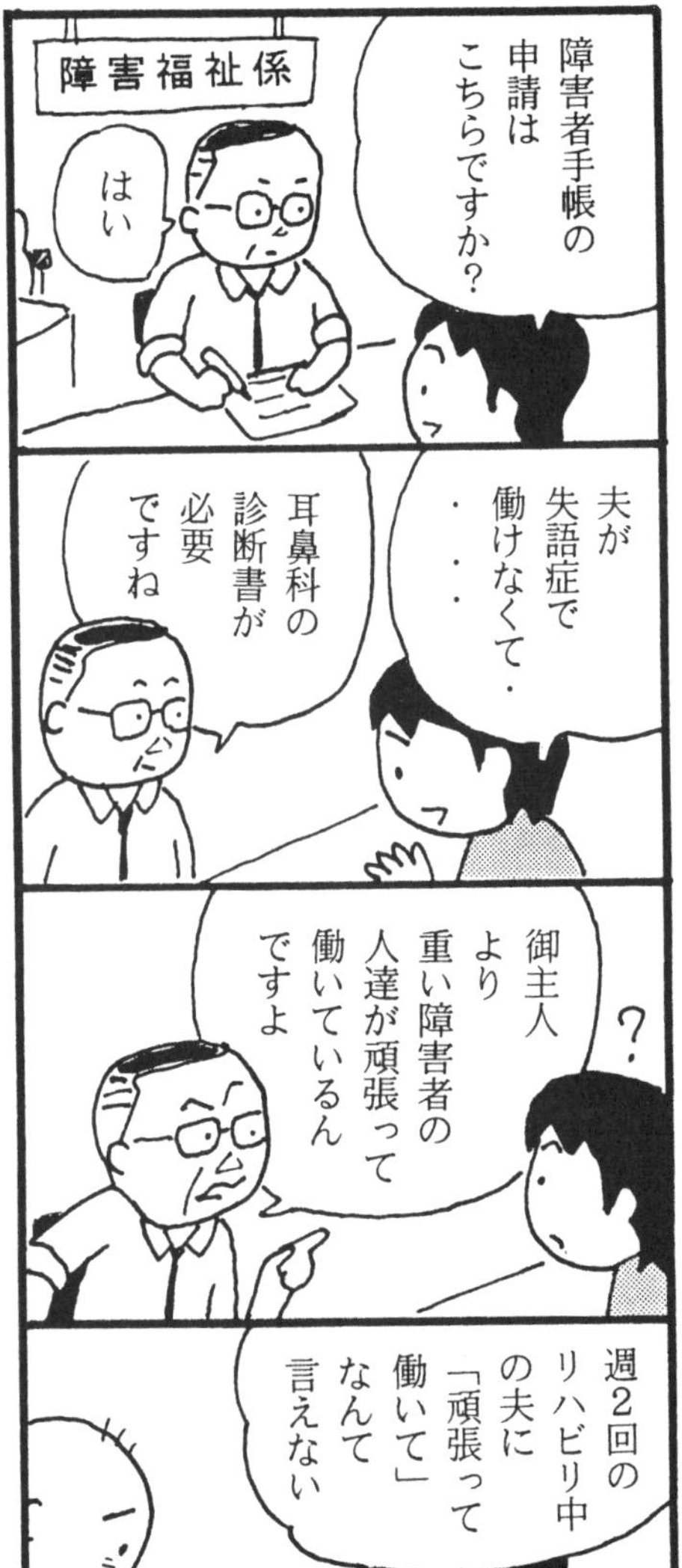
障害福祉係
障害者手帳の
申請は
こちらですか?
はい
夫が
失語症で
働けなくて・
・・・
耳鼻科の
診断書が
必要
ですね
御主人
より
重い障害者の
人達が頑張って
働いているん
ですよ
?
週2回の
リハビリ中
の夫に
「頑張って
働いて」
なんて
言えない

※係の人の悪気のない一言でも、生活が一変した私にとっては重い言葉でした。★失語症の診断書が耳鼻科なのにも驚きました。

★制度上、失語症に関する障害者手帳の申請は、耳鼻科を標榜する医師が記載することになっております。

★並んで歩くのは難しい

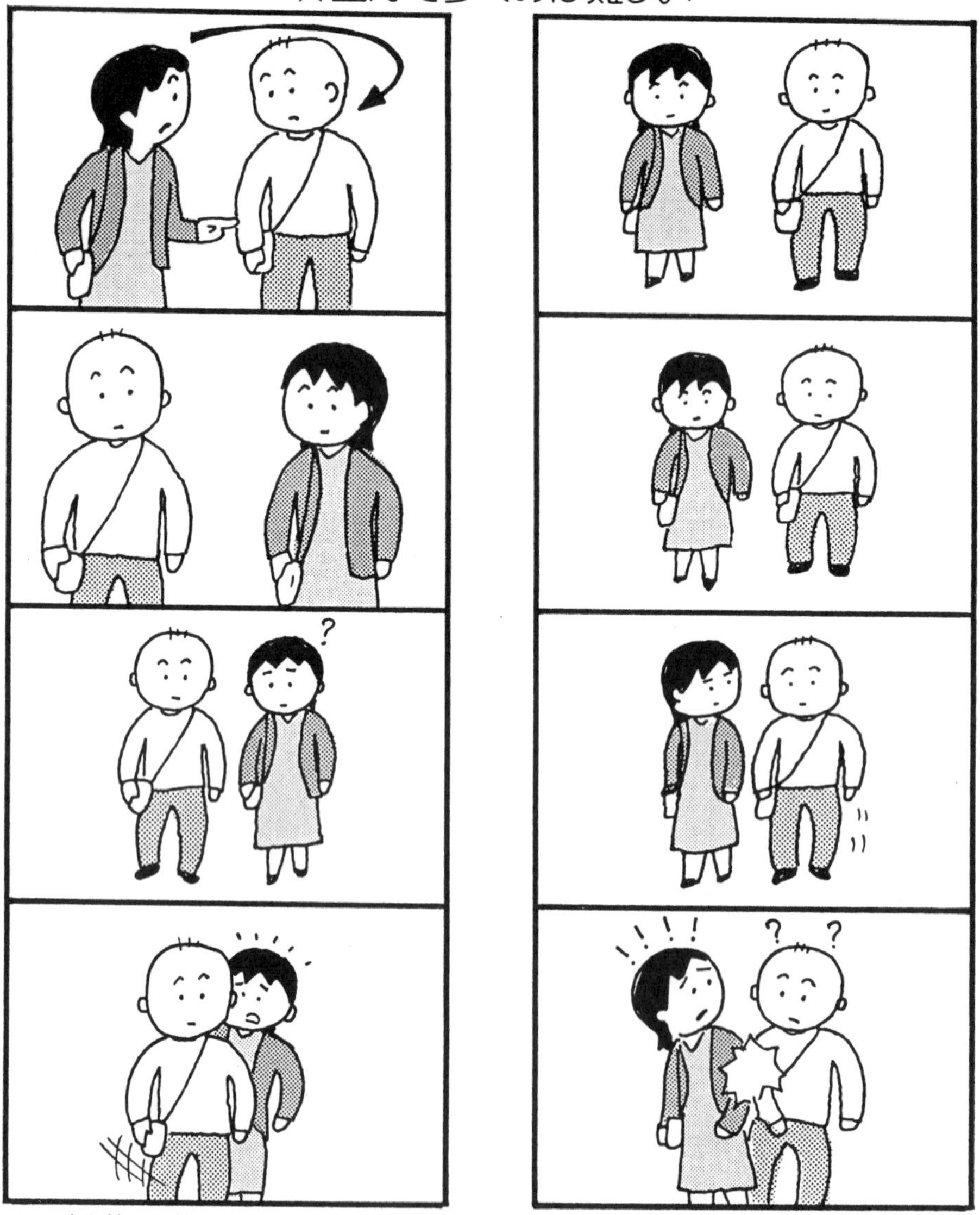

※歩き始めは並んでいても、徐々に夫が私に寄ってきてぶつかってしまいます。位置を変えても注意をしても同じで、特に予約のある外出時に、今でも頻繁に起こります。他の人と一緒の歩行時や、時間を気にしなくていい外出時には、あまり見られません。

★このような現象がなぜ起きるのか、うまく説明ができませんが、横で歩いている方に注意が引きずられて、そちらの方向に歩く傾向があるのかもしれません。しかし、91 頁の出来事と同じく、相手のペースに歩調を合わせることができず、歩行のみに集中するあまりにどんどん先に行ってしまうのかもしれません。

263-01487

黒板に鉛筆で

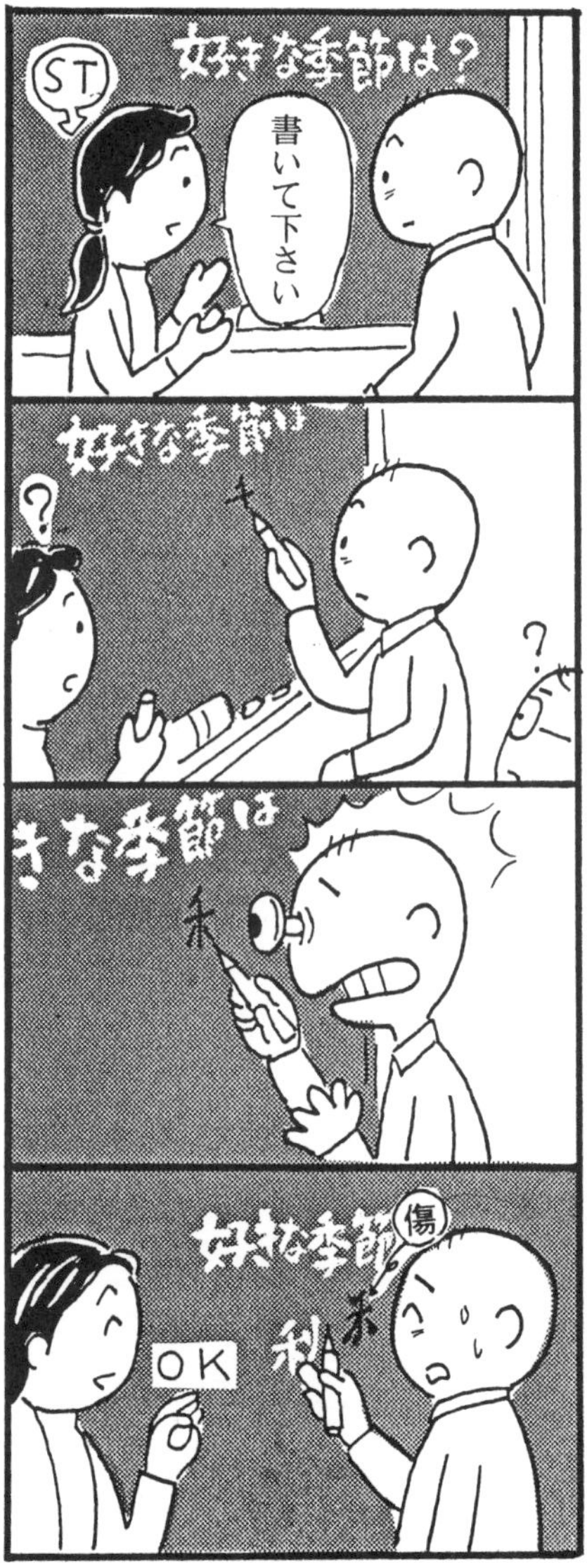
ST
好きな季節は？
書いて下さい
好きな季節は
きな季節は
好きな季節
傷
OK
秋

※言語の会でＳＴさんの質問に、黒板に鉛筆で書き暫くして気付きました。★今でも筆記具を他の物と間違えることがあります。

★注意障害により，ひとつの事に注意が向くと，手に持っている筆記具が何であるかまで注意を配分できないのではないでしょうか．

障害者運動会

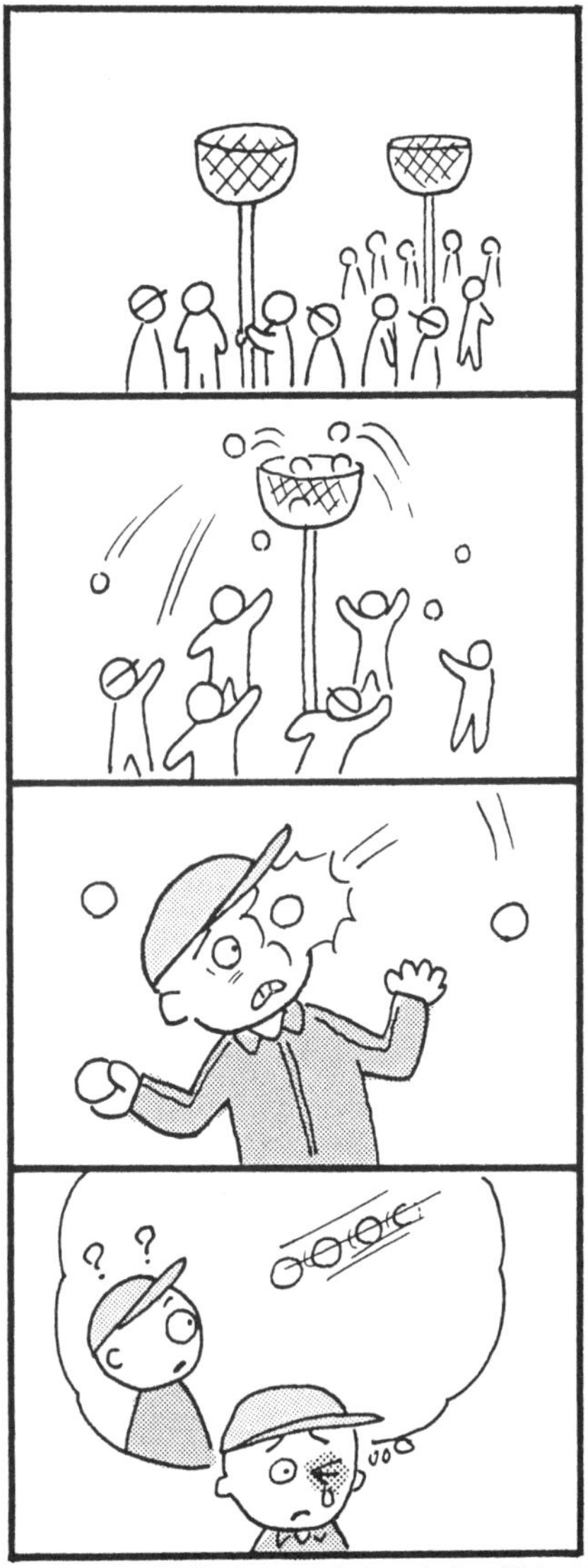

※籠までの距離がつかめなかったり、飛んできた玉を瞬時に避けられなかったりと、玉入れの難しさを味わったようです。

他己紹介

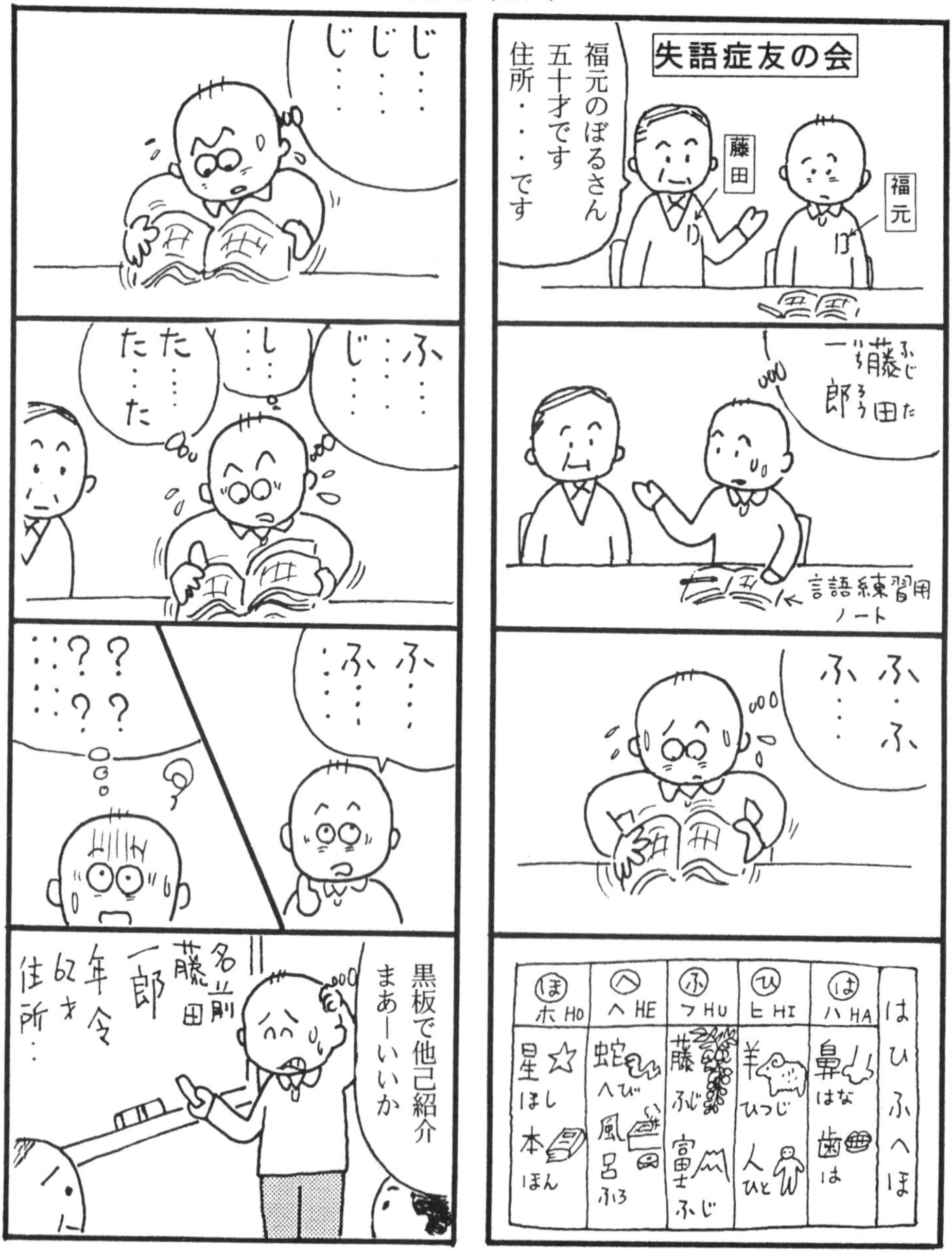
失語症友の会
福元のぼるさん 五十才です 住所・・・です
藤田
福元
藤《ふじ》田《た》一《いち》郎《ろう》
言語練習用ノート
ふ・・・ふ・・・ふ
はひふへほ
は HA ハ 鼻 はな 歯 は
ひ HI ヒ 羊 ひつじ 人 ひと
ふ HU フ 藤 ふじ 富士 ふじ
へ HE ヘ 蛇 へび 風呂 ふろ
ほ HO ホ 星 ほし 本 ほん
じ・・・じ・・・じ・・・
ふ・・・じ・・・
し・・・
たた・・・た
ふ・・・ふ・・・
・・？？ ・・？？
黒板で他己紹介 まあーいいか
名前 藤田 一郎
年令 60才
住所・・

※夫は順番に回ってくる他己紹介が、とても苦手でした。自作の言語ノートを見ても緊張しているせいか尚更言葉が出にくくなり、いつも黒板に書いていました。

263-01487

SOSカード　デビュー

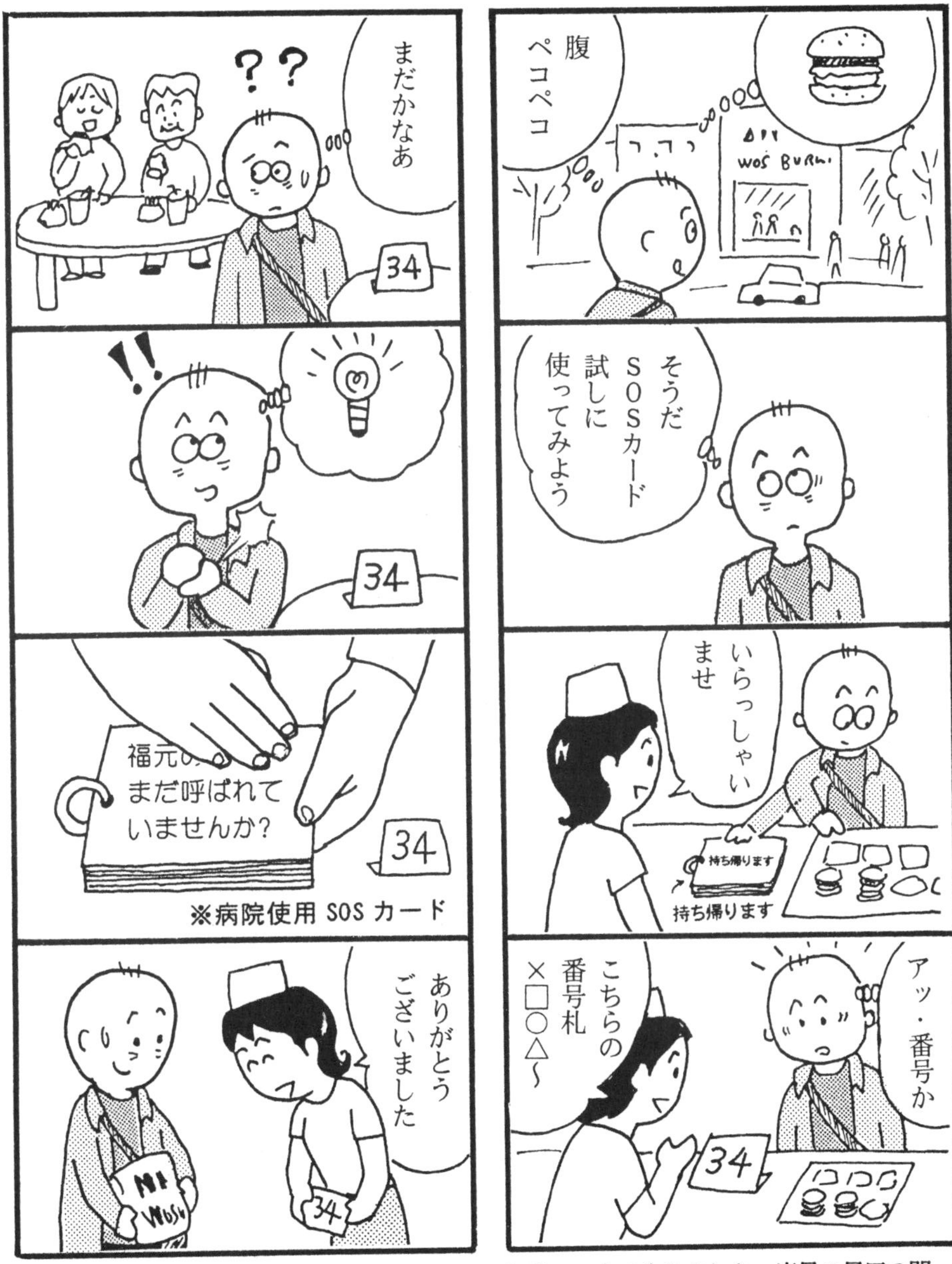

※発症後、半年位して初めて、ファーストフード店に一人で入りました。店員の早口の問いかけに、指さしと「持ち帰ります」のカードで注文できても、呼び出しの番号がわからず、咄嗟に病院の「ＳＯＳカード」を思い出し、名前だけを隠して使用したようです。

★トラブルや誤解が多い失語症者同士

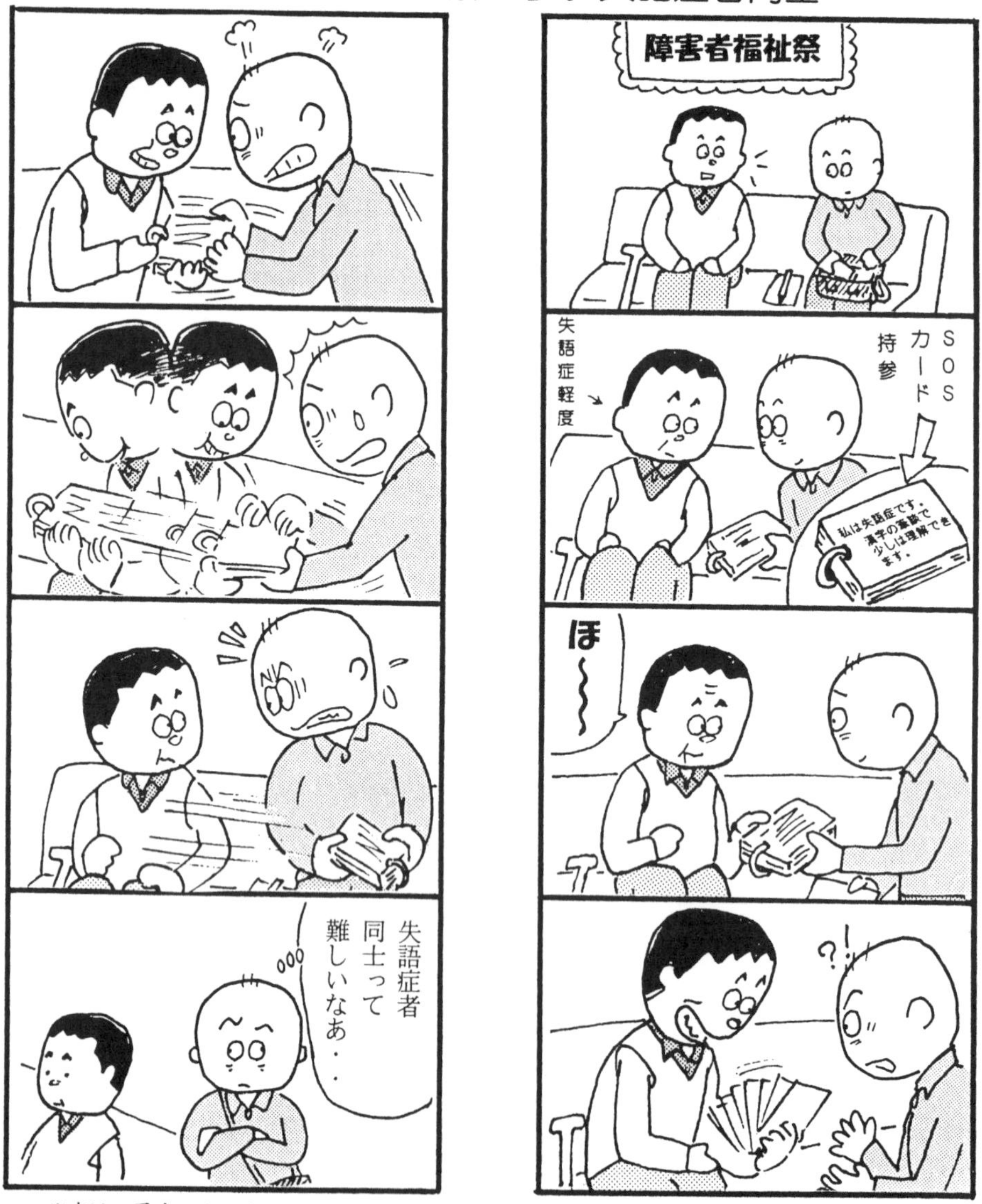

※夫は一番上のカードだけを見てほしかったのに、突然相手からカードを取り上げられ感情を害してしまいました。意志の疎通が特に難しい同病者同士は、尚更ささいな事でトラブルが発生してしまいます。

★このように高次脳機能障害者同士のトラブルが、時に見受けられます。相手を気遣うことができるようになると自然にトラブルは減ってきます。一方、障害者同士が触れ合うことでよいこともたくさんありますが、その一つが、相手の障害を見て、自分の障害に気付くということです。とかく自分の障害はわかりにくいものです。相手が急に怒り出す様子をみて、‘自分もあんなことがあるのかな’と気付くことがあります。

263-01487

食欲には勝てず

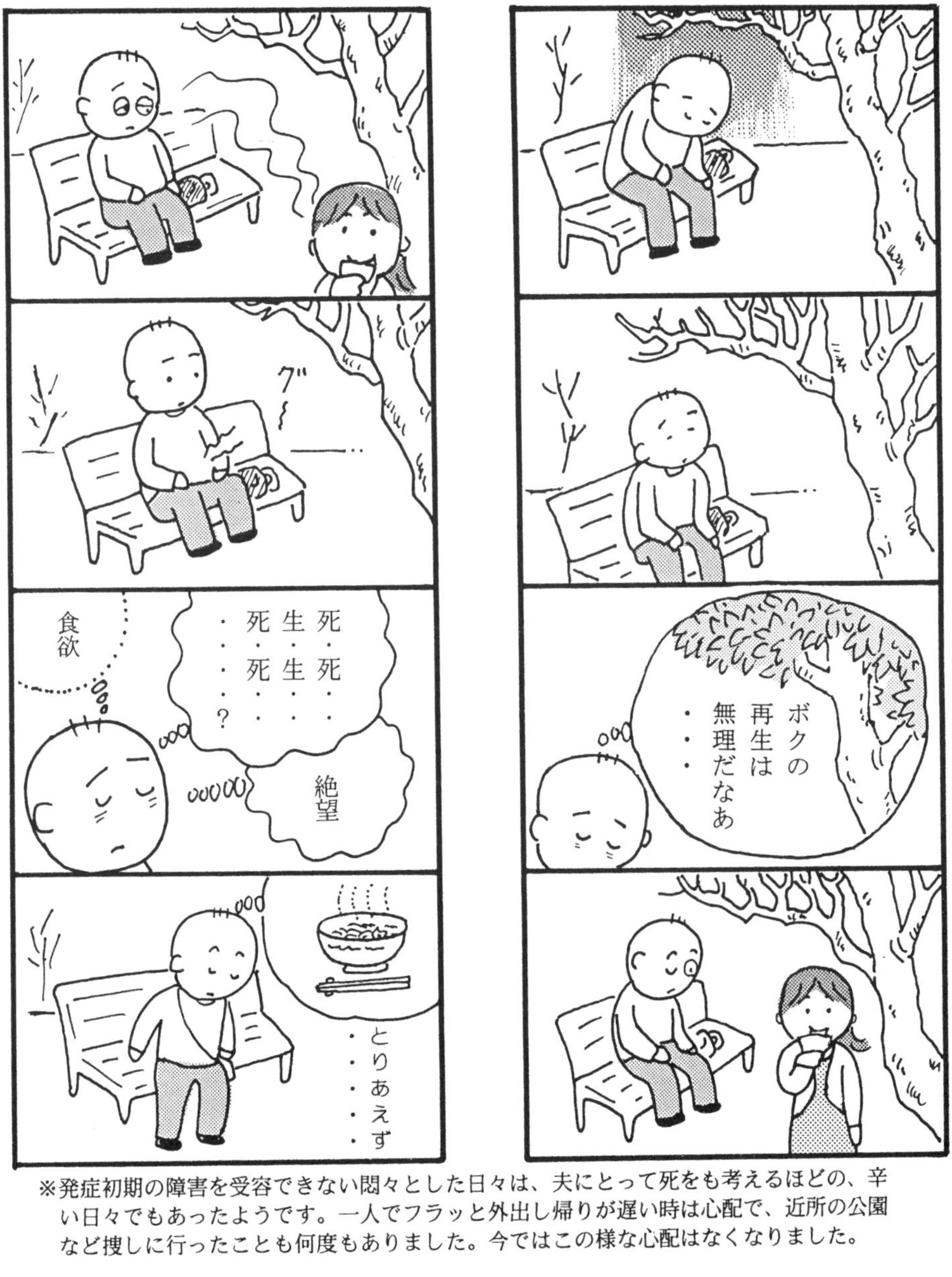
ボクの再生は無理だなあ・・・
グ〜
食欲
死・死・・・
生・生・・・
死・死・・・
・・・・?
絶望
とりあえず・・・・・

※発症初期の障害を受容できない悶々とした日々は、夫にとって死をも考えるほどの、辛い日々でもあったようです。一人でフラッと外出し帰りが遅い時は心配で、近所の公園など捜しに行ったことも何度もありました。今ではこの様な心配はなくなりました。

医療の進歩でいつの日か

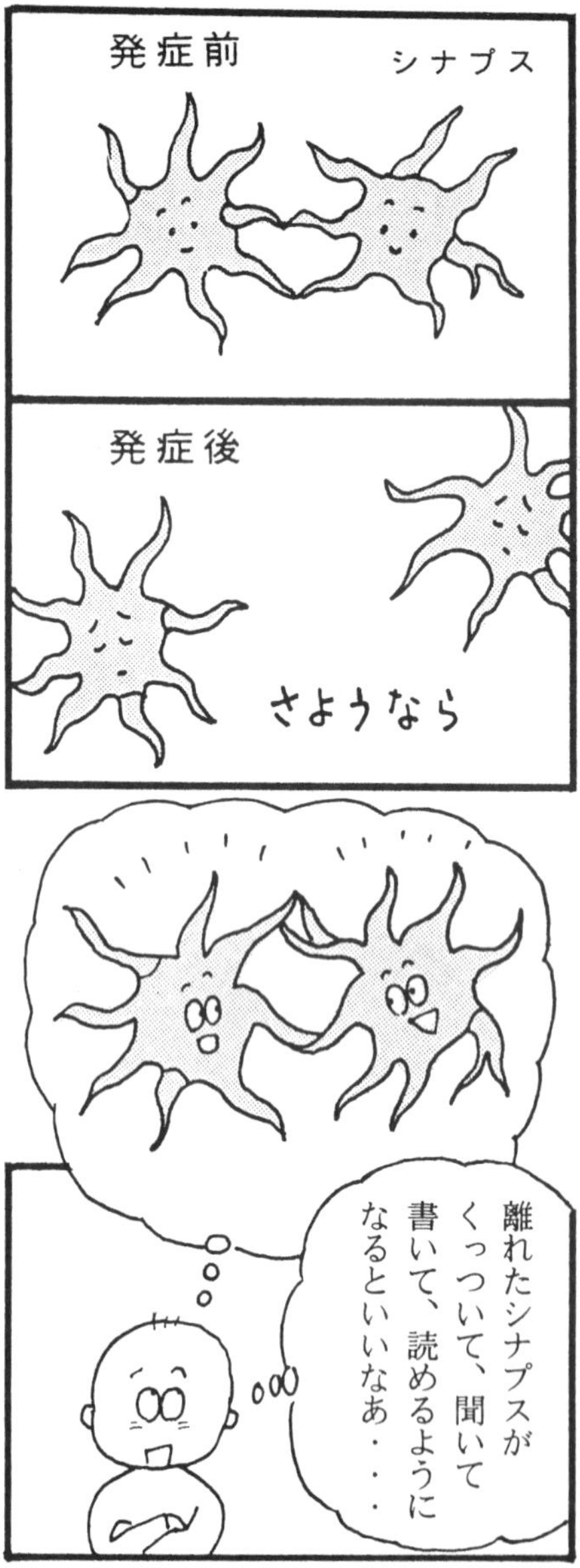
発症前
シナプス
発症後
さようなら
離れたシナプスがくっついて、聞いて書いて、読めるようになるといいなあ・・・

※近い将来、画期的な脳梗塞の治療薬が発見され、病気が回復することを願っている夫です。

★ひと安心

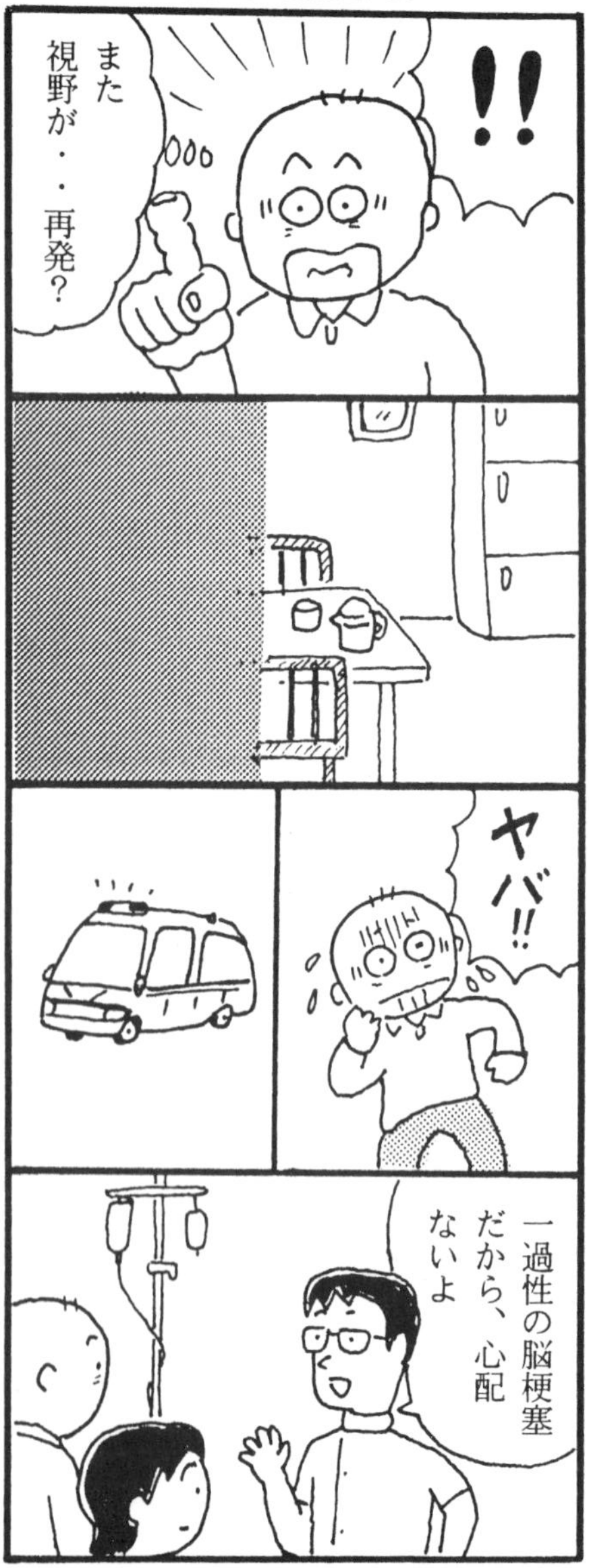
また視野が・・再発？
!!
ヤバ!!
一過性の脳梗塞だから、心配ないよ

※脳梗塞発症後、一過性の脳梗塞で２度受診。ステント留置の心筋梗塞もあり、ささいな身体の変化にとても敏感になりました。

★左半分のみ視野が欠けるというこの現象は、福元さんの最初の発作の前兆として起きました（9頁）。この一過性脳虚血発作は、もとに戻る現象なので確かにほっとしていいのですが、脳梗塞の前兆として見逃せない症状なので、必ず病院を受診し、詳しい検査を受けてください。

263-01487

バス

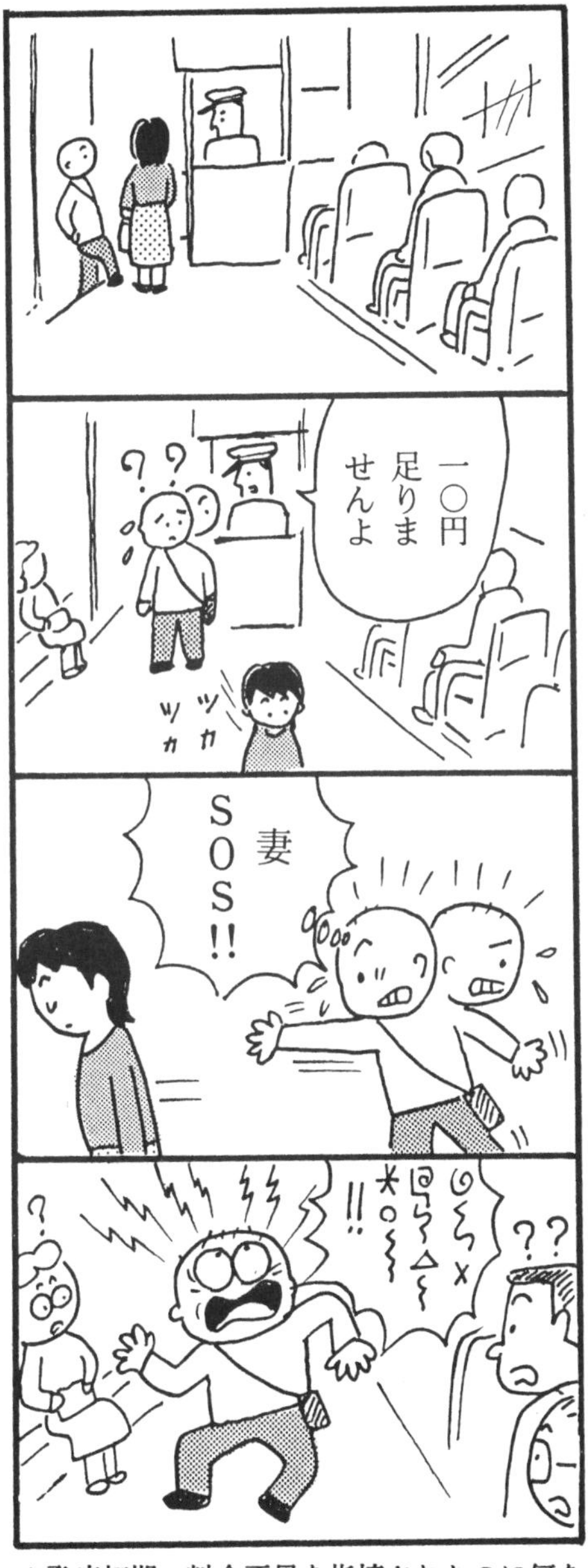
一〇円足りませんよ
ツカツカ
妻SOS!!

※発症初期、料金不足を指摘されたのに何を言われたのかわからず、私の名前も呼べずパニックに。今でも私の名前は言えません。

閉所恐怖症

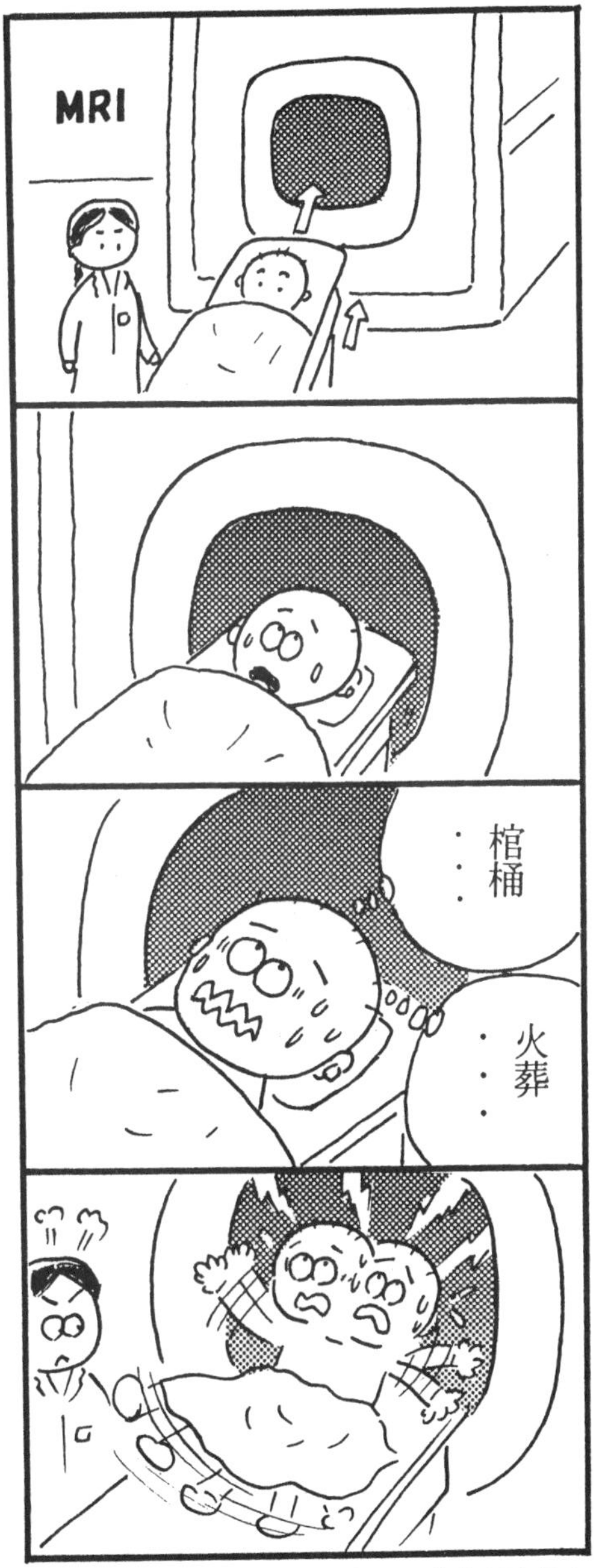
MRI
棺桶・・・
火葬・・・

※狭い場所での検査は苦手で、安定剤を飲んで受診しています。他に検査中の問いかけや指示も理解できないことが多くあります。

★新しい機種が使いこなせない

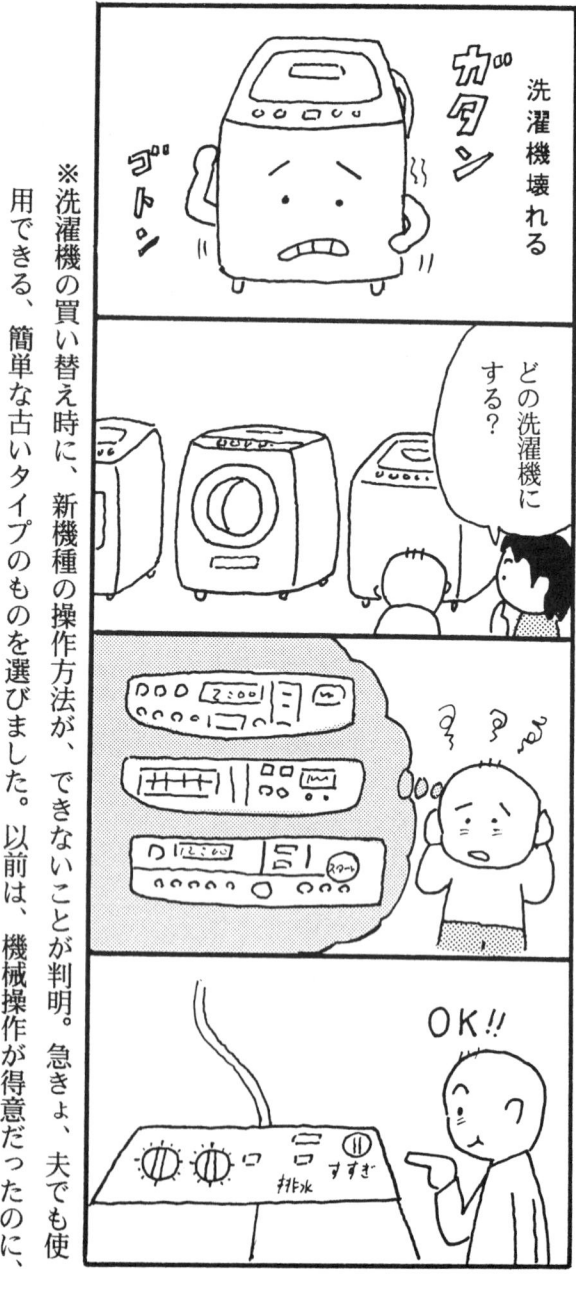

※洗濯機の買い替え時に、新機種の操作方法が、できないことが判明。急きょ、夫でも使用できる、簡単な古いタイプのものを選びました。以前は、機械操作が得意だったのに、今では苦手になりました。

★112頁でも記しましたが、高次脳機能障害者は、とくに新規な学習が苦手です。新たな機械や環境に適応するためには、前頭葉の能力を必要とするからです。なるべくならば、福元さんのように、〝夫でも使用できる古いタイプ〟の、病気の前から使い慣れている機械を使いこなす練習がよいでしょう。

御飯のつもりがゴマに

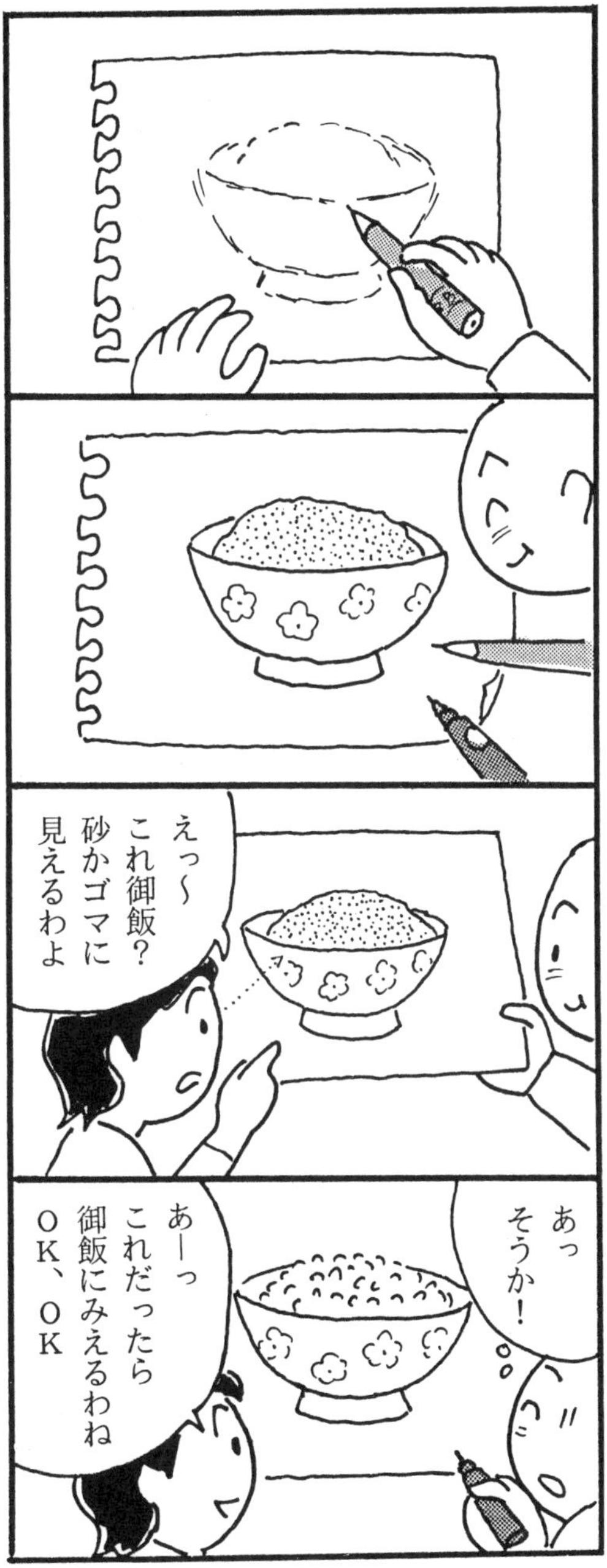
えっ〜
これ御飯？
砂かゴマに
見えるわよ
あっ
そうか！
あーっ
これだったら
御飯にみえるわね
ＯＫ、ＯＫ

※リハビリでの、絵を描く宿題です。花、野菜、果物など、その物だけを描くのは、あまり問題なかったのですが、物の大きさの対比、遠近感、立体、人物の動きなどがとても苦手になり、今でもアドバイスがなければ描けません。

★イスがなんだか変?

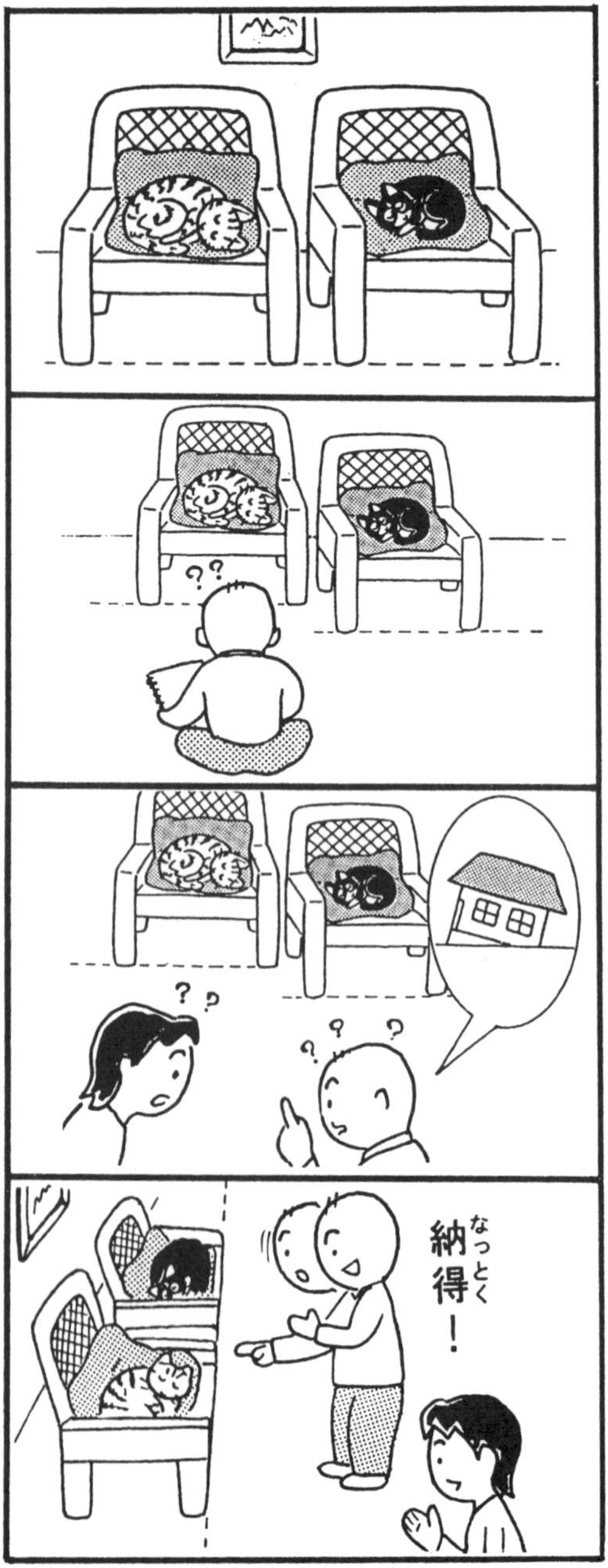

※発症から半年位の間によく、家の中の物が「変だ！」と訴えていました。「同じ場所」にある「イス」や、壁にかかっている「同じサイズ」の「絵画」などが、「右側」だけ「飛び出し」て見え、「違った位置」に見えたりしていたようです。夫は「家」が傾いていると思ったらしく、いくら説明しても「納得」しないこともありました。

★このように見えるものが傾いて見えたり、位置が異なって見えるという現象があったようです。この場合も、よくお聞きすると、この絵のように視野の右側のみであったことから、障害を受けた左脳の機能障害（視覚情報の処理の障害）と考えられます。

そして…サイレント脳

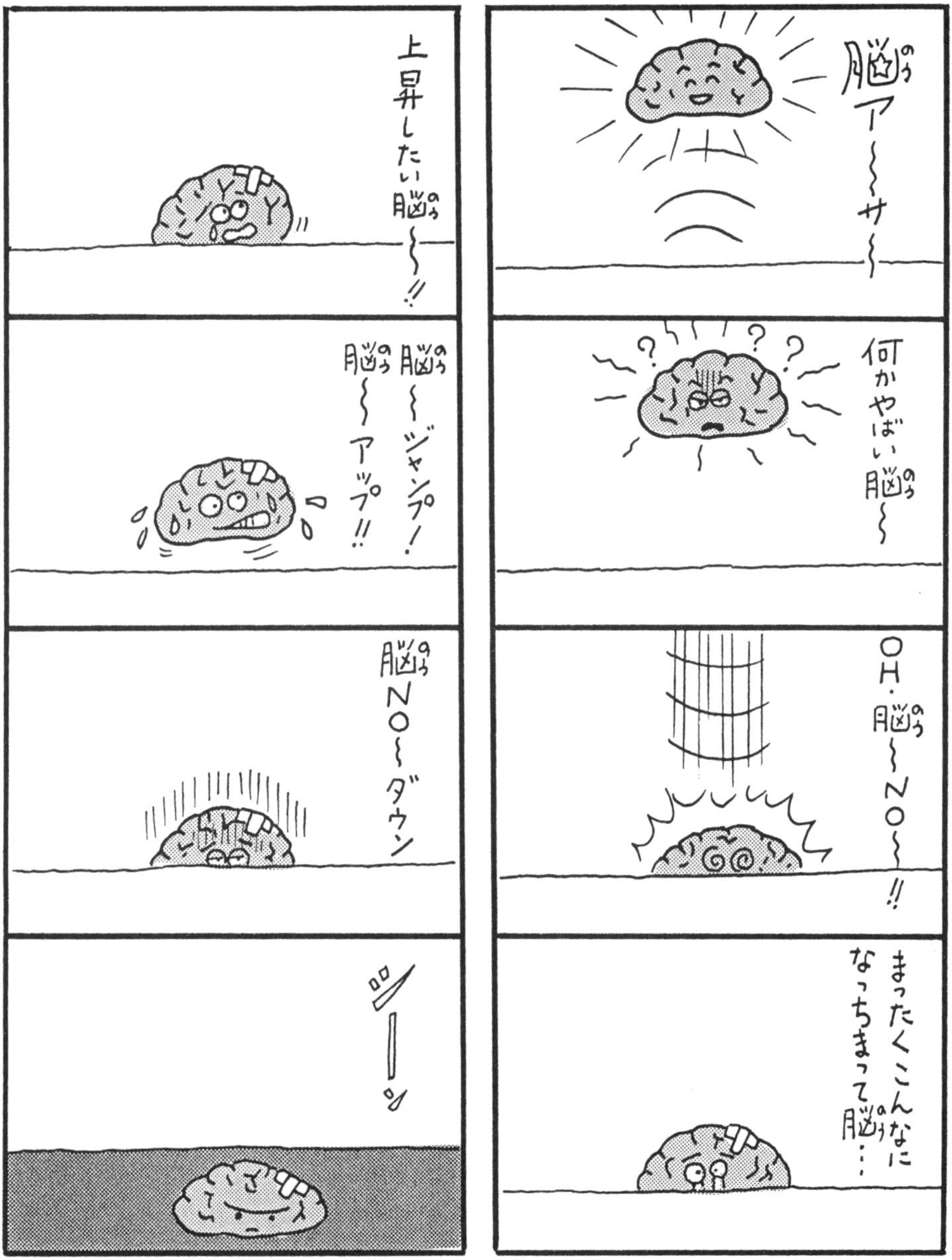

※脳梗塞発症から今までを、「脳」、「NO」、「〜のう」を重ねて、台詞をつけてみました。

僕から見た「社会」は、「見えてる」けど行けない「海の向こう側」だったり、
また「巨大な壁」に隔てられた「遠い世界」に感じます。

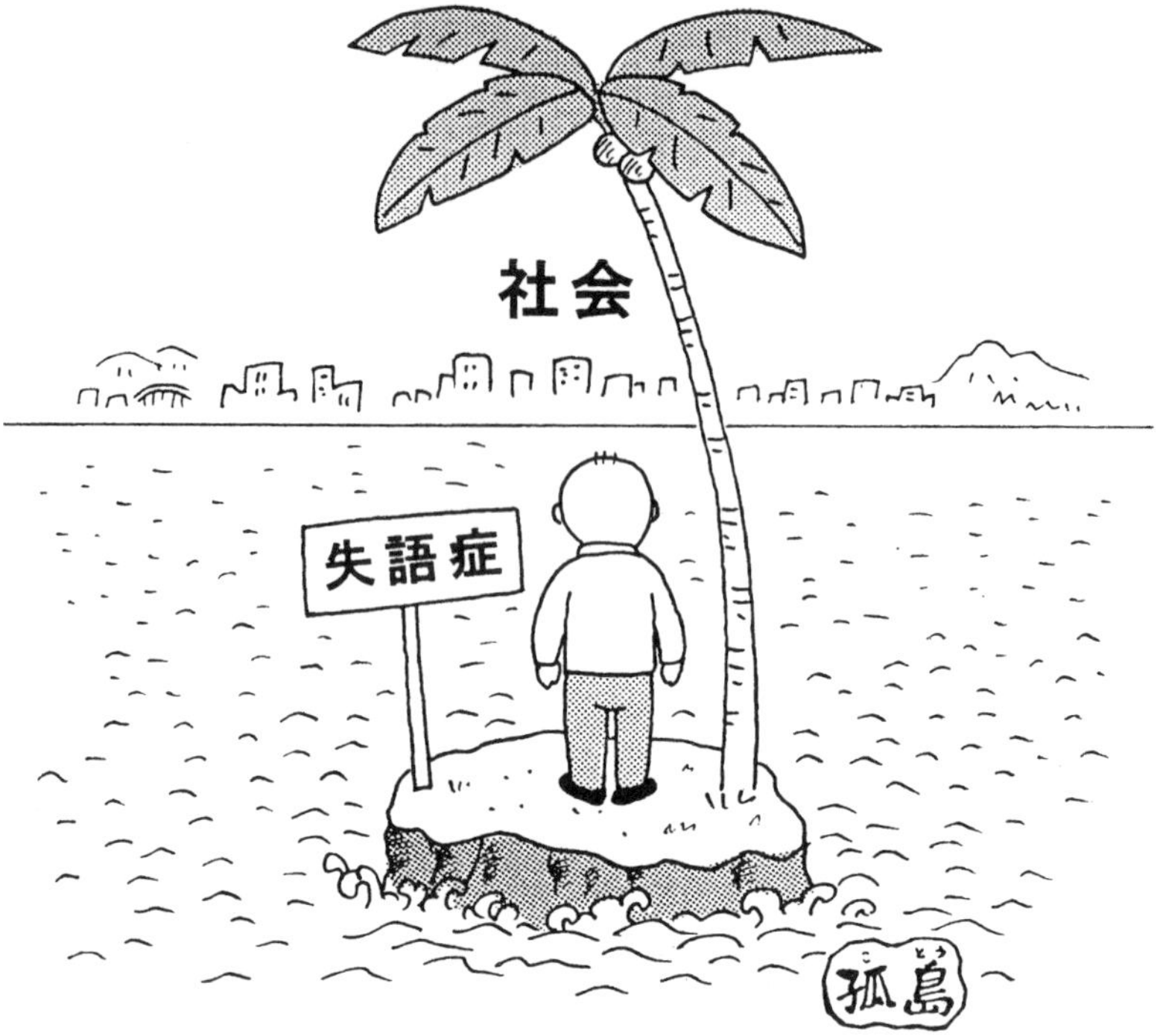

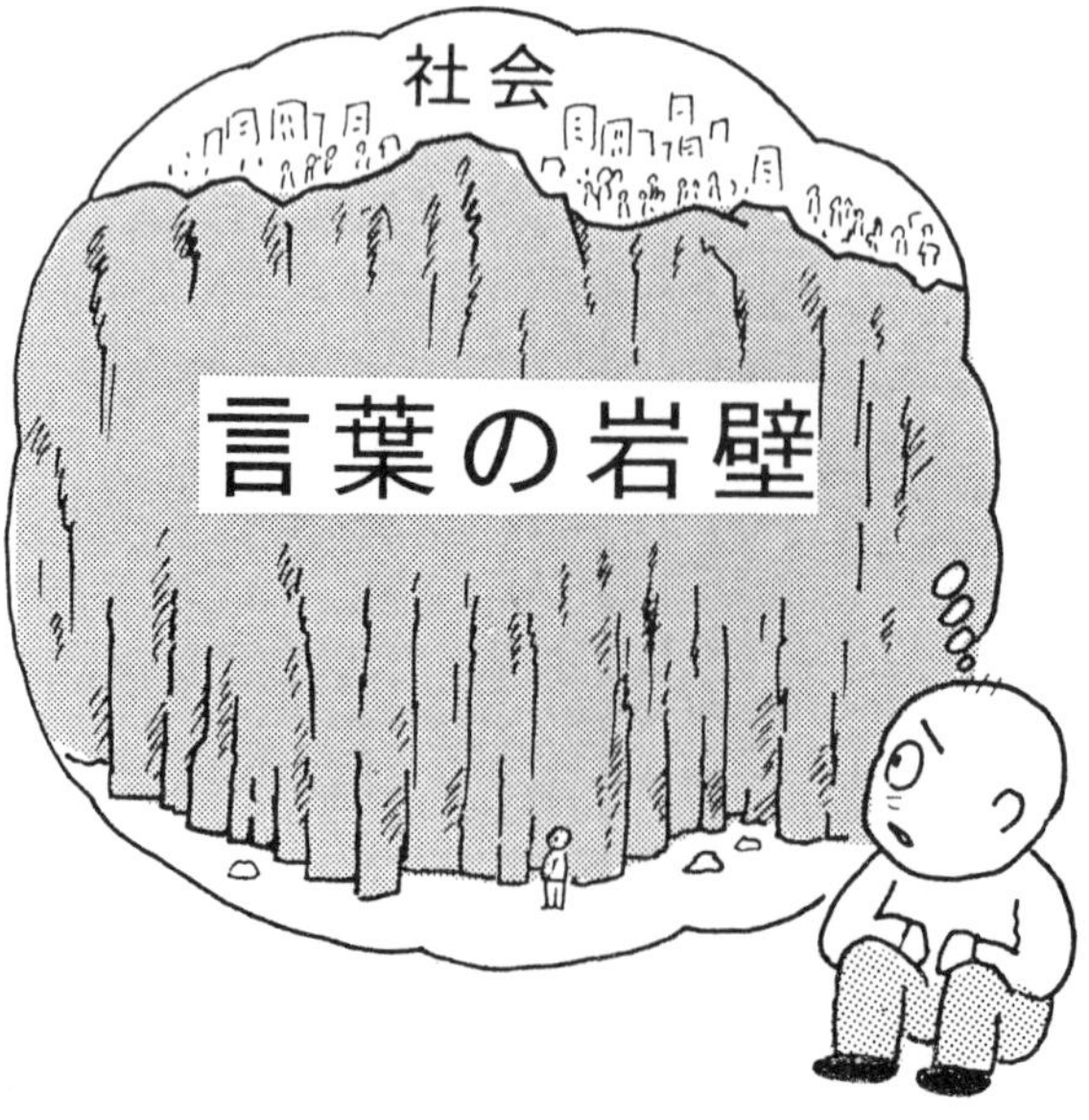

263-01487

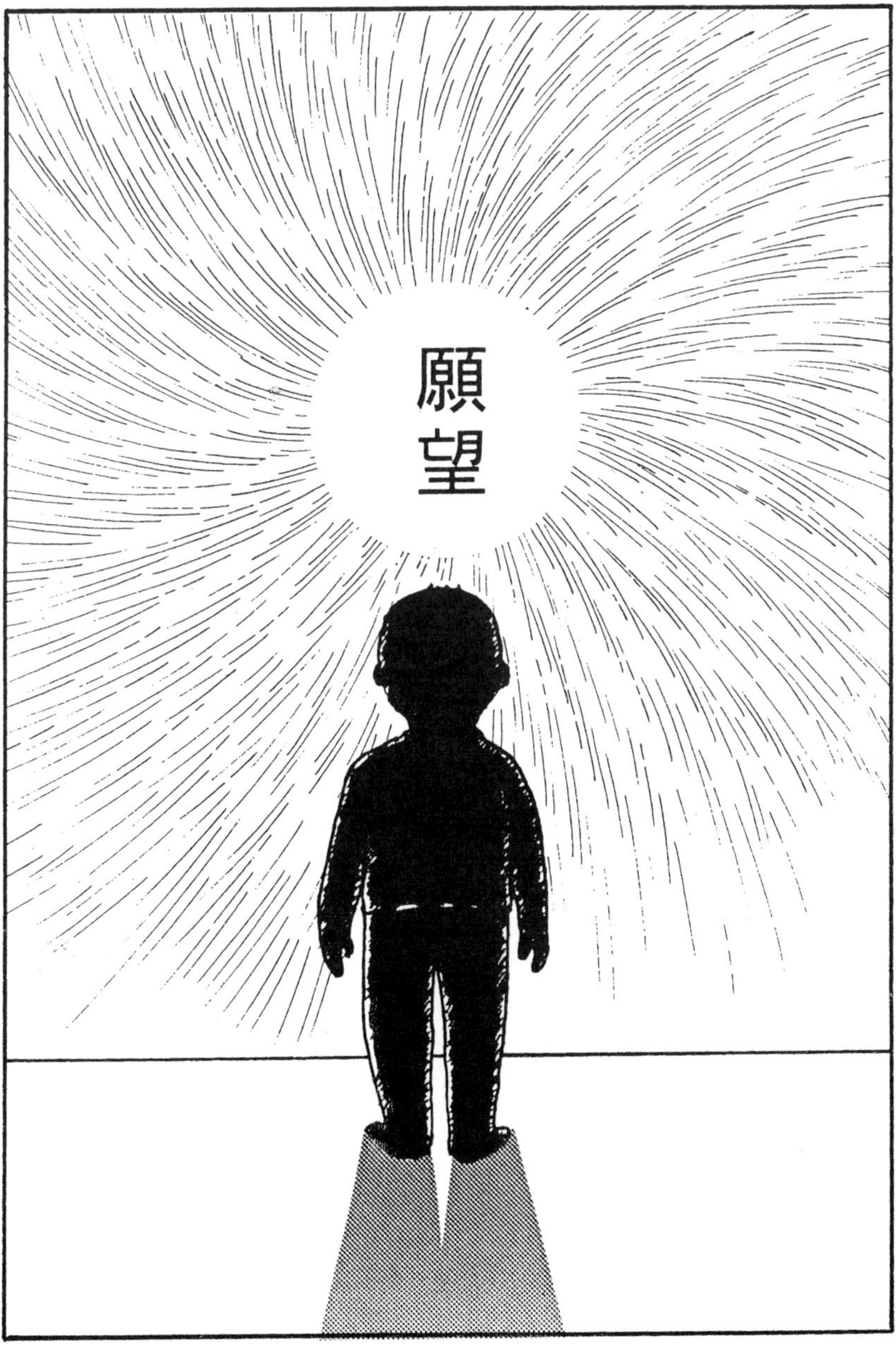

「一人では難しい」けど、何か「接点」を見つけて、少しずつ「社会」に近づけたらいいなあ！

第7章

今に至るまでの心情

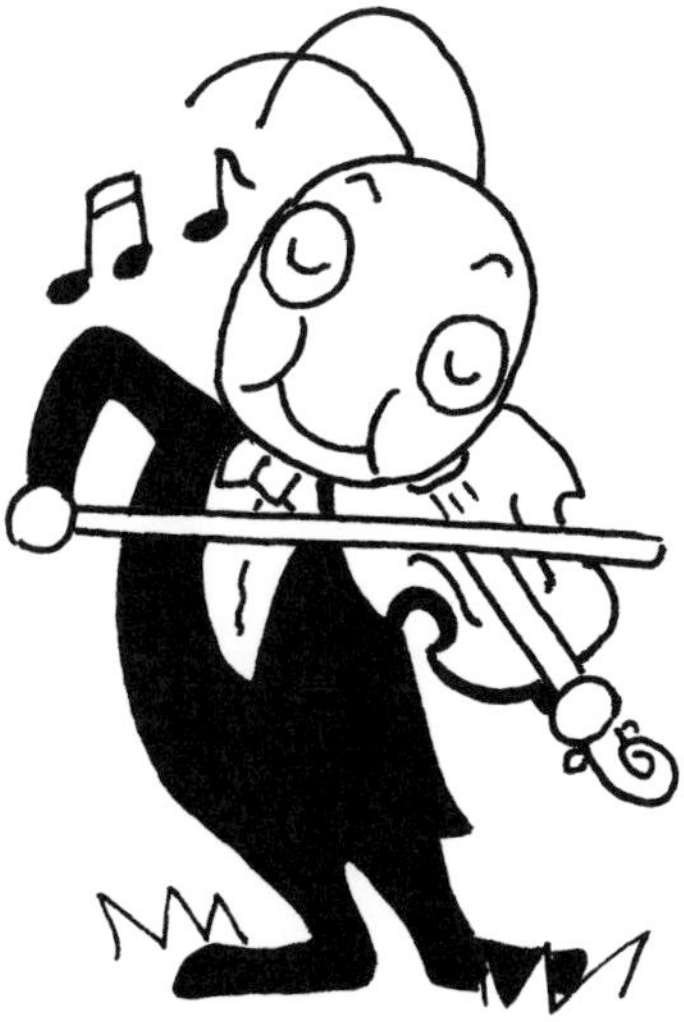

発症から今に至るまでの心情

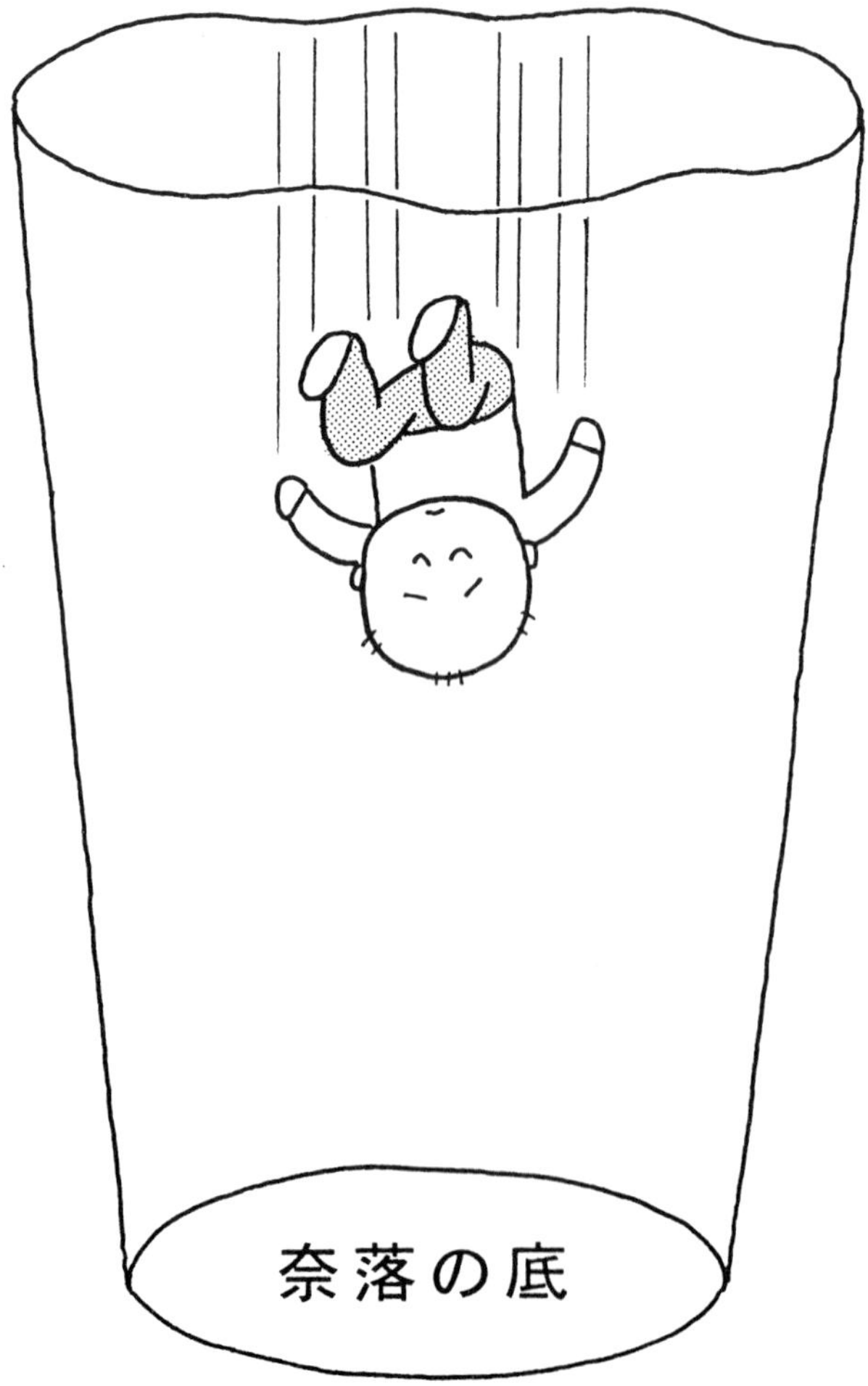

「脳梗塞発症時」は、「苦痛」もなく「突然意識」が薄れ、「深い穴」に「ファー」と落ち、「眠る」ような「感覚」でした。

263-01487

「救急病院」で「少し意識」が戻った時は、「生きてる？死んでる？何があったの？　ここは何処？」など「何」も「考えられない」状態でした。

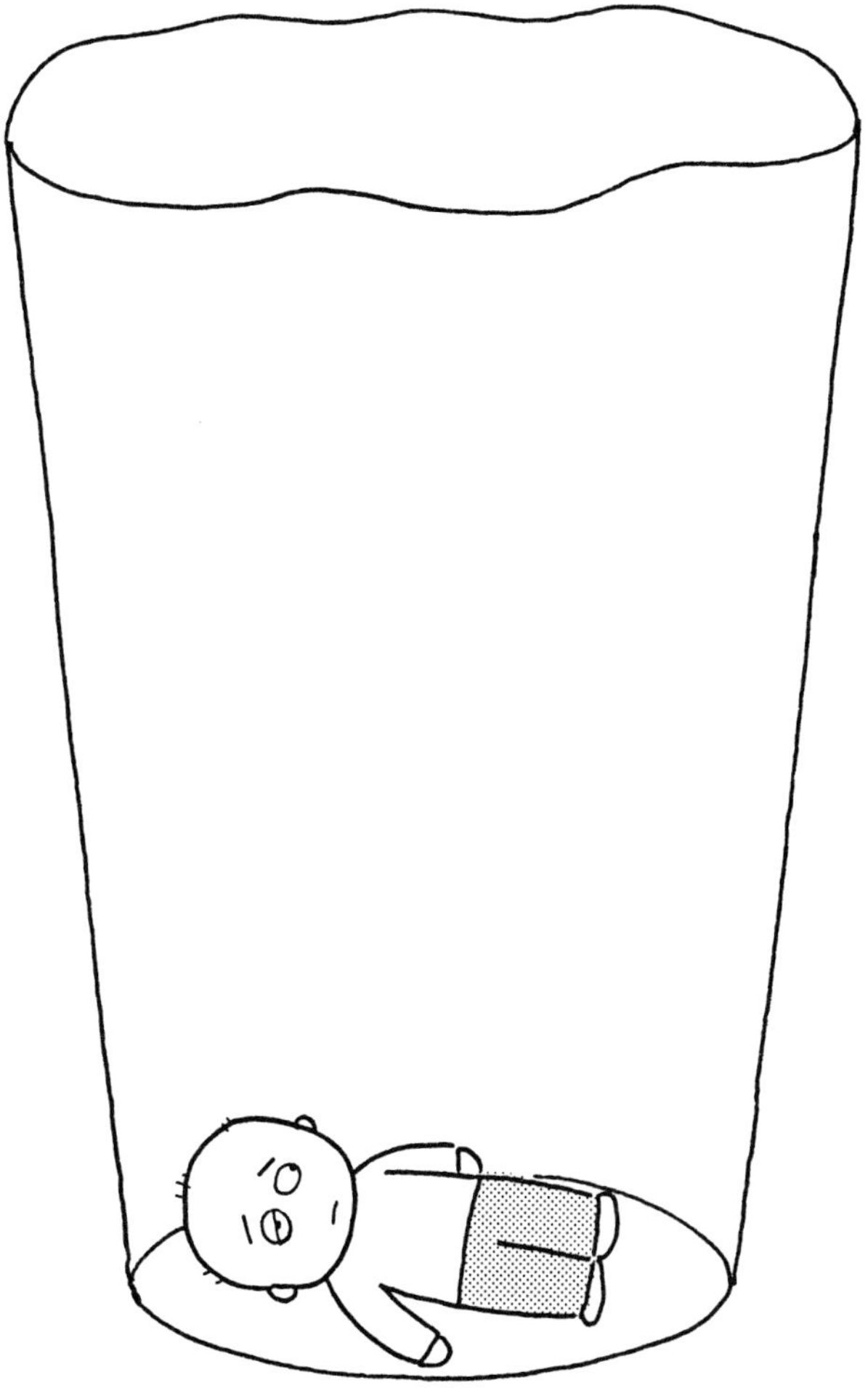

発症から今に至るまでの心情

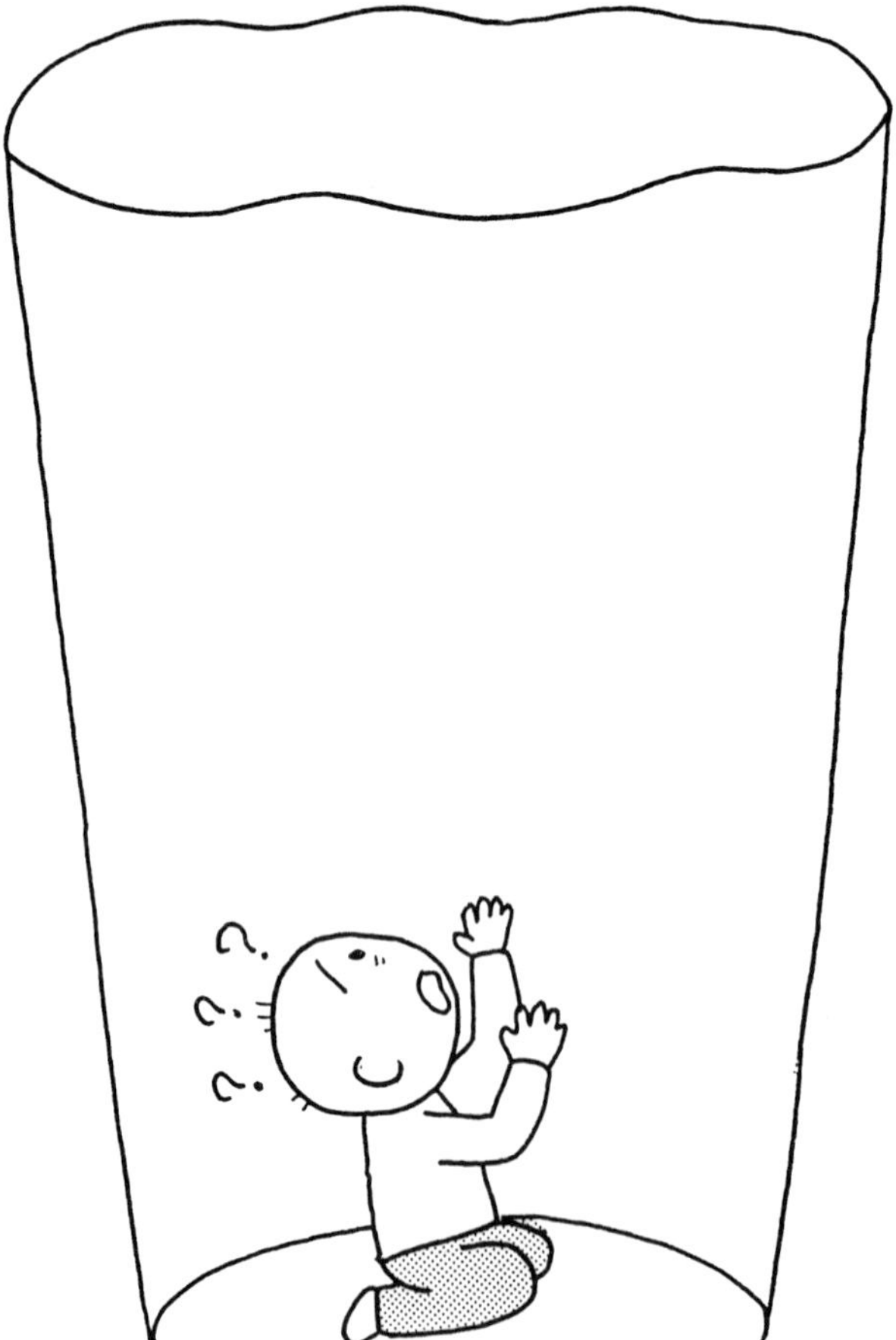

「意識」が戻っても、「夢」なのか「現実」なのか、「自分の体」が「他人の体」のような、「心と体が分離」したような「不思議な感覚」がしていました。

263-01487

「最初」に「体の異変」に気付いたのは、「頭でわかっている」のに「言葉が出ない」、「回り」の人達の言葉が「理解できない」ことでした。「頭が変」になったと思い「大混乱」。「何で！何で！」と「病室の壁や物」に当たるしかなく、「頭に浮かぶ」のは、「締め切り間近」のやりかけの「仕事」のことだけでした。

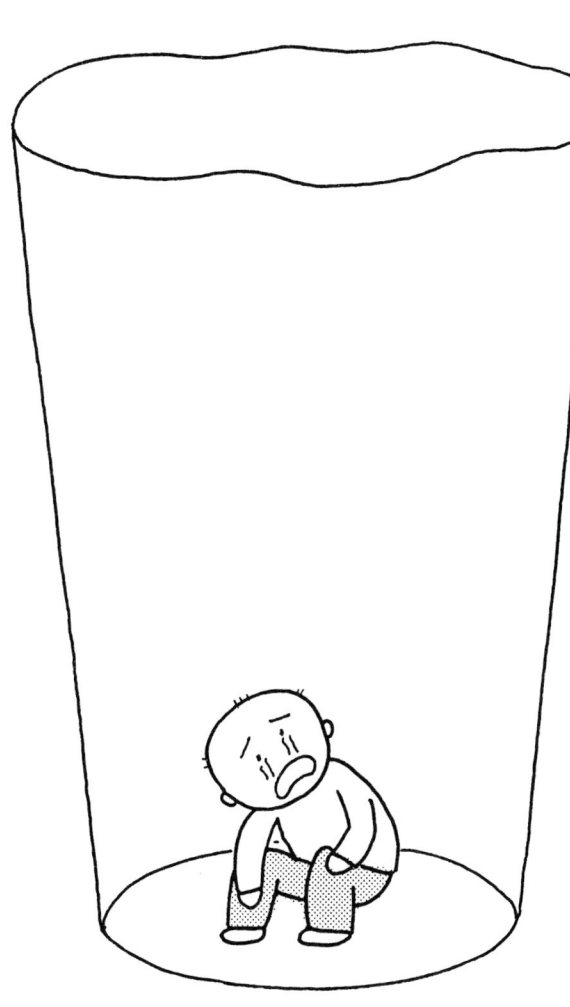

発症から今に至るまでの心情

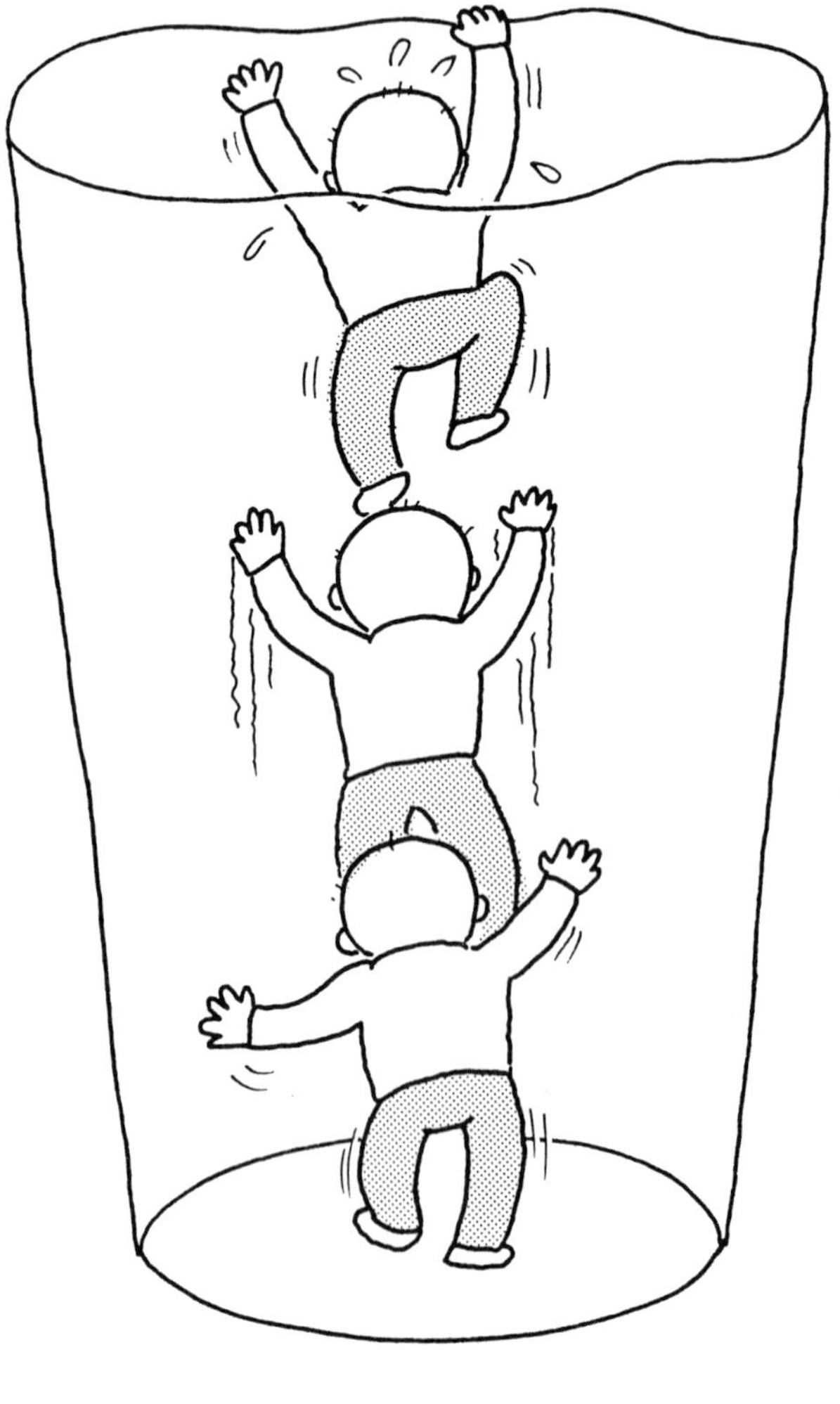

「障害を受容できない」思いを抱きながら、いつかは治り「仕事復帰できる」と信じ、「リハビリ」を続けました。「諦め」と、かすかな「望み」が「交差」する日々でした。

263-01487

「障害」を「少し受容」し、「前進」しようとしても「社会との言葉の壁」や「誤解」で、「前向き」な考えができません。「社会と関わりたい」、でも社会との「距離が縮まらない」という「一番、辛い時」でした。

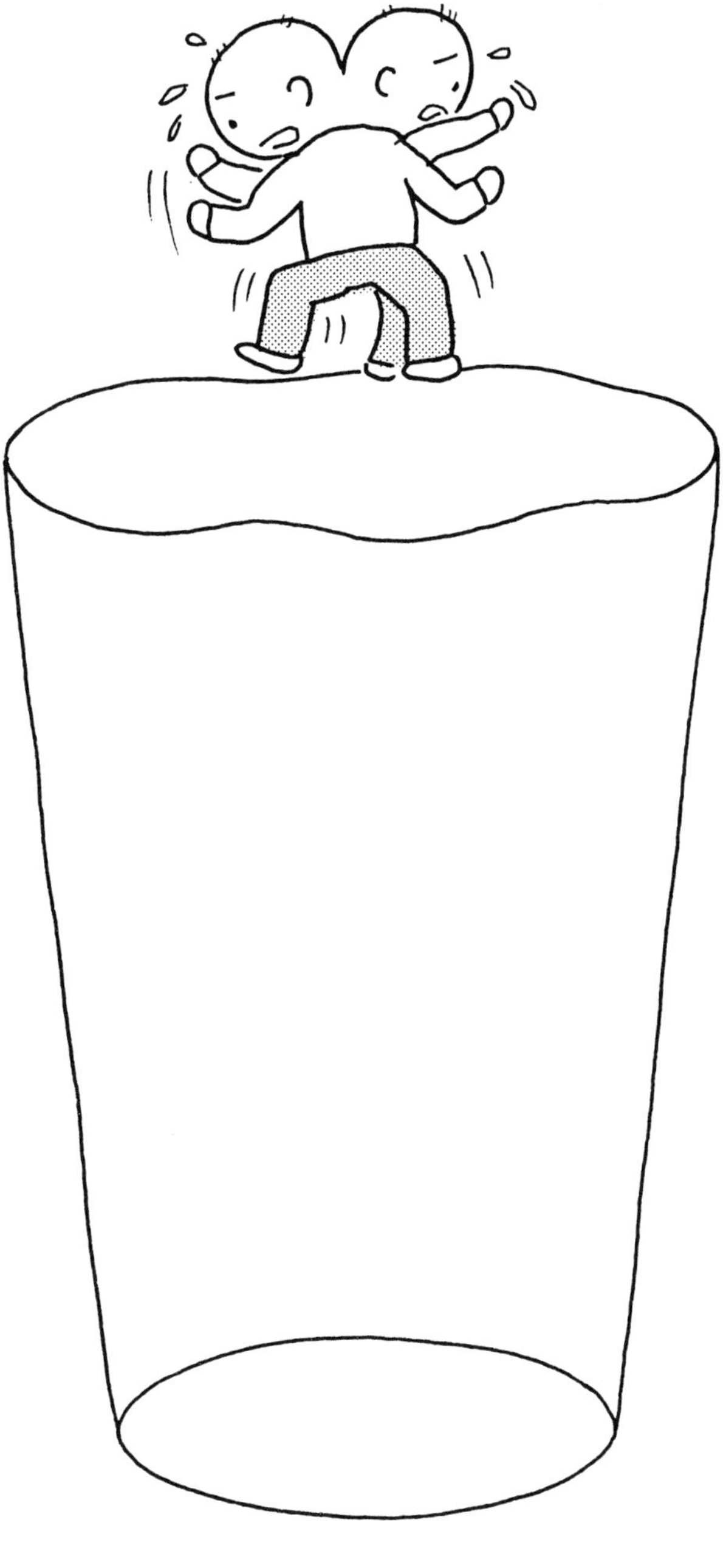

発症から今に至るまでの心情

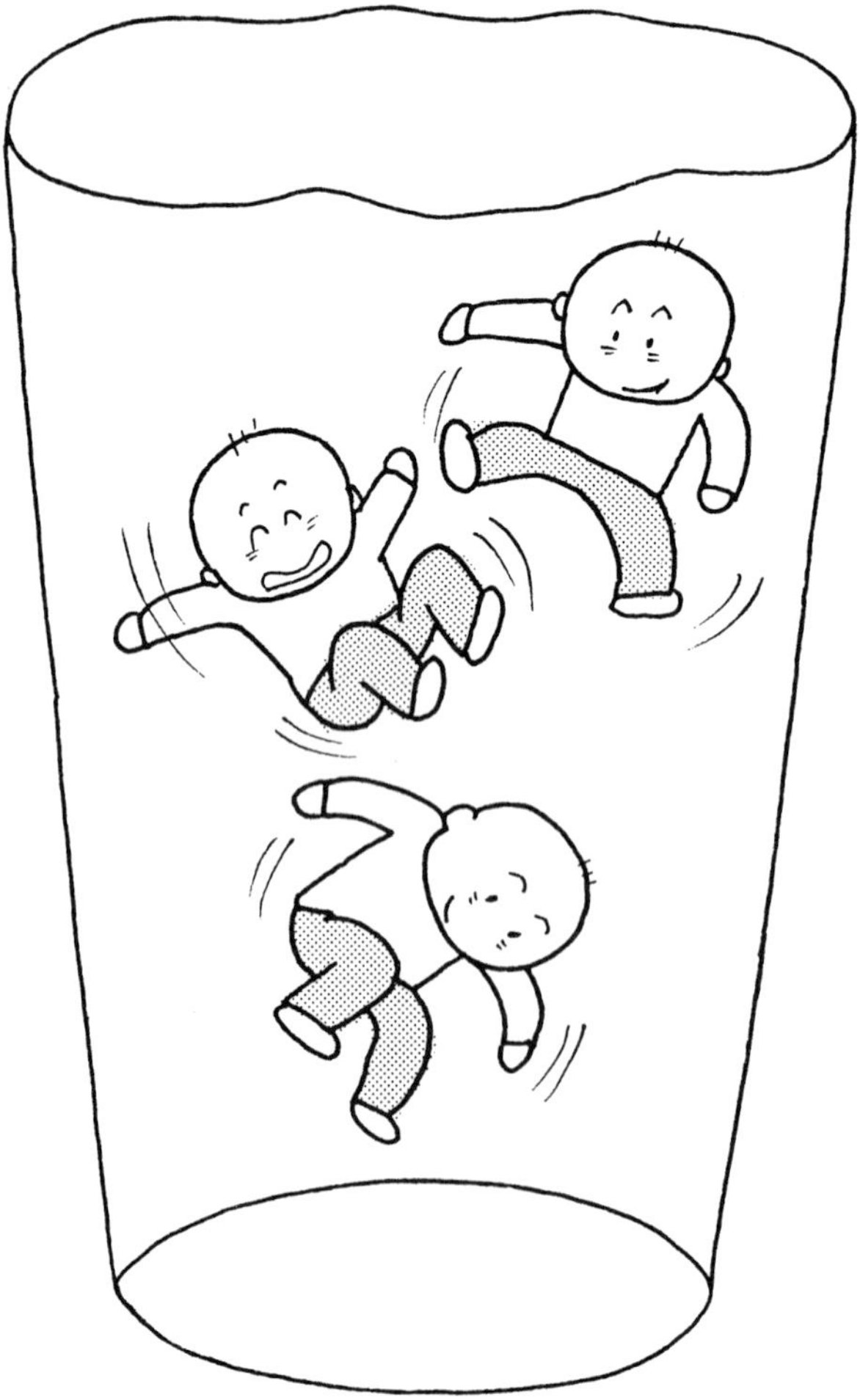

「発症から八年」。まだ「言葉や社会の壁」を「乗り越えられない」でいます。しかし「最近」は、仕事の復帰を「諦める」ことと、自分の様々な症状を「認める」ことで、「障害の受容」と「前進」ができそうな気もしています。

前向きに生きたいねー

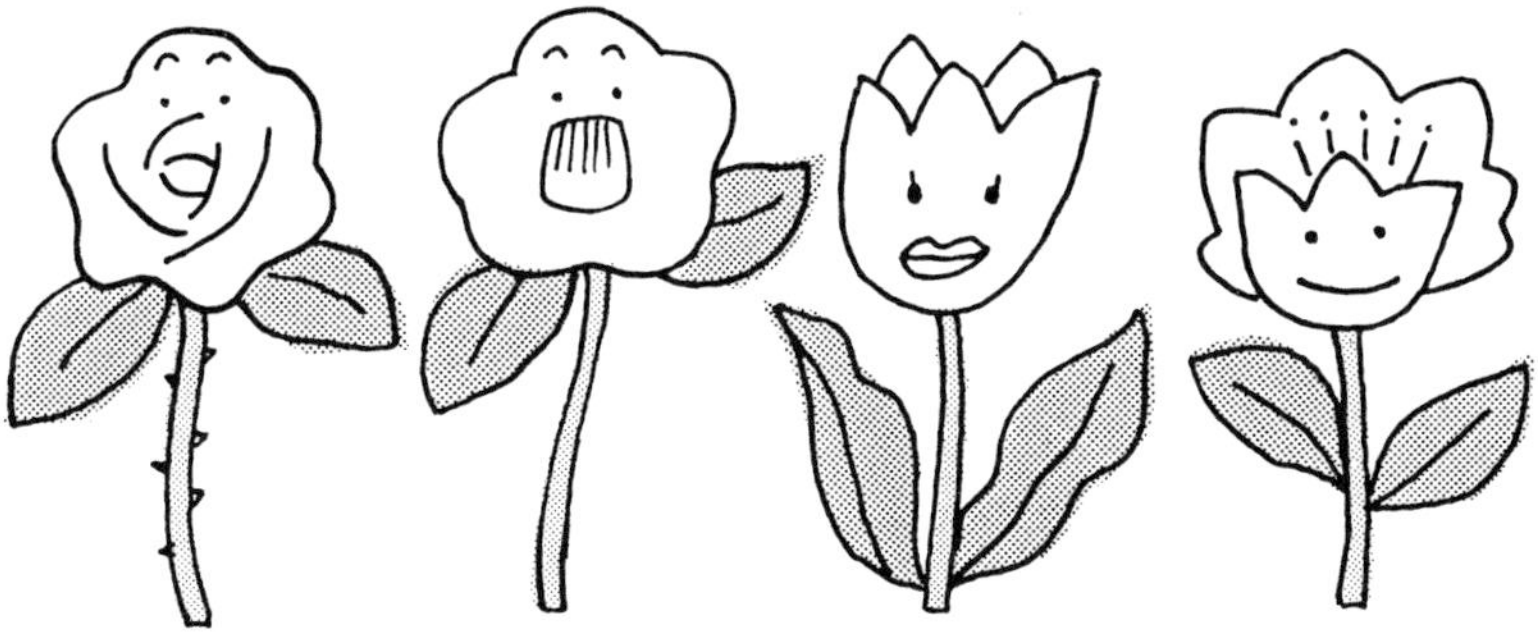

「高次脳機能障害」って、「一人一人症状が違う」んだよね！

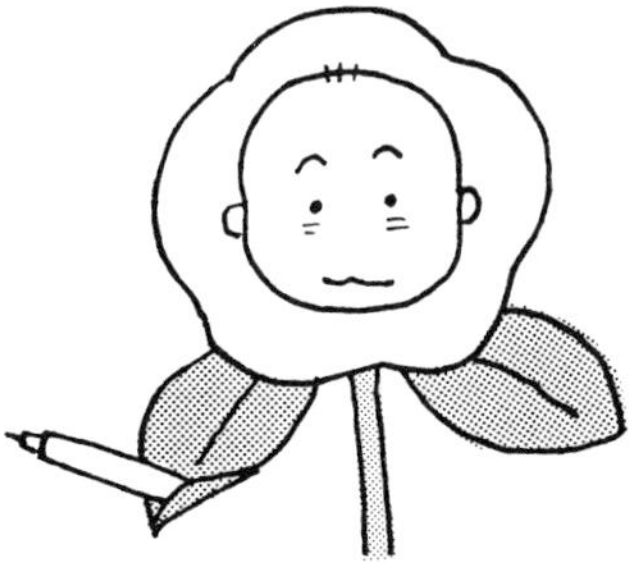

神様は何か「一つはできる事」を、残してくれているんだね。
「できなくなった事」より、「できる事」を見つけて生きていこう！

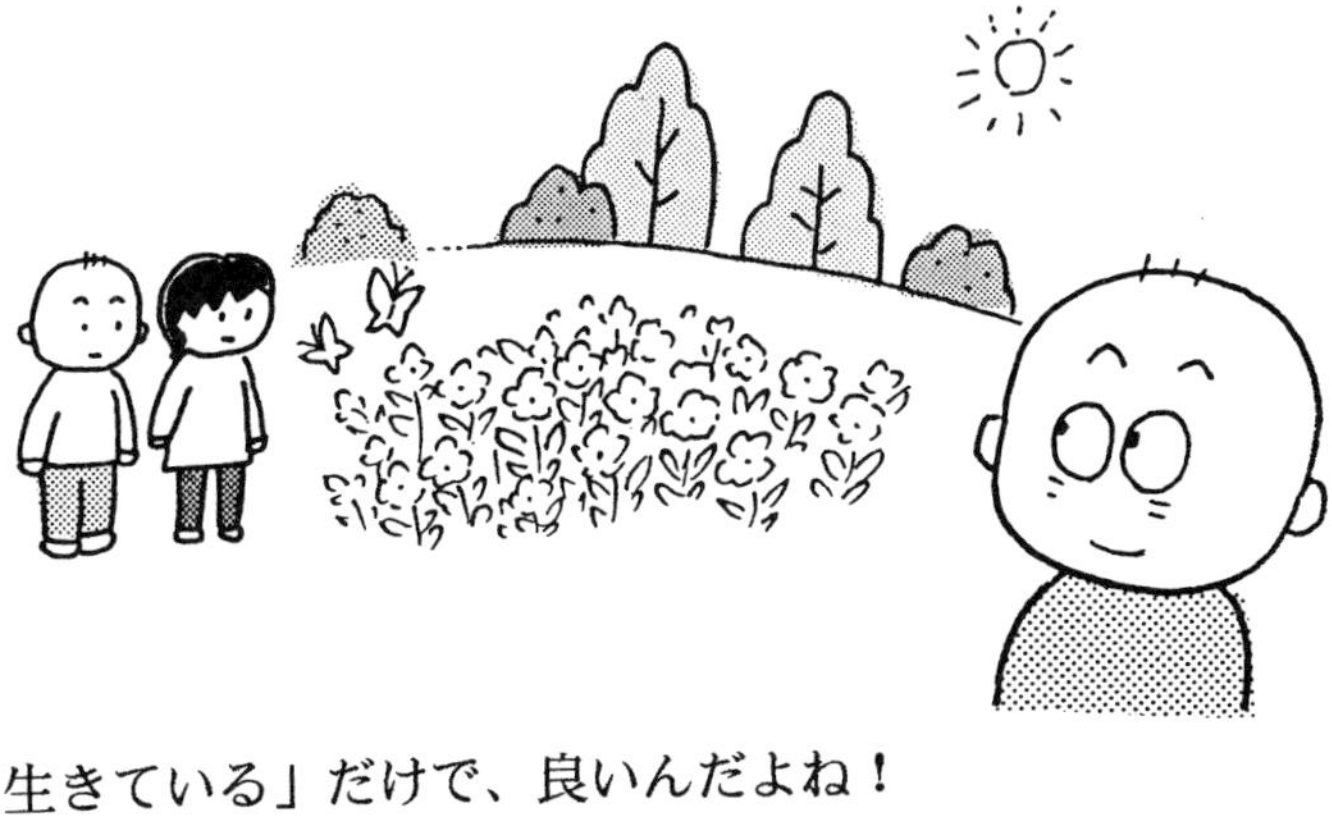

「生きている」だけで、良いんだよね！

参考資料

参考１ ● 高次脳機能障害とは（図１）

図１に主な高次脳機能障害と主に関連する脳の部位を図示しました。図の、向かって右は左大脳の表面を、向かって左は右大脳の表面を表しています。大脳のそれぞれの場所（部分）がそれぞれの役割を分担しているのです。言葉を話す場所、文字を理解する場所、大きな建物内で自分の居る位置を認識する場所、感情を抑える場所など様々な場所が少しずつわかってきました。ここでは、高次脳機能障害の主な10の症状を解説します。これらが高次脳機能障害のすべてではないのですが、高次脳機能障害者の日常生活で現れる様々な症状は、これら10の症状が単独あるいは複合してみられるものが多いと考えられます。

❶注意障害――じっくりと仕事に集中できない、すぐ飽きる、気が散るなどの注意を維持することの障害や、料理をしながら、その合間に洗濯機を操

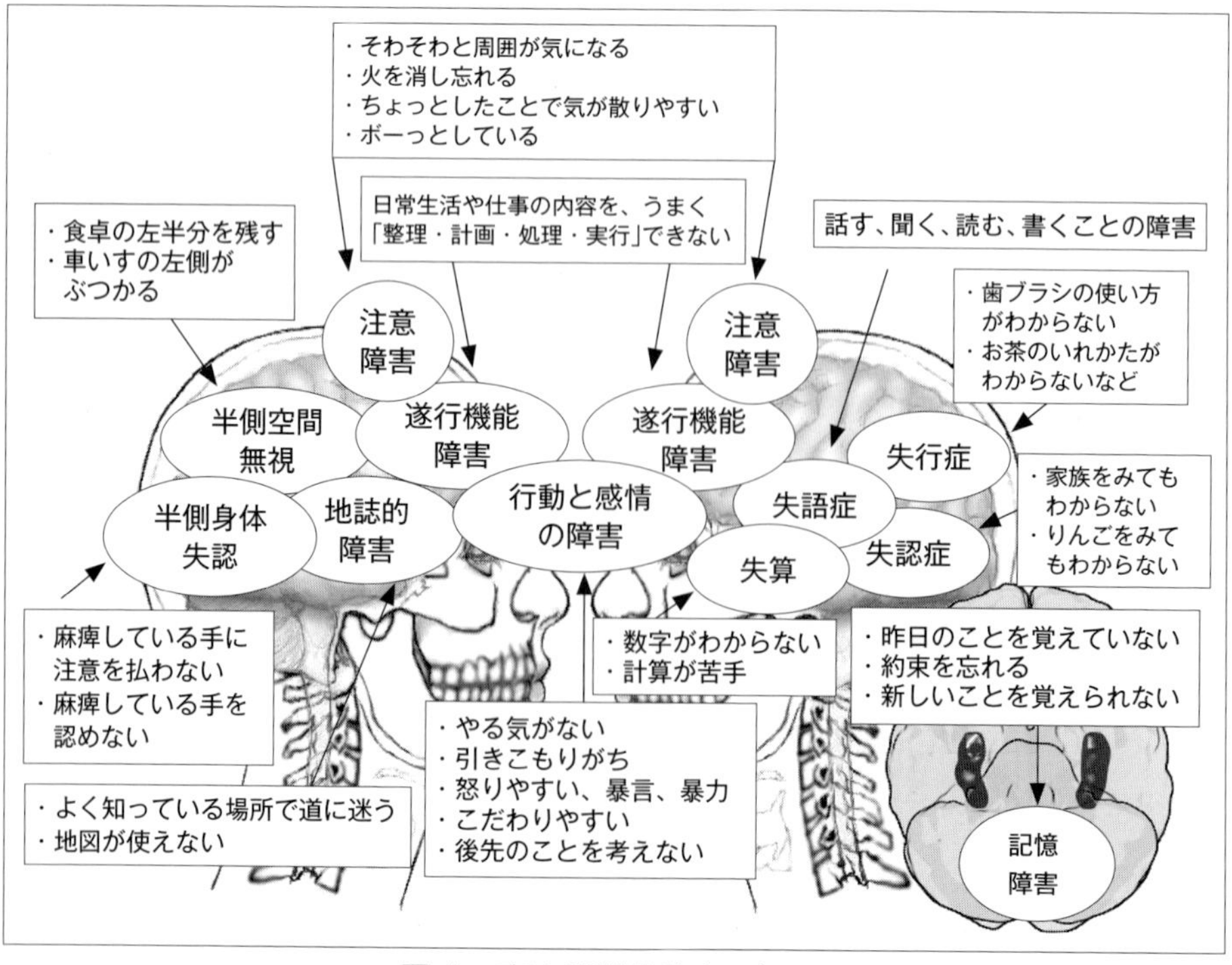

図１　高次脳機能障害の概要

作する場合などの注意の切り替えがうまくできない障害です。たとえば、テレビを見ながら、お茶を飲むといったことができません。何かに夢中になってしまうと、ほかのことに注意を向けることができず、適宜、声かけが必要なのです。新聞を取りに行ったついでに、窓を開けるといったように、「……のついでに」ということができないのです。主に前頭葉が関与しています。

❷**失語症**――思っていることが話せない、物の名前が出てこない、トケイをトテイと言ってしまう、あるいは、人の言っている言葉がわからないなどの言語を通してのコミュニケーションが困難となる障害です。いわゆる言語中枢とは、言語を視覚的に理解する経路（文字として書かれた内容の理解）と言語を聴覚的に理解する経路（話を聞いて理解）があり、これらが物の「意味のイメージ」として結びつきます。私たちが「犬」と聞いて描くイメージです（**図2**）。図2のように、犬といっても、色々な犬がいますが、これらを総称して、「犬」のイメージとして理解する「意味のイメージ」を

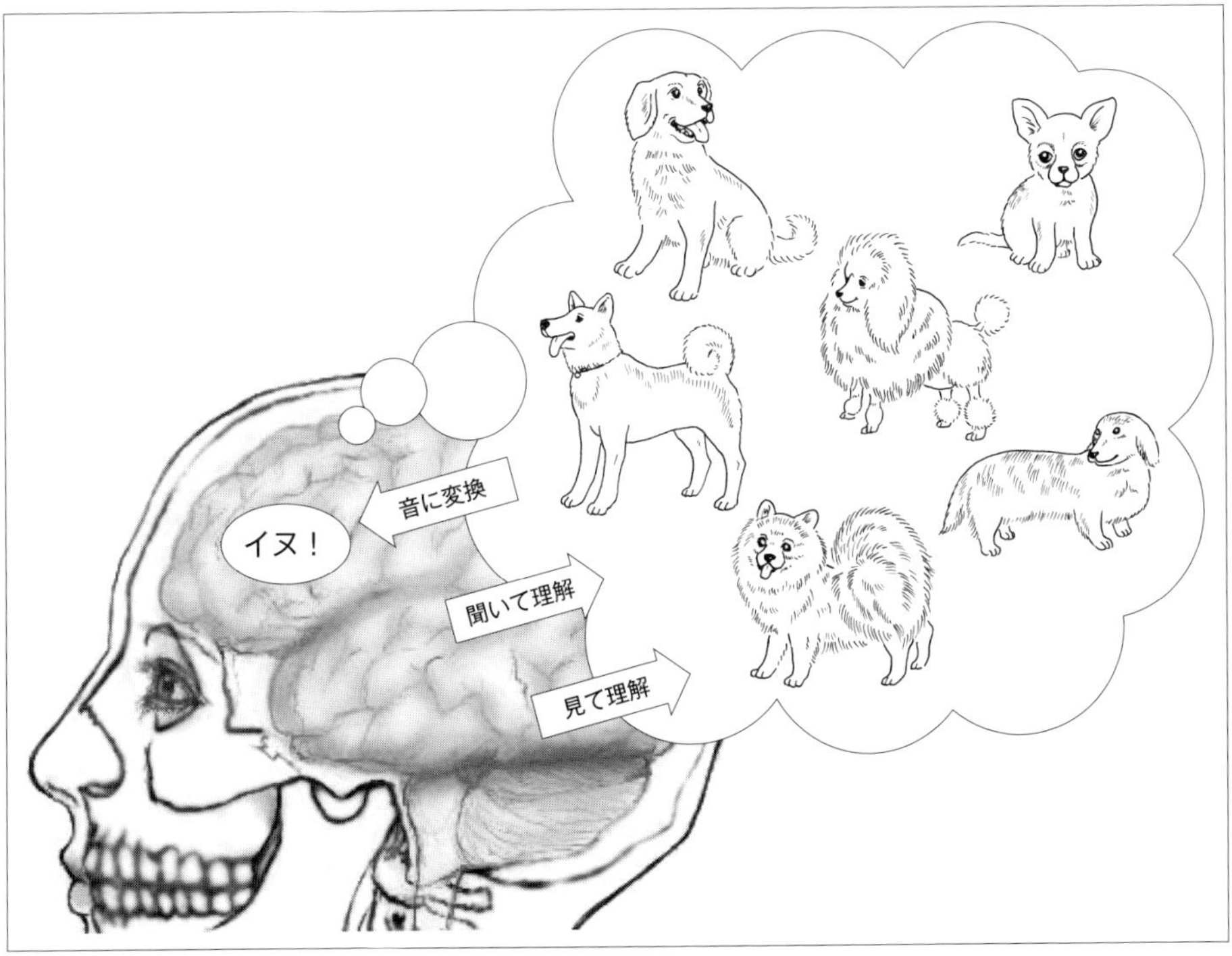

図２　言語中枢と福元さんの障害箇所

司る部位があるのです。そして、このイメージが、前頭部の「音のイメージ」に結びつきます。「犬」と思い描き、「イヌ」と音に変換して発音するプログラムが前頭部にあるのです。以上の全体を、言語中枢と称しているのですが、福元さんの失語症状は、このなかで、言語を聴覚的に理解する経路および音に変換する「音のイメージ」中枢に障害があります。しかし、言語を視覚的に理解する経路および「意味のイメージ」中枢が障害を免れたために、筆談が可能であり、ご自分の思いを伝えることができたのだと思います。言語中枢は、右利きの方では99％が左大脳半球にあると言われています。

❸**記憶障害**——昔のことは覚えているのですが、数時間前、数日前の事柄を覚えていられない、また新しいことが覚えられない障害です。たとえば、〝朝食は目玉焼きだった〟という事実を覚えていません。また、〝来週、○さんと○時に会う〟といったことが覚えられず、約束がうまくできません。したがって、このような記憶障害のある方のなかには、一日のスケジュール、一週間のスケジュールをいつも確認しないと気持ちが落ち着かない方がいらっしゃいます。一方、数年以上前の昔のことは、比較的覚えています。しかし、すべてを覚えているというわけでもなく、断片的であったり、印象に強かったことのみを覚えている方もおられます。やはり傷害のされかたに大きく関連します。ところが、スポーツや楽器などの、からだで覚えた技術（手続き記憶といいます）の記憶は障害を受けません。記憶されている脳の部位が異なるのです。

❹**遂行機能障害**——遂行機能とは、聞きなれない用語ですが、家事や仕事などの作業を、自分で計画を立てて手際よくこなす能力です。作業の全体を把握したうえで、効率的な手順を組み立てて、実際に成し遂げていくことができないのです。主に前頭葉が関与していると言われています。

❺**失行症**——一連の動作ができなくなる障害です。たとえば、お茶をいれて飲むという動作は、①急須にお茶の葉をいれる、②お湯を急須に注ぐ、③急須から湯飲みにお茶を注ぐ、④湯のみを口にもっていく、などの順序で成り立ちますが、こうした一連の動作の手順を忘れてしまう障害です。主に左の大脳の損傷でみられます。福元さんにもこの症状が多少みられました。

263-01487

＊遂行機能障害と失行症の違い

失行とは、各動作のしかたを忘れてしまうことです。遂行機能障害は、各動作はできるのですが、それらを組み合わせて、効率的に行動ができないことです。家の掃除をしようとするときに、失行とは、掃除機の使い方を忘れるとか、スポンジに石鹸をしみこませてゴシゴシ洗うという方法を忘れることですが一方、子どもが帰ってくる前に子どもの部屋の掃除をして、その次に、トイレの掃除を、そして夕方にお風呂の掃除をしようと、計画をたてて実行することができないものを遂行機能障害といいます。

❻**失認症**――失認とは、〝認識できない〟ことです。つまり見えているのに、それが何という名前かわからない、何に使うかわからない（視覚失認と言います）、あるいは、聞こえているのに、それがどういう意味かわからない（聴覚失認と言います）、あるいは、触っているのに、それが何という名前かわからない（触覚失認と言います）という症状です。櫛をみても、それが髪をとかすものだとわからずに、歯を磨くようなしぐさをすることもあります。新聞を読んでいるようにみえても、実際は理解できていない場合もあります。また、聞こえているのにそれが何かわからないという症状は、先の失語症の症状の一つで「人の話が理解できない」という症状とも重複します。また、触っているのに、それが何かわからないというのは、たとえば、ポケットから百円玉だけを取り出すことができないといった症状です。この症状は、一般的に、日常生活では、見て確認してしまうので、あまり問題になることはありません。

❼**半側空間無視**――この用語も聞きなれない言葉です。半側の空間、つまり目の前の右側か左側を無視してしまうという症状です。見えてはいるのですが、半分の空間に注意が行き届かないという症状で、そのために、障害物があってもぶつかったり、目の前に並んでいるおかずの片側だけ、気づかずに残してしまうといった症状が現れます。通常は、左側の空間を無視する例がほとんどです。しかし、左脳に損傷のみられた福元さんにもみられ、この場合は、右半側空間無視を呈しました。

❽**半側身体失認**――この症状は、半側空間無視に似ています。空間を無視するのではなく、自分の麻痺している身体を無

視してしまうのです。麻痺している手足に注意が行き届かずに、麻痺の手を肩の下に圧迫した状態で寝ていたり、麻痺した足のみベッドから放り出されていたりといった症状がみられます。自分のからだを無視しがちな症状は、右側よりも左側に多くみられます。この場合、前記の半側空間無視という症状（この場合、左半側空間無視）と左手の重度な感覚麻痺をあわせもつことが多いです。

❾地誌的障害——道がわからない（覚えられない）、迷子になるといった症状です。全体の地形や建物全体の中で、自分がどの位置にいるのかがわからなくなる障害です。主に右大脳の損傷でみられます。

❿行動と感情の障害——様々な感情面の障害が問題行動として現れるという意味で、精神的な心の障害を指しています。たとえば、怒りやすい、イライラ、引きこもりがち、やる気がない、依存的、幼稚っぽい、過剰な固執（こだわり）などです。このなかには、決まった理学療法士でないとリハビリを受けないといった、柔軟な対応ができなくなる障害も含まれます。自分が気に入ったことは無理にでも通そうとすることもあります。何度も手を洗わないと気がすまない方もいらっしゃいます。これらの症状は、主に前頭葉の損傷で発症しやすいと言われています。しかし、ここでいう行動と感情の障害には、疾病に起因する環境の変化や新たに生じた障害に対する精神的な反応として現れる場合も多く、ここで列挙した様々な障害が直接的に脳損傷によって生じたものではないと判断される場合は、高次脳機能障害とは言いません。

参考2 ● 福元さんの損傷範囲（図3：頭部MRI所見）

図3は福元さんの頭部MRI像です。向かって右側が脳の左側です。上側が脳の前側です。矢印で示されている黒くなった部分がこのたびの脳梗塞の病変です。矢印①が、思いついた言葉を音に変換し発語として表出するためのプログラムがある部分です。矢印②は、耳から聞こえる言葉の意味を理解する部分で、いずれもが黒く描出され、損傷を受けているこ

263-01487

とが推測されます。しかし、矢印③の部分は、目に見える文字言語の理解に関わるとされており、梗塞を免れていることから、福元さんは、耳から聞こえる言語は苦手でも目から入る言語は理解が可能となっていると考えられます。また書字中枢とされる矢印④も梗塞を免れていることから、口で発することはできなくても、字で書くことで、コミュニケーションが図れると思われます。

参考3 ● 福元さんの言語能力検査結果の変化（図4）

標準失語症検査（Standard Language Test of Aphasia：SLTA）は、26項目の下位検査で構成されており、言語の基本的要素である「話す」「聞く」「書く」「読む」および「計算」について評価します。図4は、福元さんの言語能力の変化を、2001年の時点（点線）と2009年（実線）の時点について比較するために掲載した図です。聴く能力に比べ、話す能力がかなり回復していることがわかります。

参考4 ● 失語症のタイプ分類（図5）

失語症には、様々なタイプがあります。まず言葉が流暢に話せるかどうかで二分し、次に言葉の意味が理解できるかどうかで分類していきます。そして、人の言った言葉を反復して言うことができるかどうかで分類します。以上の手順を踏んで、図5にある7つのタイプに分類されます。これらの分類は、おおよそ脳損傷の部位およ

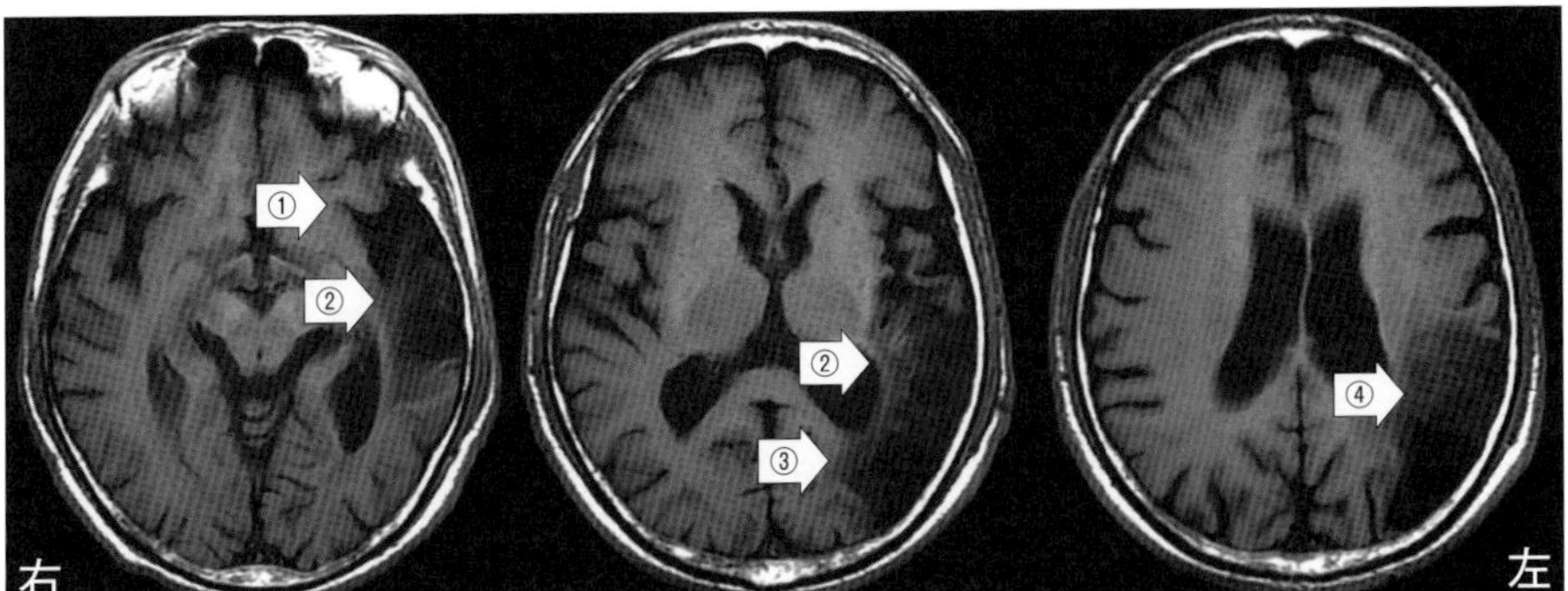

図3　MRI画像

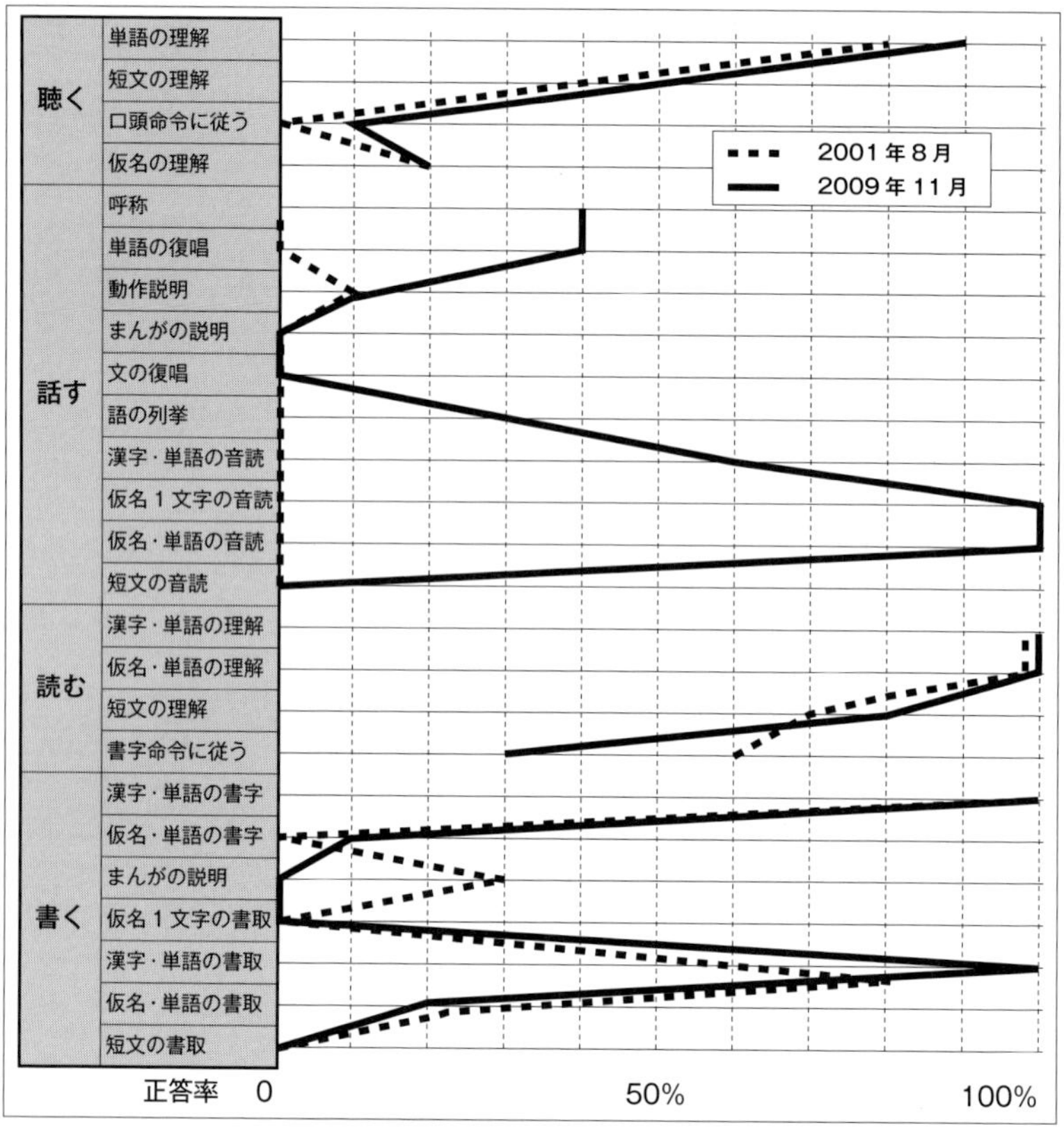

図４　標準失語症検査結果の変化

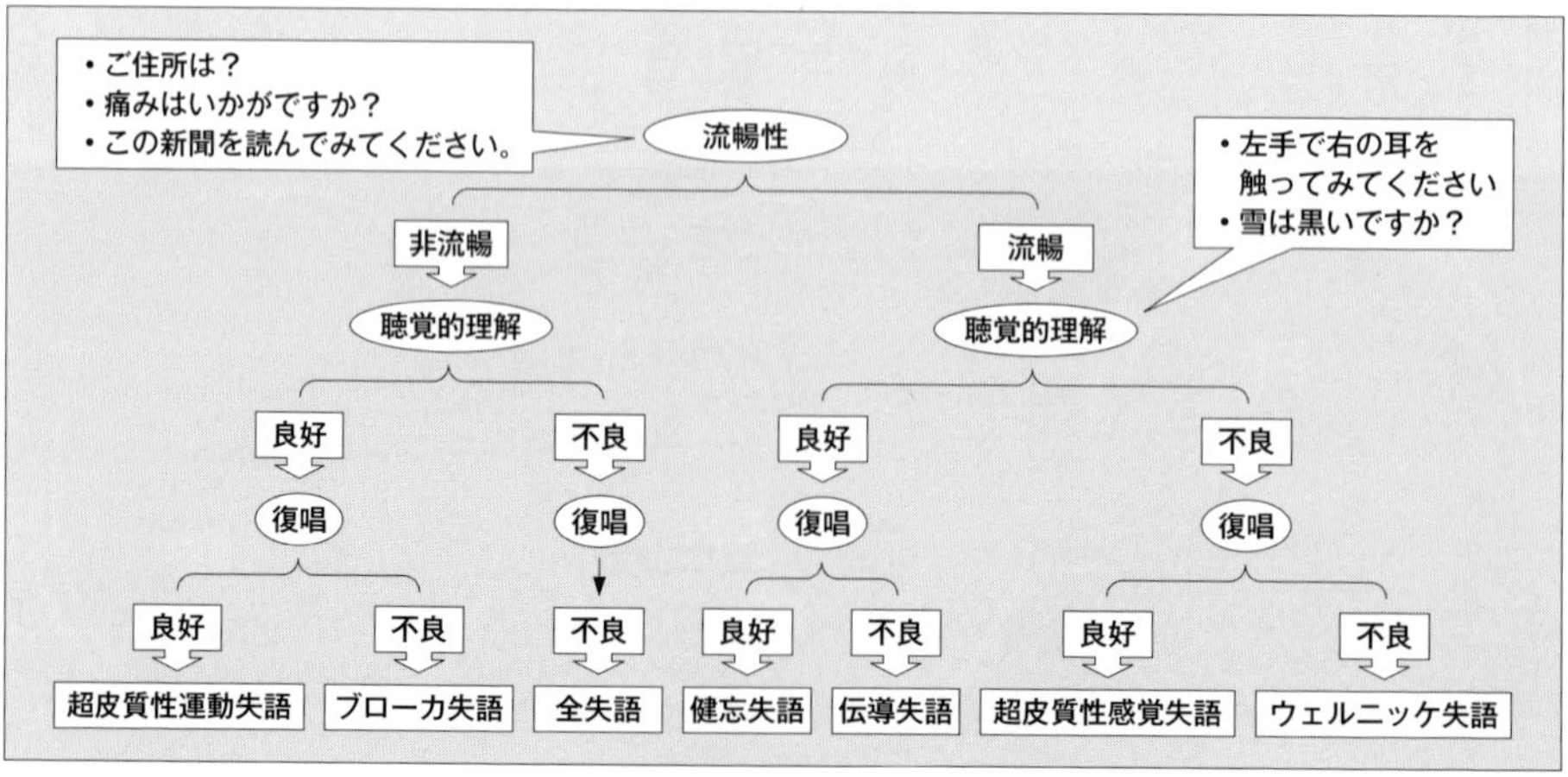

図５　失語症のタイプ分類

263-01487

び範囲と対応しています。福元さんの場合、図4のデータを参考にすると、音読はかなり流暢に話せるようになり、しかし耳で聞く言葉は理解困難で、さらに復唱も十分ではないことから、ウェルニッケ失語に近い状況と考えられます。

参考5 ● 欧米で公表している失語症に対するリハビリテーションの推奨内容

- コミュニケーションの機会を増やすこと。……言語のリハビリテーションに費やす時間とその効果は相関します。すなわち、たくさん話す機会、聞く機会をつくることが大切であると言えます。
- 言語のリハビリテーションは言語聴覚士による専門的な評価のもとに、その方その方の障害に応じて行うことが望ましい。……失語症にも多くの障害のパターンがあります。その障害のされ方にそって、発音を重視したリハビリテーション、聞く能力を重視したリハビリテーション、会話を重視したリハビリテーションと様々な治療方法があります。
- 言語のリハビリテーションは、言語に関する知識や教育を受けたボランティアによる指導でも、効果がある。……言語聴覚士が必ずしもいるとは限らない場合でも、言語聴覚士の指導のもと、家庭でも十分なリハビリテーションが可能であることを言っています。
- リハビリテーションの内容として、ジェスチャーなどを使用せず、言語を強制的に使用することやグループをつくっての会話訓練、コンピュータによる訓練なども効果があります。

参考6 ● 通過症候群とは

急性期には、脳は突然の出来事により血液の循環が乱れ、不安定な状況にあります。脳への血液供給が急激に途絶えたり、血腫や腫瘍が急に脳を圧迫すると、当然のことながら、脳は正常な高次脳機能を維持することができなくなります。そうなると、興奮したり、大声をあげたり、元気なく呆然となったり、「羊が歩いている」などの幻覚が生じたり、めそめそと泣いたり、注意が散漫になり人の話しがわからなかったり、言葉が話せないなど様々な症状が現れます。こうした症状は医療者側もなかなか予想することはできません。しかし、第5章で述べましたが、急性期の脳のむくみや血腫の圧迫はいずれ消えていきます。それに伴い、こうした症状も消えていくことが多いのです。

そのなかには後々まで残る症状もありますが、それらは、脳のむくみや血腫の圧迫が原因ではないのです。いずれにしても、急性期にみられる様々な症状は、一時的であるものと今後も永続するものが混在しているのです。そして、一時的であるものは、「通過症候群」と言っています。どの症状が一時的なのか、永続するのかは、なかなかその当初は判別することはできませんが、一つひとつの症状に対し、接し方を工夫したり、生活環境を考慮したり、薬物を一時的に使用したりして対応していきます。

夫の重複する症状は、当初から驚き戸惑うことばかりで九年経った今でも、つい発症前と同様の対応をしてしまい失敗することがあります。

発症初期は自分の名前も言えず、呼ばれても反応しませんでしたが、今ではフルネームで応答できたり、日常よく使う言葉の理解が進み、その数も増え、これからも回復の可能性はあると信じております。また絵が描けることを活用しての訓練法も、夫にとって楽しみながら続けられ効果があったのではないでしょうか。

心の問題を抱えてはいますが、ここまで回復することができたのは、言語聴覚士の方をはじめ、病院関係者の方々の、ご指導、ご支援のお陰だと感謝しております。

ところで、ご協力いただきました渡邉　修先生とは、七年前の講演会でお会いしたのが最初でした。初めて知る脳のしくみから、心の問題まで関心のあるお話を拝聴し、そのなかで「現実の課題ができるよう目標を設定する」という言葉は当時、発症一年半の先の見えない私どもにとりまして、本の出版を意識する言葉でもありました。

そして昨年、先生の講演会でお会いした折、夫の出版への思いをお伝えしたところ、出版社を紹介していただくことができました。発行が決まり先生からもお力添えをいただけると知ったときは、ようやく夫の思いを、真剣に受け止めてもらえる方々に出会えた喜びで一杯でした。

改めまして、渡邉　修先生に感謝申し上げますとともに、この本の発行を決定していただいた医歯薬出版の方々に、深く感謝申し上げます。

夫の思いを編集し、一冊の本に仕上げて下さった編集担当者、そして発症以来九年間、私ども夫婦を支えてくださったたくさんの方々にお礼申し上げます。
ありがとうございました。

二〇一〇年四月

福元　はな

【解説・監修者略歴】

渡《わた》 邉《なべ》　修《しゅう》

1960 年　生まれ
1985 年　浜松医科大学医学部卒業
東京慈恵会医科大学，カロリンスカ病院（スウェーデン），神奈川リハビリテーション病院を経て
2005 年　首都大学東京教授（健康福祉学部 人間健康科学研究科）
2012 年　東京慈恵会医科大学附属第三病院　リハビリテーション科　診療部長
2013 年　同教授

【著者略歴】

福元《ふくもと》　のぼる

1950 年　生まれ　東京在住
イラストレーターとして約 25年間，出版，広告の分野に携わる

マンガ家が描いた失語症体験記
―高次脳機能障害の世界―　ISBN 978-4-263-21353-7

2010 年 5 月 10 日　第 1 版第 1 刷発行
2017 年 5 月 15 日　第 1 版第 6 刷発行

監修者　渡　邉　修
著　者　福　元のぼる
福　元　は　な
発行者　白　石　泰　夫
発行所　医歯薬出版株式会社
〒 113-8612　東京都文京区本駒込 1-7-10
TEL.（03）5395－7628（編集）・7616（販売）
FAX.（03）5395－7609（編集）・8563（販売）
http://www.ishiyaku.co.jp/
郵便振替番号 00190-5-13816

乱丁，落丁の際はお取り替えいたします　印刷・永和印刷／製本・皆川製本所